박민수 박사의
저울면역력

박민수 박사의 저울면역력

지은이 | 박민수
펴낸이 | 박상란
1판 1쇄 | 2020년 9월 1일

펴낸곳 | 피톤치드
교정교열 | 양지애
디자인 | 롬디
경영·마케팅 | 박병기

출판등록 | 제 387-2013-000029호
등록번호 | 130-92-85998
주소 | 경기도 부천시 길주로 262 이안더클래식 133호
전화 | 070-7362-3488
팩스 | 0303-3449-0319
이메일 | phytonbook@naver.com

ISBN | 979-11-86692-49-3 (03510)

「이 도서의 국립중앙도서관 출판예정도서목록(CIP)은 서지정보유통지원시스템 홈페이지(http://seoji.nl.go.kr)와 국가자료공동목록시스템(http://www.nl.go.kr/kolisnet)에서 이용하실 수 있습니다.(CIP제어번호 :2020031154)」

위기의 순간, 면역 갑옷이 이긴다

박민수 박사의
저울면역력

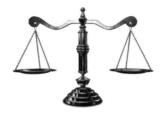

박민수 지음

피톤치드

저울면역력,
심신의 평형과 건강한 장수

눈부실 정도로 빠른 의학 발전은 대다수 인류에게 100세 인생을 꿈꾸게 한다. 하지만 이는 어디까지나 우리가 건강에 관해 좀 더 잘 알고, 건강 행위를 굳건하게 실천할 때 가능한 일이다. 아이러니하게도 100세 시대는 또 하나의 스트레스 요인이 되고 있다. 건강한 100세의 인생을 나만 살지 못하는 것, 그것이 위협받는 상황 역시 나 자신을 힘들게 한다. 40세 전후를 살았던 과거 인류와는 달리 현재의 인류는 80대, 90대까지 건강하게 사는 일이 중대한 인생 목표가 되었다. 100세 건강을 지켜 내는 일은 멋지고 충만한 일이다. 그런데 이는 심신의 평형과 과학적인 건강관리를 잘 실천할 때에야 비로소 달성할 수 있다.

뜻밖의 복병도 많다. 우리 모두에게 공포와 슬픔을 안겨 준 코로나

19 팬데믹(세계보건기구WHO가 선포하는 감염병 최고 경고 등급, 어떤 감염병의 세계적 유행)은 인류가 질병에 얼마나 취약한 존재인지, 한 개인의 건강이 얼마나 외적 요인에 쉽게 무너질 수 있는지를 여실히 보여 주었다. 코로나 19 팬데믹과 같은 위기는 앞으로도 끊이지 않고 빈발할 것이다.

이런 감염병의 대발생만이 인류 건강을 위협하는 것은 아니다. 몇 년 사이 중대 이슈가 된 미세먼지나 미세플라스틱, 방사능 오염, 비만병의 창궐, 환경오염으로 인한 독소의 증가 같은 건강의 적대 요소들은 이제 우리 턱밑까지 다가와 건강을 위협하고 있다. 또 육체적인 질병만이 문제가 아니다. 한 사람이 감당하기 벅찬 정신적 위기나 스트레스가 중대한 위험 요소가 된다. 우울증, 불안장애, 스트레스 증후군 등 갈수록 증가하는 정신 질환 역시 건강을 나락으로 떨어뜨릴 수 있다.

무수히 많은 것에 건강이 위협받는 시기, 우리는 건강에 대해 전면적으로 다시 성찰해 보아야 한다. 흔히 생각하듯이 특정 질병에 대한 방어나 치료만이 건강을 지키는 일은 아니다. 우리의 소중한 몸은 면역, 혈액순환, 호르몬 시스템, 장내세균숲의 균형, 스트레스 관리와 같은 셀 수 없이 다양한 건강 요소들이 유기적으로 촘촘하게 상호작용을 한다. 이 모든 요소가 균형과 조화를 이룰 때 비로소 심신의 평형을 온전히 유지할 수 있다. 많은 현대인이 바로 이 평형을 잃어서 찾아오는 병으로 고통받는다.

한스 게오르크 가다머Hans Georg Gadamer는 '의 철학philosophy of medicine, 醫哲學'의 새로운 지평을 연 석학이다. 그는 어릴 적 앓은 소아마비로 심각한 근골격계 질환으로 평생 고생했지만, 100세까지 건강하게 장수했다. 심지어 90대까지도 독일 하이델베르크대학에서 철학 강의를 이어나간 신화적인 인물로도 기억된다.

그는 의학에서의 치료를 새롭게 정의했다. 치료를 국소적인 질병의 완치가 아니라 '온전성Ganzheit'을 회복하는 일이라 본 것이다. 여기서 가다머가 말하는 온전성은 우리가 아는 '완벽'이나 '무결점'과는 의미가 다르다. 흠 없는 완전무결이 아니라, 단지 '상처가 없는unverletzt' 상태, 서로를 결핍의 대상으로 대하는 시선을 거두고 서로가 조화를 이룬 상태를 뜻한다. 그러니 비록 자신에게 장애가 있더라도 온전성, 심신의 평형을 얼마든지 유지할 수 있다.

가다머는 의사와 환자의 관계 역시 새롭게 정의한다. 의사는 환자가 드러내 놓은 노화나 질병 같은 실존적 체험을 통해 자신의 온전성에 다가서고, 환자는 의사가 내어 놓는 실존적 체험을 통해 치유를 얻는 과정이라고 치료를 정의했다. 의사가 의술을 통해 환자의 질병을 치료하는 기술적, 주종의 관계가 아니라 서로 대등한 두 인간이 서로 만나 질병과 그 치료를 매개로 조화와 교섭의 관계를 맺는 행위라고 정의한 것이다. 또 그는 치료, 온전성의 추구란 결국 표면적인 병리 현상 이면에 '감추어진 조화'와 '본래의 평형'을 되찾는 자기 회복의 활동이라고 정의했다. 여기서 우리가 가장 눈여겨보아야 할 것은 평형이다. 평형은 이 시대의 절대적인 건강 가치다.

인간은 유기체다. 그리고 각 신체 기관 및 몸과 마음은 서로 유기적인 조화와 균형 안에서 상호작용한다. 그리고 우리의 심신, 인류의 건강은 이 사회와도 밀접하게 상호작용하고, 나아가서 인류 전체가 지향하는 영적 건강과도 긴밀하게 상호 작용한다.

이번 코로나19 팬데믹은 우리가 이 사회의 영적 건강과 얼마나 깊숙하게 연관되어 있는지 여실히 증명했다. 사회와 공동체가 건강하지 않을 때 개인의 건강 역시 쉽게 무너져 버리고 마는 사건과 뉴스들을 수도 없이 목격했다.

의학 지식은 광범위하며, 날이 갈수록 중대한 지식들이 또 증가하고 있다. 하지만 모든 의학 지식을 알 필요는 없다. 그러나 반드시 알아야 할 의학 지식은 존재한다. 필자는 이 책에 100세, 그 이상까지 건강한 장수를 이어 나가기 위해 꼭 필요한 지식을 간추려 담았다. 팬데믹을 경험하며 놀란 마음을 이 책을 통해 치유받고, 건강한 미래를 설계할 수 있게 될 것이다.

우리는 돈이나 성공, 가족, 인간관계, 일에 저당 잡혀 인생을 살기 쉽다. 건강은 뒷전이 되는 것이다. 그리고 질병은 이런 삶에 거머리처럼 달라붙는다. 참 어리석은 일이다. 왜냐하면, 건강을 잃으면 그 모든 것이 모래성처럼 무너지기 때문이다. 인간에게 언제나 건강은 필연적으로 제1의 가치일 수밖에 없다.

그래서 수많은 건강 위험 요인, 노화와 질병에 맞서며, 심신의 평형을 유지하며 건강을 실천하고, 100세 인생을 계획하는 것은 어느 누구나 지향해야 할 목표다.

우리 인생이 앞도 제대로 보지 못한 채 무조건 달리는 불 전차가 되어서는 안 된다. 질병 사회학적으로 우리나라 기성세대들은 이런 전차와 같은 삶을 살았다. 그 때문에 자신의 건강을 돌보는 데 소홀했다. 유독 그들이 암을 비롯해 당뇨, 비만, 각종 심뇌혈관계 질환의 유병률이 높은 것도 그 결과라고 볼 수 있다.

물론 이번 팬데믹에서도 증명되었듯 한국인의 건강, 한국의 의료 수준은 세계적으로 높다. 우리는 비교적 건강한 나라, 건강한 국민으로 살고 있다. 공신력 있는 블룸버그의 '2019 건강국가지수Healthiest Country Index'에 따르면, 우리나라는 아시아에서 일본(4위), 싱가포르(8위)에 이어 세 번째로 높은 17위로 나타났다. 세계 1위는 건강에 도움 되는 요인들을 많이 가진 지중해 국가 중에서도 스페인이 꼽혔다. 하지만 아이러니하게 이번 팬데믹으로 스페인의 이런 아성은 많은 허점을 드러냈다. 우리는 한 개인이 건강하기 위해서는 그 사회, 국가의 의료 시스템은 물론이고, 의료 정치나 행정 역시 선진화되어야 한다는 사실을 실감했다.

그러나 사실 가장 중요한 것은 개인, 바로 내가 건강한 삶을 실질적으로 영위하는 것이다. 필자가 굳이 이 책에서 면역 저울, 혹은 저울 면역력이라는 전혀 새로운 개념을 상정한 이유도 좀 더 많은 사람이 과거와는 차별화되는 혁신적인 건강 개념을 되새기기를 바라기 때문이다.

정보의 홍수 시대에 건강 정보 역시 봇물 터진 것처럼 넘쳐나고 있다. 올바른 정보도 있지만, 과장되고 왜곡된 정보도 적지 않다. 심지어 공신력 있는 TV 매체에서조차 잘못된 정보가 차고 넘친다. 그래서 어떤 정보를 취하고, 버려야 할지 갈피를 잡기 힘들다. 사실 더 많은 건강 정보보다는 정확한 건강 정보, 나에게 꼭 필요한 건강 정보를 알고, 제때 실천하는 것이 중요하다.

우리 몸에는 제때 멈추고 또 제때 진행해야 할 무수한 생체리듬이 존재한다. 모든 생물체가 고유한 리듬을 가지듯, 인간 역시 하루 단위의 생체리듬만 해도 무려 170가지나 된다. 각종 호르몬, 세포 내 수용체, 혈구, 혈장, 소변, 침 등이 일주기 리듬을 탄다. 뇌의 활동력은 낮 동안에 최고치까지 올라갔다가, 새벽 4시경 가장 떨어진다. 혈압, 체온, 근력도 대체로 낮에 올라가고 밤에는 떨어진다. 그러나 현대인의 일상과 일정은 이런 내 몸의 자연스러운 생체시계를 거스르거나 왜곡한 채 짜이거나 설계되는 경우가 많다. 예를 들어 야간 근무, 꺼지지 않는 조명, 새벽까지 열려 있는 상점이나 공연장, 밤새 계속되는 TV 프로그램 등은 내 몸의 균형을 망가뜨리는 요인들이다.

그래서 건강학자 가운데는 에디슨의 전등 발명을 가장 끔찍한 사건으로 묘사하는 이들도 있다. 현대인은 잠을 자야 할 시간과 깨어 있어야 할 시간의 경계를 잊고 살아간다. 수면 각성 시스템의 교란으로 현대인은 피곤하나 잠을 자지 못하는 수면장애를 겪는다. 조사에 따르면 한국인 두 명 중 한 명이 수면장애를 가지고 있다고 한다. 이는 내 몸의 면역력 저울이 교란되는 첫 번째 요인이라고 할 수 있다. 그 밖에도 많은 문제가 내 몸의 면역력 저울을 시시각각 교란시킨다. 우리는 건강을 지키는 최전선의 방어막인 면역력이 뚫리기 쉬운 삶을 살아가기 쉽다.

이 책에서 필자는 다년간의 진료 경험에서 체득한, 잃어버린 내 몸의 균형을 어떻게 하면 좀 더 쉽고 효과적으로 되찾을 수 있을지에 관한 명확한 해결책을 제시할 것이다.

이 책이 제시하는 건강 원칙들을 잘 따른다면 어떤 건강 위기 앞에서도 절대 쓰러지지 않는 단단한 면역력 저울을 가질 수 있다. 여러분

모두 100세까지 건강하기를 진심으로 응원하며 언제나 함께할 것임을 약속하는 바다.

진료실에서
박민수 박사

목차

1부

면역의 균형이
건강의 알파와 오메가

2부

면역력 저울을 재는
10가지 방법

3부

면역력을 높여
조기에 암을 진압하라

4부

대상포진과 알레르기 비염은 치료법이 다르다

7부

장내세균숲과 면역력을 살리는 레인보우 식단

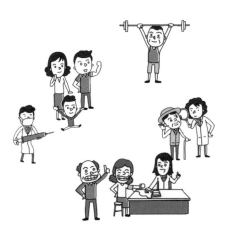

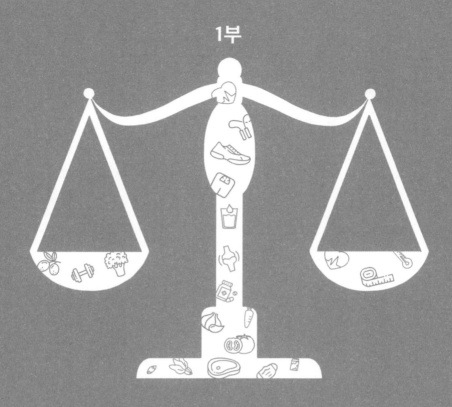

1부

면역의 균형이
건강의 알파와 오메가

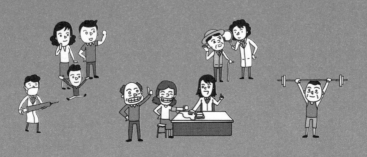

면역력이
과해도
병이 생긴다

면역력은 강하면 강할수록 좋은 것일까? 꼭 그렇지만은 않다. 면역력이 지나치게 많아 생기는 병도 있기 때문이다. 대표적인 것이 각종 알레르기 질환과 류마티스 관절염 같은 자가면역 질환이다. 자가면역 질환의 발병률은 해마다 증가하고 있다.

우리 몸은 끊임없이 외부의 여러 미생물로부터 공격을 받는데, 몸속 면역세포가 그때마다 그것들과 맞서 싸워서 우리 몸을 지킨다. 이 싸움의 결과로 몸에는 염증이 생기고 열이 난다. 감기에 걸리면 콧물이 나고 몸이 펄펄 끓는 것은 지금 내 몸이 외부에서 침입한 적과 싸우고 있다는 증거인 셈이다. 몸속 면역세포 덕분에 내가 병에 걸리지 않고 내 몸을 떠다니는 암세포가 실제 암으로 변하는 것도 막는 것이다.

그런데 이렇게 몸 구석구석을 다니며 외부 침입자를 감시하던 면역세포가 어떤 이유에서인지 외부 침입자가 아닌 내 몸의 정상세포를 공격하는 일이 생기기도 한다. 이것이 바로 자가면역 질환이다. 자가면역 질환은 알려진 것만도 100여 종이 넘는다. 여러분이 자주 접했을 아토피, 비염, 천식, 알레르기성 결막염과 같은 각종 알레르기 질환을 비롯해 류마티스 관절염, 크론병, 궤양성 대장염, 베체트병, 루푸스병, 건선, 백반증, 갑상선 기능 항진증, 섬유근육통, 원형탈모 등이 모두 여기에 속한다.

이렇게 단지 면역력이 부족해서가 아니라 면역력이 지나쳐서, 또는 몸의 면역 시스템에 고장이 나서 병이 생길 수 있다는 점을 고려하면, 면역력에 대한 생각을 바꿔야 한다.

아직까지 각종 자가면역 질환이 왜 생기는지에 대해 정확히 밝혀진 사실은 그리 많지 않다. 다만 유전적 소인이 중요하게 작용한다는 사실이 일부 밝혀졌고, 스트레스나 호르몬 이상, 부적절한 생활 습관 등이 주요 원인인 것으로 판명되었다.

자가면역 질환의 증가에 대한 가장 합당한 설명 가운데 하나는 '위생가설'이다. 인류의 삶이 점점 위생적으로 변하면서 자가면역 질환이 역으로 크게 증가했다는 논리다. 과거 인류는 거의 대부분 몸속에 기생충을 지니고 살았다. 그들의 주거환경 역시 그리 깨끗하지 않았다. 따라서 과거 인류의 몸속 면역세포는 할 일이 무척 많았다. 인류의 면역체계 역시 이런 환경에 맞게 진화하고 적응했다. 하지만 주변 환경이 급격히 청결해지고, 몸속 기생충도 거의 박멸된 현재는 우리 몸속 면역 시스템이 해야 할 일도 크게 줄어들었다. 급격한 환경 변화에 진화를 통해 설계된 우리 몸이 미처 적응하지 못한 것이다. 이렇게 할 일이 크게 줄어든 면역 시스템이 몸속 정상세포를 외부에서 들어온 적으로 착각해 공격하기에 이른 것이 자가면역 질환이다.

그런데 자가면역 질환은 다른 질병과 달리 증상과 병세가 별다른 치료 없이도 자연스럽게 호전되는 경우가 많다. 오히려 자가면역 질환을 가진 어떤 사람이 평생 한결같은 증상을 보이거나 똑같은 병세를 유지하는 경우를 찾기가 힘들다. 실제로 자가면역 질환을 앓던 사람들은 나이가 들면서 다른 치료적 개입 없이 증상이 개선되는 경우가 많다. 아동에게 나타난 알레르기 증상이 성인이 되면서 차츰 사라지는 것이나 20대에 심했던 자가면역 질환이 나이가 들어 개선되는 경우다. 다른 원인에 의한 영향도 있을 수 있지만 이는 그 사람의 면역력이 전에 비해 상대적으로 약해지며 몸의 정상세포를 공격하는 일이 줄어든 결과일 때가 대부분이다. 면역력 수준이 자가면역 질환의 증상에 지대한 영향을 미치는 것이다. 면역력이 떨어져 자가면역 질환이 개선되는 점은 반길 일이다. 그러나 한편으로 이는 암이나 외부 미생물 침입으로 인한 각종 질환의 발생 위험이 그만큼 높아졌다는 측면에서 무턱대고 좋아할 일은 아니다. 흔히 알레르기 체질은 암에 잘 걸리지 않는다는 속설이 있다. 그러나 이는 정확한 과학적 사실이 아니다. 알레르기 반응, 즉 면역 감시가 강한 사람은 뇌종양, 췌장암, 아동기에 백혈병에 걸릴 위험이 상대적으로 낮은 반면, 만성 염증으로 인해 피부 조직이 반복적으로 손상되는 아토피 피부염이 있는 사람의 경우 피부암이, 같은 이유에서 천식이 있는 사람은 폐암에 걸릴 위험이 높다는 연구 결과가 있기 때문이다. 자가면역 질환을 미연에 치료해야 하는 여러 이유 가운데는 이렇게 암을 예방하기 위한 목적도 있다.

결국 우리 면역력은 자기 몸을 공격할 정도로 넘쳐서도 안 되지만, 그렇다고 각종 질병에 노출될 정도로 떨어져서도 안 된다. 우리 면역력에 관한 한 가장 이상적인 원칙은 면역의 균형점을 찾는 일이다. 특히 면역 과잉, 혹은 면역 과민으로 인한 자가면역 질환을 제대로 다스리기 위해서는 면역력을 무턱대고 높이는 것이 아니라 몸의 면역력이 균형점을 잘 유지하도록 노력해야 한다.

앞서 설명했던 위생가설에 근거해 시행되는 극단적인 치료 방법 가운데 하나는 인체에 해가 거의 없는 기생충을 다시 장속에 집어넣는 것이다. 이 방법은 놀랍도록 효과가 큰 것으로 입증되었다. 물론 혐오스러운 방법이라서 국내에서는 이 방법을 잘 쓰지는 않는다.

하지만 비슷한 원리로 세균을 활용한 자가면역 질환 치료법 중에는 이미 많은 사람이 널리 쓰고 있는 방법도 있다. 우리 몸의 면역세포의 70퍼센트 이상이 존재하는 장의 기능을 정상으로 되돌리기 위해 유산균이나 유산균의 먹이가 되는 식품과 보충제를 꾸준히 섭취하는 방법이다. 이는 그 효과가 상당 부분 검증되었다. 이 방법을 통해 장내세균숲, 마이크로바이옴microbiome이 다시 균형과 조화를 회복하면서 면역 과잉을 유발하는 장내세균과 면역 억제를 돕는 장내세균의 균형이 맞추어진다. 그러면서 자가면역 질환의 증상이 상당 부분 개선되고 다양한 건강상의 유익도 함께 얻을 수 있다는 것이 밝혀졌다. 여기서 말한 마이크로바이옴은 미생물군집microbiota과 유전체genome의 합성어로 '미생물군유전체'라고 할 수 있는데, 인간, 동식물, 토양, 바다, 호수, 암벽, 대기 등에 공존하는 미생물 군집과 유전체 전체를 의미한다. 특히 엄청난 숫자의 장내세균이 밀집해 하나의 소우주를 이루고 있는 우리 위장관에는 건강과 질병, 노화에 대단히 중요한 영향을 미치는 '장내 마이크로바이옴gut microbiome'이 존재한다. 장내 마이크로바이옴에는 미생물과 미생물, 숙주와 미생물 간의 복잡한 상호관계를 이루는 미생물 생태계가 존재하는 것이다. 장내 마이크로바이옴에 대한 설명은 이 책의 7부에서 좀 더 상세하게 다루도록 하겠다.

세균을 활용하는 방법은 아니지만, 또 한 가지 효과적인 방법은 일광욕과 비타민D의 복용이다. 햇빛을 많이 쬐는 아프리카 원주민에게 자가면역 질환이 거의 없다는 사실에 착안한 연구자들은 햇빛과 햇빛을 통해 몸속에서 자체적으로 만들어지는 비타민D가 자가면역 질환 개선에 도움이 된다는 사실을 알아냈다. 즉 햇빛을 충분히 쬐어 몸속에 비타민D를 좀 더 많이 합성하거나 직접 비타민D 영양제를 복용함으로써 자가면역 질환을 효과적으로 개선하는 것이다.

면역력이
부족하면
암에 걸린다

암 발병과 관련해 가장 주목해야 할 점은 면역력이다. 암의 발병은 가장 중요한 내부적인 요인인 면역력 저하가 직접적인 원인이기 때문이다. 우리 몸에는 내외부의 세균이나 바이러스의 침입을 막아내고, 몸속을 떠다니는 암세포를 사멸시키는 면역세포가 존재한다. 그 덕분에 질병의 위험에서 안전할 수 있다. 몸의 면역세포가 왕성하게 활동할 때는 암의 위험으로부터도 비교적 안전하다. 그러나 몸의 면역력이 떨어지거나 결핍되면 다양한 발암 요인들을 억제하는 힘이 약해지고, 그로 인해 암이 발병할 확률도 높아진다. 어떤 사람에게 지금까지는 발병하지 않았던 암이 어느 특정 시기에 발병하는 것은 분명 외부적인 요인이나 유전인자가 갑자기 변했기 때문은 아닐 것이다. 그것은 전과는 달라진, 즉 많이 부족해진 몸의 면역력이 중요 변수로 작용한 것이다. 몸의 면역력이 떨어지면서 여러 암 유발 요인들 사이에 새로운 역학 관계가 만들어지며 암이 발병한 것이다. 결국 암세포의 활성을 막을 수 있을 만큼 자신의 면역력을 일정 수준 이상으로 꾸준히 관리하는 것이 건강을 위한 으뜸 원칙이자 면역력 균형의 핵심이다.

다른 발암 요인을 피하고 최소화하는 노력도 중요하겠지만, 지속적으로 일정 수준 이상의 면역력을 유지하는 것, 다시 말해 면역 균형을 실천하는 노력이 필요하다.

그러나 현실적으로 암 발병에 있어 가장 큰 문제는 암 발병 시점이 당장 우리 눈에 보이지 않는다는 것이다. 만약 타박상이나 화상처럼 상처가 바로 눈에 보이고 통증이 금방 느껴진다면 우리는 얼른 그것에 상응하는 응급조치를 할 것이다. 하지만 암세포가 침윤해 혈액이나 신체의 특정 장기조직에서 어느 정도 자라기까지 우리는 암의 발병과 진행을 거의 느끼지 못할 때가 많다. 많은 사람이 1년에 한 번 이상 종합적인 암 검진을 받는 것이 좋다고 믿고 있지만, 실제로 이를 실천하는 사람의 비율은 통계적으로 그리 높지 않다. 점차 정기적인 종합 암 검진을 받는 사람의 숫자가 증가하고는 있지만, 암 검진을 통해 암의 발병 사실을 알아내는 경우보다는 암으로 인한 기저 증상 때문에 병원을 찾았다가 암이 발병한 것을 알게 되는 사람들이 더 많다. 그리고 이때는 이미 암이 상당 수준 진전된 경우가 많다.

사실 더 문제가 되는 것은 평소 암이 걸리지 않았을 때 자기 몸이나 면역력을 함부로 대하는 것이다. 암의 무서움을 모르는 사람은 없지만, 암이 생기기 전까지 많은 사람이 면역력 관리를 소홀히 하며 암의 발병을 앞당기거나 초래한다. 암 환자들을 지켜보며 '소 잃고 외양간 고친다'라는 속담을 절실하게 느낄 때가 많다. 내내 방심하다가 암이 발병한 후에 말할 수 없이 큰 후회와 자책에 시달리는 이들이 보여주는 안타까운 모습들은 평상시 면역 균형을 위한 건강 실천의 중요성을 잘 대변한다.

그러나 사실 내가 가장 안타깝게 생각하는 유형은 충분히 건강에 대해 주의를 기울이고, 암에 대해서도 상당한 경각심을 가지고 있지만, 정작 제대로 면역력 관리를 하지 못해 암의 발병을 초래하는 경우다. 이는 면역력 관리, 면역 균형, 암 예방에 대한 제대로 된 지식을 모르거나 실천하지 못해서다. 이 책이 가장 필요한 사람일 것이다.

자가면역 질환이 우울증을 일으킨다

아토피 피부염 때문에 어릴 적부터 고생한 20대 여성 A씨가 병원을 찾았다. 그런데 진찰실에 들어선 그녀의 표정이 심상치 않았다. 그녀의 말과 표정에서 깊은 우울감이 느껴졌다. 병원을 찾은 본래 목적은 계절이 바뀌며 더 심해진 아토피 피부염을 치료하기 위해서였다. 그러나 검사를 해보니 이미 임상적인 우울증을 앓고 있는 상태여서 우울증과 관련한 상담과 처방도 함께 진행하기에 이르렀다.

아토피, 알레르기성 비염, 천식, 알레르기성 결막염과 같은 다양한 알레르기 질환을 비롯해 류마티스 관절염, 크론병, 궤양성 대장염, 베체트병, 루푸스병, 건선, 백반증, 갑상선 기능 항진증, 섬유근육통, 원형탈모 등은 모두 자가면역 질환에 속한다. 현대인들이 흔히 겪는 질환이지만, 암이나 당뇨, 심혈관 질환에 비하면 그 병증이 더 심하다고 할 수는 없다. 그래서 자신의 자가면역 질환을 가볍게 여기거나 적절한 치료를 하지 않는 사람도 꽤 많다. 물론 알레르기 질환의 일종인 아나필락시스anaphylaxis처럼, 급성일 경우 쇼크나 기도 폐쇄로 인한 질식사에 이를 수 있는 심각한 질환도 있다. 그러나 대개의 자가면역 질환 환자들은 병세가 심하지 않아 자신의 병을 대수롭지 않게 여기는 경우가 비일비재하다.

그런데 정말 자가면역 질환은 당사자에게 별다른 고통을 주지 않을까? 이 역시 심하거나 장기간의 자가면역 질환을 앓아본 적이 없는 사람들이 가진 편견에 가깝다. 사실 자가면역 질환을 앓는 대다수 환자들의 이야기는 전혀 다를 때가 많다. 어떤 종류의 자가면역 질환이 되었건 그 병을 현재 앓고 있는 당사자들은 자신의 병 때문에 너무 고통스럽고, 심지어 지긋지긋하다고 하소연한다. 자가면역 질환의 경우 완치가 어렵고, 장기간 투병하는 경향이 있어서, 그로 인해 정신적으로 지쳤기 때문일 것이다.

소위 '알레르기 체질'인 사람이 있다. 체질이라는 말 그대로 그들은 몸속에 알레르기를 일으키는 선천적 신체조건을 가지고 있다. 일반적으로 알레르기 체질이라고 하면 우리 몸에서 면역글로불린Emmunoglobulin E, IgE, 항체가 특정 알레르기 유발 물질(알레르겐, 항원)을 만날 때 염증을 과도하게 일으키는 체질이라고 할 수 있다. 다른 사람들에게는 별다른 영향을 미치지 않는 알레르겐이 알레르기 체질인 사람들에게는 염증과 가려움, 발열과 같은 여러 가지 다양한 증상을 일으키는 것이다. 가령 어떤 사람에게는 정말 맛이 있는 랍스터 요리가 다른 어떤 사람에게는 알레르기를 일으킬 수 있는 위험한 물질이 되는 것이다.

정확한 통계는 아니지만 인구 중 15~20퍼센트 정도가 평생 아토피와 같은 알레르기 질환을 겪는다고 한다. 그러니 일반인들 가운데 대략 5분의 1가량은 정도가 심하든 심하지 않든 알레르기 체질에 속한다고 할 수 있다.

이 알레르기 체질을 가진 사람은 살면서 여러 종류의 알레르기 질환을 순차적으로 겪는 경우가 많다. 유아 때 앓던 아토피 피부염이 나중에는 비염이나 천식으로, 혹은 알레르기성 결막염으로 이어지는 것이다. 이를 '알레르기 행진allergic march'이라고 부른다. 심지어 이들의 경우 다른 자가면역 질환으로 이어지기도 한다.

환자 A씨 역시 그랬다. 어릴 때부터 지금까지 여러 종류의 알레르기 질환에 시달렸다. 나이가 들면 사라질 줄 알았는데, 20대가 되어서도 아토피 피부염 증상이 갈수록 심해져 일상생활까지 적잖이 지장을 받았다. 내원 당시 거친 피부 때문에 옷을 마음대로 입지 못하고 가려움증 때문에 밤에 잠을 제대로 자지 못했다. 심지어 아토피 피부염 때문에 외모 콤플렉스까지 심해지는 등 다양한 고통을 겪고 있었다. 그녀의 우울증 역시 그 근원을 따지면 결국 이 아토피 피부염에서 시작된 것이다.

그러나 의학적인 면에서 단지 아토피 피부염으로 인한 정신적 고통 때문에 그녀의 우울증이 심해졌다고 단정할 수는 없다. 만약 자가면역 질환을 가진 사람이라면 다음에서 설명하는 내용에 주목하기 바란다. 바로 자가면역 질환이 우울증이나 치매와 같은 뇌질환과 밀접한 연관이 있다는 사실이다.

각종 알레르기 질환을 비롯한 자가면역 질환과 장내세균숲은 서로 밀접한 연관이 있다. 우리 장에는 면역세포의 70퍼센트가 밀집해 있다. 또한 대장균 등 세균이 500~1,000종 가까이 존재한다. 그 수가 무려 100조~1,000조 개에 이른다. 정말 작은 우주라고 할 만하다. 장내세균은 흔히 '유익균', '유해균', 둘 중 어디에도 속하지 않는 '중간균'들로 이루어져 있다. 장내세균이 조화와 균형을 이루고 있어 장이 건강한 경우는 당연히 유익균이 유해균보다 더 많다는 것이다. 우리는 거의 매일 음식을 섭취하기 때문에 음식물이 만들어 내는 유해물질 역시 장에 계속 쌓인다. 특히 유해균이 음식물을 분해할 때 발생시키는 유해물질과 가스독소는 장에 지속적으로 염증 반응을 일으킨다. 장내세균의 환경이 건강하지 못하면 염증 반응이 더 많아지고, 알레르기 증상이나 자가면역 증상이 악화되기도 한다. 심할 경우에는 배가 아프거나 속이 더부룩해지는 정도가 아니라 장염이 생기기도 한다. 나아가서 이런 상태가 지속될 때는 소위 장누수증후군 증상 leaky gut syndrome 으로 진전된다. 이는 말 그대로 장에 물이 새는 듯한 현상을 의미한다. 장관점막 세포는 단일세포층으로 세포 사이가 일정한 간극을 유지하고 있지만, 어떤 자극이나 손상으로 인해 이 세포 사이의 치밀 결합 tight junction이 약해져 그 사이가 벌어짐으로써 평상시 잘 투과할 수 없었던 고분자 물질들이 쉽게 오갈 수 있는 상태가 된다. 정확한 의학적 명칭은 '장관 투과성 증가상태 the state of increased intestinal permeability'이다. 장누수증후군이 생기면 복통과 복부 불쾌감, 소화불량, 가스 과다 배출, 변비,

묽은 변이나 설사 등의 소화기 증상을 비롯해, 식은땀, 만성피로, 식욕 부진 등의 증상이 생기고, 감기나 방광염, 질염 등이 자주 발병하고, 관절통이나 근육통, 호흡곤란과 천식 증상이 심해진다. 정신적으로도 불안, 초조 및 우울증, 기억력 감퇴가 나타날 수 있다.

그런데 이때 생기는 염증 반응은 단지 장에서만 일어나지 않는다. 몇몇 특정 세균은 면역 과민 반응을 촉진해 알레르기 증상을 심화시키기도 한다. 반대로 장내에 존재하는 몇 가지 유익균은 알레르기 증상을 완화시키는 면역 억제 반응을 담당하고 있다. 면역 과민 반응을 촉진하는 세균은 많은 데 반해 이런 유익균이 장내에 부족할 때 역시 알레르기 증상이 심해질 수 있다. 결국 장내 미생물의 균형과 조화가 알레르기 질환을 다스리는 가장 효과적인 방법이다.

의학적 통계에 따르면 각종 알레르기 질환을 가진 사람들에게 우울증이나 치매가 더 자주 나타난다. 그리고 이는 단지 심리적인 원인에 의한 것은 아니다. 알레르기 질환이 있을 때, 일단 눈에 보이는 신체 특정 부위에 심한 염증이 일어난다. 그런데 이때 단지 해당 특정 부위에만 염증 반응이 과도하게 일어나는 것이 아니다. 동시에 뇌 속에서도 염증 반응이 급격히 증가하는 경우가 일반적이다. 흔히 우울증을 호르몬의 이상이나 비관적인 사고가 주된 원인이라고 생각하기 쉽지만, 뇌에 생기는 염증 역시 우울증과 밀접한 관련이 있다. 뇌에 지속적인 염증 반응이 일어날 때, 우리의 기분을 좌우하는 호르몬인 세로토닌의 분비가 방해를 받거나 분비 체계가 손상을 입고, 또 신경세포 역시 크고 작은 손상을 입어 우울증을 유발하는 것이다.

환자 A씨는 이런 설명을 듣고 어떻게 해야 하는지 물었다. 당연히 가장 먼저 장 건강을 위한 다각적인 노력이 필요하다고 설명했다. 장내세균의 균형과 조화를 가져올 수 있는 식습관, 운동, 수면, 생활 습관이 필요하다는 점도 강조했다. A씨에게 먼저 유산균의 먹이가 되는 프리바이오틱스부터 꾸준히 섭취할 것을 처방했다. 그 후로 꾸준히 진료실을 찾아 치료와 건강 코칭을 받은 A씨의 피부는 나날이 좋아졌고, 심리적 건강 역시 차차 나아졌다.

면역 밸런스를 맞추는 것이 우선이다

이제 우리는 면역력은 무조건 높은 것이 아니라 균형과 조화가 더 중요하다는 사실을 알게 되었다. 면역력이 지나칠 때 역시 면역력이 떨어졌을 때만큼이나 우리 몸에 여러 가지 크고 작은 문제들이 생긴다. 물론 면역력이 떨어졌을 때는 암과 같은 무서운 질병까지 생길 수 있으니 더 주의를 기울여야 한다. 과해서도 안 되고 부족해서도 안 되는 것이 면역력이다.

어떻게 면역의 균형과 조화를 이룰 수 있을까? 만약 우리 몸에 '면역력 저울'이라는 것이 존재한다고 가정해 보자. 그리고 저울에 정확한 눈금이 달려 있다고 상상해 보자. 그 저울은 한 치라도 면역 과잉으로 기울어서도 안 되고, 또 조금이라도 면역 결핍으로 기울어서도 안 된다.

물론 면역력 저울의 균형을 정확하게 맞추는 일은 생각처럼 쉽지 않다. 면역력 저울의 눈금을 움직이는 요소들이 생각보다 많고 다양하기 때문이다. 즉 내 몸과 관계 맺고 있는 여러 가지 요소들이 면역력 저울의 균형을 끊임없이 방해하는 것이다.

면역력 저울과 관계 있는 것들

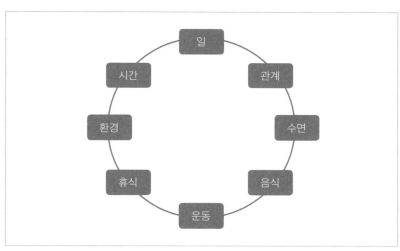

그림에서 보는 것처럼 면역력 저울과 밀접하게 관계 맺고 있는 몇 가지만 떠올려 보아도 면역력 저울의 균형을 맞추기가 얼마나 까다로운지 짐작할 수 있다. 그러나 귀찮다고 피할 수만은 없다. 귀찮다고 방심했다가 더 큰 대가를 치르기 때문이다.

또 한 가지 우리가 자신의 면역력 문제에 깊은 관심을 가져야 하는 이유는 몸의 면역력이 우리의 생각과 달리 그 변화폭이 상당히 크기 때문이다. 면역력 균형은 아주 쉽게 깨어질 수 있으며, 조금만 방심해도 한쪽 편으로 저울이 크게 기울 수 있다. 가령 누구라도 며칠 과로하거나 수면 부족에 시달리면 갑자기 감기나 몸살을 앓을 수 있다. 신체적으로 최상위권에 속할 만한 세계적인 운동선수들이 우리도 흔히 앓는 질병에 걸려 크게 고생했다는 소식을 심심찮게 접할 수 있는 것은 이런 이유 때문이다.

면역력은 그 등락폭이 상당히 커서 언제든지 급격하게 상승하거나 하락할 수 있다. 따라서 면역력이 평균적인 고정값이나 절대값을 가진 것이라고 생각해서는 안 된다. '20대니까 내 면역력은 이 정도는 될 거야.'라는 생각은 면역력의 특성을 잘 이해하지 못해서 하는 말이다. 우리 면역력은 그때그때 건강을 좌우하는 다양한 요소들에 의해 눈금이 이리저리 크게 흔들린다고 상상하는 것이 면역력과 건강에 대한 적절한 판단이다.

면역력 저울의 균형을 위해서는 주기적으로 다양한 요소들을 점검해야 한다. 일과 삶이 조화를 잘 이루고 있는지(작업 시간, 작업 강도, 일의 난이도 등), 오늘 하루의 휴식은 면역력 저울이 균형을 유지할 수 있을 정도로 적당했는지, 적어도 주간 단위 정도로는 자신의 몸에 꼭 맞게 운동을 제대로 실천하고 있는지, 좋은 음식과 나쁜 음식을 잘 가려 규칙적으로 식사하고 있는지, 적어도 2~3일 주기로는 적당하게 숙면을 취하고 있는지, 평상시 뇌의 행복호르몬, 기쁨호르몬이 밸런스를 유지할 정도로 원만한 인간관계를 형성하고 있는지, 나이가 어느 정도 됐는지(노화의 진행 속도), 나이에 맞는 건강 원칙들을 잘 실천하고 있는지, 대기오염이나 독소로부터 공격받는 환경에 놓인 것은 아닌지 등과 같은 다양한 요소들을 수시로 세심하게 점검해야 한다.

어떤 사람은 이 많은 면역력 저울 요소들을 별 어려움 없이 잘 조절하지만, 어떤 사람은 이 중 단 몇 가지조차도 제대로 균형을 맞추지 못한다. 개인마다 건강 실천력의 수준이 다르기 때문이다. 매일 꾸준히 운동을 하고, 식사 때마다 가급적 좋은 음식을 섭취하려고 노력하는 사람이 있는 반면(건강 자아를 내면화한 사람), 건강 습관을 제대로 실천하지 못하고 나쁜 식습관에서 내내 헤어나지 못하는 사람도 있다. 그런데 큰 질병에 시달려 본 적이 없는 대부분의 사람들은 건강에 관해서도 후자와 같은 안이한 생각을 가지고 있을 때가 많다.

물론 이는 단지 개인의 의지력 문제라고만 치부할 수는 없다. 그러기에는 너무 많은 사람이 비슷한 문제를 고민하고, 어려워하기 때문이다. 이는 건강심리학적인 측면에서 좀 더 자세하게 따져 보아야 할 문제다.

인간은 누구나 착각이나 자기기만에 빠지기 쉬운 심리적 취약성을 가지고 있다. 다들 자신이 현명하다고 믿지만 어리석은 판단과 선택을 더 많이 한다. 인간은 누구나 내면에 날카로운 이성으로 무장한 기수뿐만 아니라 충동과 욕망, 본성과 감정에 휘둘리는 코끼리를 한 마리씩 품고 살아가기 때문이다. 누구나 힘세고 제멋대로 움직이는 코끼리가 마음속에 도사리고 있으니 착각이나 자기기만, 감정적 동요에서 자유로울 수 없다. 아무리 건강 지식을 많이, 또 잘 알고 있다고 해도 정작 건강 행위를 잘 지키지 못하는 이유 역시 여기에 있다.

그러니 면역력 저울의 균형을 제대로 맞추기 위해서는 정확한 건강 지식을 아는 것만큼 매일, 매주 그 지침들을 잘 실천하는 건강 습관을 갖추고 있어야 한다. 또 그것을 지키는 내면의 힘이 있어야 한다.

지금 당장 실천할 수 있는 방법을 하나 소개한다. 바로 건강 다이어리 작성이다. 본능적이고 감정대로 행동하는 내 안의 코끼리를 효과적으로 다스릴 수 있는 효과적인 방법이다.

저마다 개성 있게 만들 수 있겠지만, 기본적인 점검 사항은 그리 다르지 않을 것이다. 다음과 같이 각 요소들을 나누어 보고, 각 요소를 어떻게 실천했는지 간단하게라도 기록해 보자.

건강 다이어리

기록 방법	수면	운동	음식	휴식	명상	인간관계	여가활동
	수면 시간을 기록한다. 수면의 질도 상중하로 평가해 본다.	총 운동 시간과 내용을 적는다.	아침, 점심, 저녁으로 먹은 것을 간단히 적는다.	아무 일도 하지 않고 온전히 쉰 시간을 기록한다.	명상을 한 내용을 간단히 기록한다.	사적 인간관계의 내용을 간단히 적는다. 공적 관계라도 개인적인 활동이 있었다면 기록한다.	여가활동의 내용과 시간을 적는다.
○월 ○일 아침							
점심							
저녁							

면역력 저울이 망가지면 평생 괴롭다

면역 균형을 위해 특별히 신경 써야 할 점들이 있다. 우선 장내세균의 균형과 조화다. 혈관 건강에도 주의를 기울여야 한다. 호르몬 밸런스 역시 중요하다. 암 예방 수칙을 철저히 지키는 일도 중요하다. 과하지도 부족하지도 않은 운동 시간을 준수하는 것, 적정 시간의 충분한 수면 역시 매우 중요한 일이다. 바른 식사 원칙을 세우고 건강한 식단을 구성하여 이를 최대한 지키려고 하는 노력 역시 필요하다.

의학이 발전하면서 건강이나 면역에 대한 지식 역시 점차 정교해지고 있다. 조금 나쁘게 표현하자면 지켜야 할 항목이 전에 없이 늘어났다. 전에는 불명료했던 지식이 이제는 명확한 사실과 그 실천법으로 재무장되고 재탄생되었다. 어떤 사람들은 뭐가 이렇게 할 게 많냐며 손사래를 친다. 하지만 이는 결코 귀찮게 여길 일이 아니다. 오히려 반색해야 할 일이다. 무병장수와 건강 100세의 길이 선명해졌고, 큰 실수 없이 제대로 그 매뉴얼을 따른다면 행복, 장수, 건강 모두를 얻을 수 있기 때문이다. 그러니 건강에 대해 좀 더 공부하고 면역 균형의 법칙들을 좀 더 적극적으로 실천하는 일은 밑지거나 본전이 아니라 '크게 남는 장사'가 된다.

우선 인간의 건강은 유기적이라는 점을 함께 상기해 보자. '면역력 저울'은 몇 가지 중요한 톱니바퀴들로 구성된다. 내적으로는 장내세균 숲의 균형을 통한 면역 균형과 호르몬 밸런스 및 평정심 배양을 통한 안티스트레스, 외적으로는 일과 삶의 균형, 조화롭고 균형 잡힌 식생활, 각종 위험 요인과 독소로부터의 안전지대 형성 같은 요소들이 유기적으로 상호작용을 맺고 있다. 그런데 이 중 하나라도 균형이 깨져 한쪽으로 기울어지면, 잠시 힘들고 마는 것이 아니라 평생 고통을 떠안고 가야 하는 경우도 생긴다. 면역력 저울의 여러 톱니바퀴 가운데 호르몬 밸런스는 대단히 중요하다. 호르몬 밸런스가 무너지면 심각한 문제들이 초래될 수 있다.

다음은 내가 진료를 하며 자주 접하는 내용이다. 올해 70세인 B씨는 당뇨와 고혈압 때문에 15년째 여러 종류의 약을 복용하고 있지만 여전히 혈당과 혈압 조절이 제대로 되지 않는다. 진료실에서 들은 바로는, 젊은 시절 자신의 몸을 혹사하고 제대로 살피지 않은 대가라고 했다. 그는 젊은 시절부터 내내 비만했고, 과음을 반복했으며 40년 넘게 흡연을 했다. 50대 후반에는 심근경색 때문에 한 차례 심장 수술을 받기도 했다. 지금은 언제 자신이 죽을지 모른다는 두려움을 안고서 하루

하루 산다며 한숨을 내쉬었다. 그에게는 다양한 건강 문제들이 있었는데 가장 큰 문제는 당뇨와 그로 인한 합병증이었다. 그는 한쪽 눈이 실명할 위기까지 찾아왔다. 다시 큰 수술을 받느냐 마느냐 고민하고 있었다.

한국인이라면 각별히 점검하고 살펴야 하는 호르몬이 하나 있다. 바로 인슐린이다. 인슐린은 체내의 혈당 수준을 조절하는 호르몬으로 음식물 섭취를 통해 체내 혈당량이 높아졌을 때 분비되어 혈액 내의 포도당을 세포에다 글리코겐의 형태로 저장시킨다. 그리고 필요할 때 에너지로 전환시킨다. 그런데 인슐린은 상당히 예민하다. 많은 사람이 인슐린이 가진, 매우 쉽게 소진되는 성질과 예민성을 미처 인지하지 못하고 있다. 모르고 쓸 때는 인슐린이 무한정 콸콸 나올 것이라고 착각하는 것이다. 사실 음식이 넘치는 사회에서는 인슐린의 '균형'보다는 '근검절약', '절제'를 목표로 삼아야 할 것이다.

사실 인슐린이 하는 일조차 모르는 사람이 많을 것이다. 인슐린은 흔히 이자(췌장)라고 불리는 장기의 베타세포에서 합성, 분비되는데 혈액 속의 포도당의 양을 일정하게 유지시키는 역할을 한다. 이는 우리 몸에서 매우 중요한 대사기능이다. 이 대사가 없으면 대단히 치명적인 건강 문제들이 발생한다. 그런데 인슐린은 무한정 분비되지 않는다. 한국인을 비롯한 아시아인은 췌장 기능이 서구인에 비해 대단히 떨어진다. 췌장은 한국인의 장기 가운데 가장 손상되기 쉬운 장기이며, 당뇨병은 췌장 기능의 심각한 손상을 의미한다. 지나친 인슐린 분비 탓에 췌장 기능이 망가지면 혈당이 높아져도 인슐린이 제대로 분비되지 않는 당뇨병에 걸리는 것이다. 혈당을 주기적으로 재는 것만으로도 췌장의 상태와 인슐린 분비 능력을 어느 정도 가늠할 수 있다. 공복혈당이 100 이하, 당화혈색소가 6 이하여야 안전하며, 수치가 가급적 낮을수록 좋다. 공복혈당이 116 이상이고 당화혈색소가 7 이상이면 위험한 상태다.

과식을 했을 때 우리 몸속에서는 인슐린이 급격히 분비된다. 이는 몸속으로 들어온 칼로리를 단 하나라도 놓치지 않으려는 인간의 유전적 특성 때문이다. 수만 년간 배고픈 시대를 살아왔을 과거 인류가 환경에 적응한 진화의 결과물이다. 급격히 분비된 인슐린은 혈액 내의 포도당을 빠르게 거두어들여 나중에 에너지로 다시 쓸 수 있도록 간이나 지방세포에 비축한다. 그런데 이렇게 빠르게 체내에서 혈당이 분해되면 아이러니하게도 얼마 지나지 않아 배고픔을 더 크게 느낄 수밖에 없다. 결국 이런 식사 메커니즘 때문에 대다수 현대인은 실제로 몸에서 필요한 칼로리 이상을 섭취하기 매우 쉽다. 결국 이로 인해 과식하게 되고 인슐린을 낭비하는 사이클이 만들어진다. 비만 인구가 세계적으로 급증하고 있다는 사실은 빠르게 변한 문명의 환경에 인류의 식사 유전자가 제대로 적응하지 못하고 있다는 증거다.

B씨는 최근 들어 식사 조절, 혈당 조절에 대단히 신경을 쓰지만, 이미 췌장 기능, 인슐린 분비 능력이 크게 망가진 터라 보통 사람들에 비해 몇 배 이상 어려움을 느낄 수밖에 없었다. 그는 괴롭고 고통스러워 가끔은 빨리 죽고 싶다는 생각이 들 때가 많다고 했다.

흔히 '건강을 지킨다'는 말을 쓴다. 달리 말하면 '무병장수'라고도 할 수 있다. 그리고 이것은 가장 보편적인 행복의 조건이자 대다수 사람들의 소망일 것이다. 병을 막기 위해서는 앞서 설명했듯 면역의 균형이 필수적이다. 균형 잡힌 면역 시스템만이 질병의 위험으로부터 우리를 지켜 준다. 면역력 저울의 톱니바퀴들은 제각각 균형을 이루며 서로 유기적으로 긍정적인 영향을 미칠 수 있어야 한다.

인슐린 호르몬을 근검절약하기 위한 절대 원칙

1. 비만이나 내장비만이 있는 사람, 당뇨병의 가족력이 있는 사람, 고혈압이나 고지혈증, 지방간 등의 대사성증후군 소질이 있는 사람, 과도한 흡연이나 음주 등 인슐린 저항성을 높이는 생활 습관을 가진 사람은 반드시 정기적인 혈당과 당화혈색소를 체크한다.

2. 공복혈당이 아직 당뇨 전 단계나 당뇨에 이르지 않았더라도, 100mg/dL에 근접하면 즉각 인슐린 보호 조치에 나서라.

3. 인슐린 보호 조치의 핵심은 인슐린 조기 소모 방지와 인슐린 저항성 개선이다.

4. 인슐린이 조기에 소모되지 않도록 식욕의 80퍼센트 식사와 규칙적인 식사 시간을 엄수한다.

5. 인슐린 저항성 개선을 위해서 과음, 흡연, 스트레스를 반드시 막아야 한다. 인슐린의 성능을 향상시키는 유산소운동도 규칙적으로 한다.

6. 만약 당뇨 전 단계에 있거나 당화혈색소가 6퍼센트를 넘었다면 위의 조치를 보다 적극적으로 전개해 나간다.

7. 같은 칼로리라도 혈당을 덜 올리는 음식을 택하라. 칼로리가 같아도 혈당을 많이 올리는 쪽은 대부분 자극적인 맛으로 우리를 유혹하는 음식들이다. 결국 맛이 없을수록 건강에는 이롭다.

8. 한국인의 비만은 탄수화물 섭취와 밀접한 관련이 있다. 비만인들은 다른 영양소보다 탄수화물에 더 집착하는 경향이 있다. 고기 대신 탄수화물을 먹는 것이 건강에 이롭다고 착각하는 이들도 많다. 밥도 많이 먹으면 필요 이상의 탄수화물이 인슐린에 의해 지방으로 바뀐다. 지방을 먹어야 지방이 되는 것이 아니다.

나이에 따라
면역 지도가
변한다

고대철학자 헤라클레이토스의 말처럼 '만물은 유전한다$^{Panta\ rhei}$'. 당연히 몸속 면역력 또한 변화에 변화를 거듭한다. 통상 인간의 면역력은 30세를 기점으로 하락 국면으로 접어든다. 건강에 신경을 쓰고 면역력 관리에 노력하는 사람이라면 좀 더 그 시간을 늦출 수 있겠지만, 그렇다고 해도 마냥 20대 수준의 면역력을 유지할 수는 없다. 우리 몸속의 면역세포의 수와 기능이 시간이 갈수록 떨어지기 때문이다. 표에서 보는 바와 같이 30세를 기점으로 우리 몸 안의 면역세포 수는 점점 줄어든다. 이는 자연스러운 노화 과정이다. 이렇게 면역세포가 줄어 면역력이 떨어지면, 그로 인해 질병에 더 자주 노출될 수밖에 없고 더 많은 건강 문제에 시달리게 된다. 이렇게 몸의 면역력이 나이에 따라 변하기 때문에 나이에 맞는, 좀 더 정확하게 말해 자신의 건강 나이에 알맞

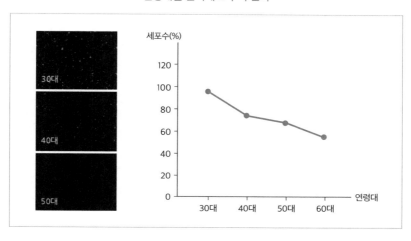

연령대별 면역세포 수의 변화

은 대응책을 마련해야 한다. 사람들은 실제 나이와는 다른 건강 나이, 신체 나이를 가지고 있다. 만약 당신이 흡연자라면 건강 나이는 자신의 나이에 5살을 더하면 된다. 가끔 방송 매체에서 자신의 실제 나이보다 열 살 이상 어린 신체 나이를 지닌 주인공들이 등장한다. 이들은 신체 나이가 어린 것처럼 면역력 수준 역시 자신의 실제 나이보다는 훨씬 높을 가능성이 있다.

나이가 들면 여러 가지 생체지표들 역시 함께 변한다. 콜레스테롤 수치와 혈압이 올라가고 체지방이 증가하는 반면 골밀도, 근육량, 호르몬 수치는 감소한다. 우리 몸을 구성하는 중대 요소인 호르몬 수치 역시 나이에 따라 변한다.

비만과 밀접한 연관이 있는 테스토스테론, 에스트로겐, 성장호르몬의 수치는 청소년기에서 청년기로 넘어올 때 정점을 찍고 점차 완만한

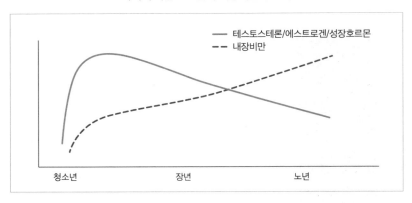

나이에 따른 호르몬과 내장비만의 변화

테스토스테론/에스트로겐/성장호르몬
내장비만

청소년　　　　　　　　장년　　　　　　　　노년

하강곡선을 그린다. 이를테면 보통의 40대 남성은 젊은 시절에 비해 남성호르몬인 테스토스테론의 수치가 절반 이하로 떨어지기도 한다.

　　최근에는 '텔로미어telomere'의 길이 역시 중요한 노화지표로 주목받는다. 유전자 검사를 통해 그 길이를 측정할 수 있는데, 측정된 텔로미어 길이가 길수록 신체 나이는 젊으며, 오래 살 가능성 또한 그만큼 높다.

　　'텔로미어'는 무엇일까? 우리 몸에서는 하루 약 7,000만 번의 세포 복제가 일어난다. 모든 세포는 각자의 주기가 있으며 태어나고, 복제되고, 또 결국에는 사라진다. 세포 안의 염색체는 세포가 분열할 때마다 복제되지만 그 끝 부분은 완전히 복제되지 못하고 점차 짧아진다. 이 끝부분이 바로 텔로미어다. 그리고 이를 만들어 내는 효소가 '텔로머라아제telomerase'다. 그런데 텔로미어 염색체의 끝에는 특정 염기 6개TTAGGG가 수백 내지 수천 개까지 반복해서 뭉쳐져 있다. 이는 세포가 분열할 때 염색체까지 분열하는 것을 막아 준다. 앞서 언급한 것처럼 세포분열을 거듭할수록 텔로미어의 길이는 짧아지는데 해마다 약 25개 정도의 염기가 사라진다. 텔로미어가 지나치게 짧아지면 세포는 더 이상 복제되지 못하고 결국 사멸하고 만다. 우리 피부가 나이가 들수록 쭈글쭈글해지는 것은 새로운 세포가 더 이상 생기지 않고 세포가 복제되지 못해 생긴 빈자리가 점차 늘어나기 때문이다. 텔로미어와 텔로머라아제는 이렇게 인간의 노화와 밀접한 연관이 있다. 만약 텔로머라아제를 활성화시키는 방법을 찾을 수 있다면 세포의 노화를 늦출 수 있을 것이다. 반대로 암과 같은 종양세포는 짧아져야 할 텔로미어에 이상이 생겨서 미숙한 상태의 세포가 죽지 않은 채 계속 분열하는 것이다. 이때 그 부위에 한해 텔로머라아제의 분비를 억제할 수 있다면 텔로미어가 정상화되어 종양세포의 증식도 막을 수 있을 것이다. 이런 까닭에 텔로미어의 길이는 인간의 사망률과 직접적 관련이 있다. 같은 연령의 사람들 가운데 텔로미어가 가장 짧은 하위 10퍼센트는 가장 긴 상위 10퍼센트에 비해 사망률이 1.4배 높다. 다양한 건강 실천을 통해 얼마든지 텔로미어의 길이를 유지할 수 있다. 최근에는 이와 관련된 다양한 지식들이 등장하고 있다.

그러나 가장 중요한 노화 지표는 면역세포의 수와 기능의 감소다. 우리 몸의 면역세포인 NK세포자연살해세포, natural killer cell는 몸속 구석구석을 다니며 제거 대상 세포를 찾는 능력, 또 제거 대상 세포에 착 달라붙는 능력, 그리고 세포독성물질인 퍼포린perforin과 그랜자임granzyme을 분비해 제거 대상 세포를 죽이는 능력을 갖추고 있어야 한다. 그러나 나이가 들거나 우리 몸의 면역력이 떨어지면 이런 능력들을 잃어 간다. NK세포의 이동 능력도 떨어지고, 암세포나 감염된 세포를 찾아내는 식별 능력도 떨어지고 세포를 죽이는 능력도 저하된다. 그러면 몸의 면역 시스템이 붕괴되면서 바이러스 감염과 그에 따른 2차 감염으로 인해 몸속 장기들의 기능이 저하되고 노화가 빠르게 진행된다.

마음이 아프면
면역력이
무너진다

우리의 심신은 서로 이어져 있다. 그것은 의학적인 사실이기도 하다. 장이 아프면, 장에서 분비되는 세로토닌 결핍으로 인해 정신적인 문제가 생기기 쉽다. 많은 장-뇌 커넥션 연구에 의하면 우리 장과 뇌는 매우 긴밀하게 이어져 있어서 장 건강, 장 생태계 균형이 무너져 장이 아프면, 정신적인 고통이 뒤따르고, 이것이 쌓이면 정신 질환을 유발할 수도 있다. 한 연구에 의하면 한 사람의 장내세균숲의 차이가 정신 건강의 중대 변수가 된다. 긍정적인 마인드를 가진 사람의 장내 미생물 환경과 그렇지 않은 사람은 차이가 확연하다. 긍정적인 마음, 건강한 생각은 면역력을 높이는 데도 무척 중요한 요소다.

  셰인 J. 로페즈Shane J. Lopez 교수는 희망의 힘과 중요성을 연구해 온 학자로, 자신의 저서《희망과 함께 가라》에서 실험을 통해 희망이 가진 놀라운 힘을 소개한다. 그는 다년간의 연구를 통해 희망이 심지어 사망률에까지 영향을 미친다는 충격적인 사실을 알려 준다. 실험에 참여한 희망 그룹(설문지 응답에서 희망적인 관점을 많이 적은)과 절망 그룹(비관적인 관점을 시사한) 간의 사망률에는 무려 2.6배 가까운 차이가 나타났다. 추적 관찰을 진행한 결과 희망 그룹 환자들이 11퍼센트 사망한 것에 비해, 절망 그룹의 사망률은 29퍼센트에 달했다. 희망적인 사고를 하지 않으면 면역력이 현저히 떨어져 더 질병에 걸리기 쉬웠고 사망에 이르기도 더 쉬웠다.

연구에 따르면 긍정적인 사람들은 부정적인 사람에 비해 상대적으로 면역 수준이 높고, 감기와 같은 전염병에 덜 걸린다. 좋은 생각을 하면 면역력이 증진된다는 사실을 증명한 연구는 헤아릴 수 없이 많다. 그 대표가 오래 전 연구를 통해 밝혀진 '마더 테레사 효과'다.

1998년 미국 하버드대학교 의과대학에서는 마더 테레사의 일대기가 담긴 영화를 사람들에게 보여 주고 몸에서 어떤 변화가 생기는지 확인했다. 실험 전 학생들의 침 속 면역 항체 '면역글로블린A$^{lg \, A}$' 수치를 조사해서 기록한 후에, 그 수치가 어떻게 변하는지 확인했다.

면역글로불린A는 외부 항원에 의해 면역 반응을 일으키면서 혈액 내에서 항체를 생성해 낸다. 이렇게 만들어진 항체가 다음번에 우리 몸에 침범한 똑같은 외부 항원을 막아 내 몸을 지키는 것이다. 극히 안전하게 가공 처리한 소량의 병원균(항원)을 체내에 주입해 이 항체를 만들어 내는 예방주사의 원리와 비슷하다.

마더 테레사에 관한 영화를 감상한 사람들의 체내에서는 면역글로블린A의 수치가 실험 전보다 확연히 높아졌다. 타인의 선행을 보는 것만으로도 면역력이 높아진 것이다.

직접적인 선행은 효과가 더 뛰어나다. 미국의 내과의사 앨런 룩스Allan luks의 저서,《선행의 치유력》에 따르면 자발적으로 선행하는 사람은 감정적 충만감에 해당하는 '헬퍼스 하이Helpers High'를 느낀다. 선행을 통해 느낀 헬퍼스 하이는 길게는 몇 주간 이어지기도 한다. 선행 이후에 각종 검사를 해 보면 혈압과 콜레스테롤 수치가 낮아졌고, 기쁨 호르몬인 엔도르핀의 수치는 보통 사람의 세 배 이상 높게 나타났다.

반대로 정신적인 고통은 면역력을 떨어뜨리고 각종 유병률과 사망률을 높인다는 연구 역시 수를 헤아릴 수 없이 많다. 대표적인 것이 오랜 기간 이어진, 사회신경과학자 존 카치오포John Cacioppo의 연구다. 그는 자신의 저서《인간은 왜 외로움을 느끼는가》에서 30년간의 추적 연구를 통해 외로움이 단순한 감정적 결함이 아니라 뇌 기능을 훼손하는 중대 문제임을 규명한 바 있다. 그의 연구에 의하면 사회적 고립은 개인의 건강에 치명적인 영향을 미친다.

그는 한 연구에서 6년 동안 50세 이상 2,000여 명을 대상으로 고독, 비만 등이 건강에 미치는 영향을 살펴보았다. 그 결과 '가장 고독한 노인' 그룹은 '가장 적게 고독을 느끼는 노인'보다 사망률이 두 배 이상 높았다. 고독한 노인들의 사망 위험은 평균보다도 14퍼센트나 높았다. 이는 비만으로 인한 사망 위험보다 두 배 가까이 높은 수치다.

카치오포 교수는 "고독에 따른 고통은 육체적 고통과 유사하다"라고 말한다. 고독으로 인해 혈압이 상승하고, 면역 체계가 무너지며, 심장마비, 뇌졸중 같은 중대 질환의 발생 확률이 높아진다는 사실을 밝혀냈다. 심지어 고독은 치매 확률까지도 현저히 높였다.

따라서 정신적 고통에서 벗어나기 위해 노력하는 것은 단지 현재의 고통에서 벗어나기 위한 일만은 아니다. 면역력을 지켜 각종 감염 질환에서 멀어지고, 노화와 사망을 늦추는 일이기도 하다.

당연한 이치겠지만 반대로 긍정 마인드를 가지면, 불건강한 정신이 만들어 내는 각종 건강 문제에서 벗어날 수 있다. 나아가서 복되고 건강한 삶을 영위할 수 있다.

중독에서 멀어져야
면역이
제자리로 돌아온다

우리는 어떤 것에 푹 빠져 있을 때가 있다. 그 대상이 사람일 때도 있고, 어떤 대상일 때도 있으며, 특정 행위일 때도 있다. 어떤 것에 푹 빠져드는 것을 '중독' 혹은 '의존'이라고 한다. 중독에 빠지는 이유는 중독이 주는 쾌락 때문이다. 하지만 중독은 위험하다. 즐기거나 애호하는 수준을 넘어 일상에 문제가 생길 만한 상태로 이끌기 때문이다.

직장인 여성 C씨는 최근 세 가지에 푹 빠져 있다. 하나는 거의 매일 마시는 초콜릿 음료다. 퇴근길에 카페에 들러 마시는 이 음료 한 잔 덕분에 큰 위안을 얻는다. 어떤 날은 일과 중에 따로 한 잔 더 마실 때도 있다. 두 번째는 캔디 모양의 블록을 터뜨려 점수를 올리는 '캔디ㅇ'이라는 모바일 게임이다. 출퇴근 시간이나 약속이 없는 저녁에 노상 이 게임을 하는데, 한 번 시작하면 한두 시간은 훌쩍 지나간다. 때로 일과 중에 이 게임을 하고 싶은 유혹에 시달릴 때도 있다. 세 번째는 모 방송사에서 방영하는 드라마다. 매회 '본방 사수'는 물론이고 다시 보기로 두 번 이상 시청한다. 드라마의 톡톡 튀는 대사와 가슴 졸이는 이야기 전개가 하루 종일 머릿속에서 떠나지 않는다.

C씨는 이 세 가지 덕분에 하루하루 버틴다고 생각하지만, 실상 이 때문에 일상에 지장이 생길 때가 많다. 매일 마시는 음료 때문에 장이 더 나빠졌고, 회사에서 몰래 드라마를 보다가 상사에게 들켜 질책을 듣기도 했다.

우리는 왜 어떤 것에 빠지고 또 잘 헤어나지 못할까? 우리 뇌에는 보상회로라는 것이 있는데, 즐거운 활동은 보상회로를 움직여 쾌감을 준다. 특히 중독 대상은 보상회로를 강하게 자극해 이성을 마비시키며, 쾌락에 몰두하게 하고, 맹목과 갈망에 빠지게 한다.

최근에는 도박이나 게임, 폭식 같은 '행위 중독behavioral addiction'이 사회문제로 부각되고 있다. 가장 흔한 행위 중독은 게임, 영상물 시청, 쇼핑 같은 것들로 법적 제제 대상이 아니기 때문에 쉽게 접할 수 있고, 별다른 거부감 없이 빠져들 수 있다. 2013년 보건복지부 이순희 과장이 발표한 통계에 따르면 게임, 술, 도박 등 각종 중독에 빠진 인구는 총 330만 명으로 국민 가운데 6.7퍼센트에 달한다고 한다.

중독에 빠지면, 지금까지 자신을 즐겁고 만족스럽게 했던 일들이 재미 없어진다. 이전에는 즐겨 했던 일에 시큰둥해지고 중독 대상만을 갈망한다. 또 중독은 금단현상을 동반하는데, 이는 중독으로 인해 생리적, 정신적 갈망이 심해지는 것을 말한다. 금단현상은 불안, 우울, 손

떨림, 심계항진(심장 두근거림)과 같은 다양한 신체적, 정신적 조급증을 가져오고 중독자가 다시 중독 대상을 취하도록 충동질한다.

중독이 무서운 또 한 가지 이유는 대부분의 중독이 내성을 일으킨다는 점이다. C씨의 경우도 전에는 한 시간이면 만족했던 모바일 게임을 다섯 시간 이상 해도 전과 같은 즐거움을 느끼지 못하고 있었다. 이렇게 중독은 일상을 야금야금 갉아먹어 건강한 생활을 방해한다. 혹시 여러분도 지금 어떤 대상이나 행위에 중독되어 있지 않은가?

현재 여러분은 무엇에 빠져 있고, 이를 극복하려면 어떻게 해야 할까? 여러분이 요즘 푹 빠져 있는 대상은 무엇인가? 다음은 중독 수준을 알아보는 간단한 테스트다. 아래 '무엇'에 지금 자신이 빠져 있는 대상이나 행위를 넣고서 체크하면 된다.

---

* 지금 자신을 힘들게 하는 중독 대상을 차례대로 넣어 어느 정도 의존하고 있는지 알아보자.

1. 무엇을 하느라 시간 가는 줄 모른다.
2. 무엇이 자꾸 생각난다.
3. 무엇을 더 오래 해야 만족할 수 있다.
4. 무엇을 하는 시간이 점점 더 짧게 느껴진다.
5. 무엇을 하는 시간이 갈수록 늘어난다.
6. 조절해 보려고 했지만, 무엇을 하는 것을 조절할 수 없다.

---

7. 그만해야지 하면서도 계속 무엇을 하게 된다.

8. 무엇을 하지 못하면 짜증과 화가 난다.

9. 무엇을 하는 것 때문에 일상에 지장이 생겼다.

10. 무엇을 하고 싶은 마음 때문에 힘들다.

결과

요즘 내가 빠져 있는 것은 (   )이다.

체크 문항   (   )개

1~2개

아직은 안전하다. 이 정도라면 그것을 단순히 즐기고 좋아하는 수준이라고 할 수 있다. 좋아하는 일이 일상에 큰 지장을 주지 않을뿐더러 조금 노력하면 얼마든지 자제력을 발휘할 수 있다.

3~4개

그것에 너무 빠져들지 않도록 신경 써야 한다. 당신은 그것에 대한 의존성에 각별히 주의를 기울여야 하고 꾸준히 그것에 대한 자제력 훈련도 해야 한다. 만약 뜻밖의 다른 어려움들이 생긴다면 더 중독이 심해질 수도 있으니 미리 그것에 대한 자제력을 키워 두어야 한다. 가끔 그것을 하고 싶을 때 의도적으로 하지 않는 연습을 해 보기 바란다.

5~6개

당신은 지금 그것에 중독되어 있을 가능성이 높다. 이미 그것에 대한 의존이 심해진 상태이며, 중독에서 벗어나기도 쉽지 않을 것이다. 검증된 다양한 자구책을

강구해야 한다. 여기에 제시된 솔루션보다 조금 더 강도 높은 자구책을 찾아야
할 것이다. 어쩌면 자구책보다 전문가의 도움을 받는 것이 더 현명할 수도 있다.

7개 이상

당신은 이미 중독 상태이며 그것에서 벗어나기 쉽지 않다. 어쩌면 중독 상태에서
벗어나고자 하는 의지가 희박할 수도 있고, 중독에 따른 여러 가지 어려움을 겪
고 있을 가능성이 높다. 당신은 중독에서 벗어나기 위해 최선의 노력을 기울여야
한다. 무엇보다도 전문가의 도움을 받는 것이 최우선이며, 주변의 조력자들에게
최대한 도움을 받아야만 할 것이다.

중독을 이겨 내는 자제력을 기르는 법

아직 자신이 집착하는 대상이나 행위에 대해 어느 정도 자제력을 유
지하고 있다면, 좀 더 지속적으로 자제력 훈련을 해서 집착하는 대상
이나 행위에 대한 통제력을 높여 나가야 한다. 스스로 할 수 있는 몇
가지 자제력 훈련이 있다. 만약 어떤 대상에 중독 혹은 의존이 된 것
같아서 걱정이라면 먼저 다음 방법부터 써 보자.

1. 집착하는 대상이나 행동을 하지 않는 시간을 상세하게 기록해
   보라.
2. 집착하는 대상이나 행동을 하루에 얼마나 했는지 꼼꼼히 기록하
   라. 일기 형태가 바람직하다.
3. 중독이 주는 쾌락을 대신할 기쁨을 늘려야 한다. 독서, 음악 감
   상, 맛있는 음식 먹기, 글쓰기, 친구 만나기 등으로 중독 대상의

이용 시간을 줄이라.

4. 갈망이나 강한 욕구가 생겼을 때, 그것을 참는 훈련을 하라. 실패하거나 오래 버티지 못해도 괜찮으니 반복해 도전한다.

5. 명상이나 요가에 도전해 보라.

6. 숲길 걷기, 애완견 키우기, 요리하기 같은 건전한 일상을 통해 통제력을 높이는 경험을 많이 하라. 마음이 평온할 때, 하루, 혹은 일주일치 스케줄을 작성해 보라.

7. 가까운 이에게 이를 알리고 도움을 받으라. 그 사람과 함께 영화를 보거나 담소를 나누며 갈망을 풀어낸다.

8. 자신의 갈망에 대한 관조적인 글을 써 보라. 글쓰기는 가장 좋은 방법이다.

9. 공공기관에서 발간하는 각종 중독 안내서를 다운로드 받아 극복 방법을 배워 보라. 한국건강증진개발원에서 금연과 금주에 관한 지침서를, 스마트쉼 센터에서는 게임 중독, 스마트폰 중독 예방 매뉴얼을 다운로드 받을 수 있다. 또한 국립정신건강센터에서도 중독에 관한 다양한 정보와 지침서를 얻을 수 있다.

10. 해당 중독에 관한 해결책이 담긴 책을 읽어 보라. 가령 음식 갈망, 비만 때문에 힘들다면 수잔 앨버스Susan Albers의 《감정 식사》 같은 책이 좋다. 이처럼 해당 중독에 관한 지침서가 있다면 적극 활용해 보자. 스마트폰 중독은 우리가 가장 자각하기 어려운 중독 가운데 하나다. 별다른 목적 없이 하루 두 시간 이상 스마트폰을 쳐다보고 있다면 중독을 의심해 볼 수 있다. 현대인에게 스

마트폰 단식은 선택이 아니라 필수다. 저녁 8시 이후 스마트폰을 보이지 않는 곳에 치워 두는 방식으로 스마트폰 단식을 하라. 대신 그 시간에 평소 하고 싶었던 취미 활동으로 여가 시간을 채워 보기 바란다.

중독 문제에 도움이 되는 생각 중지 훈련

다음은 욕구나 갈망이 떠오를 때 그 생각을 중지하는 방법이다. 효과적인 방법이니 여러 번 연습해 보라.

1. 자신의 마음을 지배하는 그 생각을 알아차리라.
2. 즉각적이고도 단호하게 "그만."이라고 말하라.
3. 고무 밴드를 차고 있다가 가볍게 팅기는 방법도 괜찮다.
4. 그 생각과 전혀 상관없는 다른 긍정적인 생각을 떠올려 보라.
5. 그 생각이 완전히 사라질 때까지 떠올린 긍정적인 생각에 집중하라.
6. 다른 생각이 싫다면 자신이 평소에 좋아했던 이미지나 영상을 떠올려 보라.

면역력 저울을 뒤흔드는 건강 위험들

건강에 대해 지나치게 걱정하는 심리나 정신질환을 '건강염려증'이라고 부른다. 건강염려증은 전혀 문제가 되지 않는 신체적 증상이나 감각을 과도하게 오인해서 자신이 특정 병에 걸렸다고 믿거나 필요 이상으로 두려워하는 불안장애의 일종이다. 진료를 하다 보면 건강염려증까지는 아니더라도 자신의 건강에 대해 지나치게 많은 걱정과 두려움을 가진 분들을 자주 접한다. 물론 이 역시 스트레스 요인으로 작용해 도리어 불안장애나 우울증 등을 유발하여 건강을 해칠 수 있으므로 조심해야 할 일이다.

그러나 사실 적절한 정도로 자신의 건강을 걱정하고 신경 쓰는 태도를 탓할 수만은 없다. 오히려 더 문제라면 자신의 건강을 과신하며 건강에 악영향을 미치는 활동을 대수롭지 않게 하는 것이다. 진찰을 하면서 외부 활동이 무척 많으면서도 손 씻기를 잘 하지 않는 사람들을 자주 만난다. 병원을 찾는 중요한 원인 가운데 하나가 대개 손을 씻지 않아서다. 손 씻기는 매우 중요한 건강 실천법이다. 손만 제대로 잘 씻어도 수인성 감염병의 약 50~70퍼센트를 예방할 수 있다.

우리 사회에 무서운 전염병들이 돌았던 적이 여러 번 있다. 대표적인 것으로 우리 사회에 큰 충격을 주었던 것이 메르스^{MERS}다. 메르스는 중동호흡기증후군^{Middle East Respiratory Syndrome}의 영문 약자를 따서 붙인 이름이다. 과거의 인간에게서는 한 번도 발견된 적이 없는 새로운 유형의 코로나바이러스^{Corona Virus}에 의한 감염으로 발병하는 호흡기 질환이다. 2015년 첫 환자가 발생한 후 186명이 감염되었고, 그중 무려 38명이 숨지는 국가적인 위기를 맞았다. 메르스의 몇 가지 핵심 예방 수칙 가운데 첫째도 손 씻기다.

라돈 가스처럼 이미 존재했으나 그 위험성을 미처 몰랐던 대상도 있지만, 전에는 존재하지 않았던 건강 위험이 새롭게 등장하는 경우도 많다. 방금 언급한 메르스를 비롯해, 사스^{SARS, severe acute respiratory syndrome, 중증급성호흡증후군}, 지카 바이러스^{ZIKA virus} 감염 같은 것들은 전에는 거의 찾아볼 수 없는 질병들이었다.

이런 전염병들과는 다르지만, 최근 들어 그 심각성이 점점 커지고 있는 미세먼지 역시 새로운 건강 위협 가운데 하나다. 미세먼지는 지름이 $10\mu m$^(마이크로미터, 1μm=1000분의 1mm) 이하인 먼지로 PM^{Particulate Matter} 10이라고 하는 물질이다. 자동차나 공장의 배출 가스에 의해 만들어지며 중국의 황사나 심한 스모그 때 공기 중의 밀도가 높아진다. 미세먼지

중에서 입자의 크기가 더 작은 것을 초미세먼지라 하는데 지름이 2.5 ㎛ 이하다. 초미세먼지가 미세먼지보다 더 위험한 이유는 우리 호흡기의 가장 깊은 곳에 침투해 직접 혈관으로 유입되기 때문이다. 미세먼지와 초미세먼지에는 세계보건기구가 정한 1급 발암물질이 다량 함유되어 있다. 장기간 노출되면 우리 몸이 더 이상 감당하지 못해 급격히 면역력이 떨어지고 각종 호흡기 질환은 물론 심혈관 질환, 피부 질환, 안구 질환에 걸릴 수 있다. 또 다량의 발암물질이 함유되어 있기 때문에 체내에 오래 누적될 경우 암 발병 위험도 크게 상승한다.

　그 심각성이 아직 많이 알려져 있지는 않지만 미세플라스틱 역시 인류의 건강에 새로운 위험 요소로 떠오르고 있다. 미세플라스틱은 1㎛~5㎜ 크기의 플라스틱을 말하며 처음부터 작게 만들어진 것도 있지만 페트병이나 비닐봉지와 같은 플라스틱 제품이 시간이 지나면서 작아져서 생기기도 한다. 미세플라스틱은 생선과 같은 수산물에서도 발견되지만, 수돗물이나 생수, 맥주 등에서도 발견된다. 아직까지 미세플라스틱이 인체에 미치는 영향에 대해서는 많이 연구되지 않았지만, 장기적으로 인체에 축적되면 다양한 건강 문제를 일으키는 것으로 알려져 있다. 미세플라스틱은 우선 호흡기와 소화기를 통해 몸에 흡수된다. 인체에 흡수된 미세플라스틱은 조직염증, 세포증식, 괴사, 면역세포 억제 등을 일으킨다. 우리의 심혈관계, 내분비계, 염증반응, 산화손상, 생식계 등에 다양한 독성 반응을 일으킨다. 나아가서 암을 유발하기도 한다.

　질병사회학에서는 자유로운 여행이나 세계적인 물류 이동, 누적된 환경오염 등을 이런 새로운 건강 위험들이 출몰하는 원인으로 꼽고 있다. 이유야 어찌되었든 21세기 들어 점점 더 많은 건강 위험들이 등장하고 있다. 새로운 위험 요소들 가운데는 순식간에 내 안전과 생명을 위협할 만한 치명적인 것도 있으며, 장기적으로 노출되었을 때 나의 건강과 장수를 크게 방해할 만한 것들도 있다.

과거 인류가 경험했을 기아나 맹수의 습격, 급격한 기후 변화나 천재지변 같은 위험들은 크게 줄었다. 그러나 그때는 존재하지 않았던 새로운 위험 요소들이 등장하고 있다. 그러니 눈을 크게 뜨고 내 건강을 해치지 못하도록 막아 내는 준비 태세가 필요하다. 새로운 건강 위험들에 대한 정확한 정보를 습득하고, 가장 합당한 최선의 대응책을 마련해 빈틈없이 실천하는 노력이 필요하다.

질문지로 체크해 보는
나의 건강수명과
면역력 저울

예방의학 분야에서는 장애보정수명disability adjusted life expectancy 혹은 건강수명health adjusted life expectancy이라는 개념이 있다. 이는 실제 지금 자신의 나이가 아니라 건강과 관련된 다양한 요소들을 고려해 그 사람의 수명을 다시 잰 개념이다. 장애보정수명 혹은 건강수명은 한 사람이 살며 질병이나 부상 등으로 인해 겪는 신체적 장애를 뺀, 건강하게 산 기간들만을 합한 수명을 의미한다. 이와 더불어 기대수명이라는 개념도 있다. 이는 의료사회학적 관점에서 여러 의학적, 환경적 영향을 계산해 해당 국가의 국민들이 앞으로 평균적으로 얼마나 오래 살 것인가를 예측한 수명이다. 2017년 기준으로 한국인의 기대수명은 82.7세다. 그러나 이는 그해 태어난 0세 아이가 살게 될 기대수명이므로 실제 한국인의 기대수명은 이보다는 짧다고 할 수 있다. 물론 개인의 실제 수명과 건강수명, 기대수명 사이에는 상당한 차이가 있기 마련이다. 가령 암이나 뇌졸중과 같은 중대 질환을 잘 예방할 경우, 장애보정수명이 무려 7.55년이나 늘어난다. 반면 해마다 심해지는 환경오염 탓에 한국인의 기대수명은 매년 열흘씩 줄고 있다. 나의 건강한 장수와 관련해서 이토록 많은 요소가 복잡하게 얽혀 있는 것이다.

또 건강수명은 현재 나의 건강과 관련된 여러 요소들을 점검해 실제 신체 나이를 계산한 것이기도 하다. 기대수명을 고려해 내가 앞으로 얼마나 오래 살 것인지, 또 얼마나 건강하게 살 것인지를 예측할 수 있다. 아래 제시된 항목들을 체크해 보면서 자신의 건강수명을 계산해 보자. 다음 지시 사항에 따라 해당 항목을 더하거나 빼면서 계산하면 된다.

식생활 (　　)점

5개 이상: -5, 4개: -4, 3개: -2, 2개: 0, 1개: +2, 모두 해당 없다: +4

① 설렁탕이나 곰탕에 소금을 치지 않을 정도로 싱겁게 먹는다.

② 신선한 과일이나 채소를 매 끼니 먹는다.

③ 하루 세 끼를 거르지 않는다.

④ 식사를 천천히 먹는 편이다.

⑤ 간식을 먹지 않는다.

⑥ 위가 차기 전에 식사를 멈추는 편이다.

비만도 (   )점

① 표준체중(BMI 18.5~22.9)   -2

② 과체중 혹은 저체중(BMI 18.5미만이나 23~24.9)   +1

③ 비만(BMI 25이상)   +3

※ BMI= 몸무게(kg)/(키x키)(m)

운동 (   )점

① 일주일에 3회 이상, 한 번에 30분 이상 운동한다: -2

② 일주일에 1-2회 정도, 한번에 30분 이상 운동한다: -1

③ 일주일에 1회 정도, 한번에 30분 미만 운동한다: -1

④ 운동을 전혀 하지 않거나 월 3회 미만 한다: +2

흡연 (   )점

① 전혀 피운 적이 없거나 10년 전에 끊었다: 0

② 5년 전에 끊었다: +0.5

③ 1개월~5년 사이 끊었다: +1

④ 하루 1갑 미만: +3

⑤ 하루 1갑 이상: +5

음주 (   )점

① 전혀 마시지 않는다: -2

② 한 달에 한 번 정도 소주 2홉 반 병 이하로 마신다: -1

③ 일주일에 1회 미만이며 소주 2홉 반 병 이하로 마신다: 0

④ 일주일에 1~3회이고 한 번에 소주 2홉 1병 이상: +1

⑤ 일주일에 4회 이상, 한 번에 소주 2홉 1병 이상: +3

스트레스(지난 한 달간의 스트레스) (　　)점

1개 이하: -1, 2개: 0, 3개: +1, 4개 이상: +2

① 정신적으로나 육체적으로 감당하기 힘든 어려움을 느낀 적이 있는가?

② 자신의 생활신념에 따라 살아가려고 애쓰다가 좌절을 느낀 적이 있는가?

③ 처한 환경이 인간답게 살아가는 데 부족하다고 느낀 적이 있는가?

④ 미래에 대하여 불확실하게 느끼거나 불안해한 적이 있는가?

⑤ 할 일들이 너무 많아 정말 중요한 일들을 잊은 적이 있는가?

건강검진 (　　)점

① 1년에 1회 이상 건강검진을 받는다: -2

② 2년에 1회 정도 건강검진을 받는다: -1

③ 1번은 건강검진을 받았다: 0

④ 전혀 건강검진을 받지 않는다: +2

질병 유무 (　　)점

고혈압이나 당뇨, 고지혈증으로 진단받은 적이 있고 현재 치료 중이다: +1

위의 만성질환들이 잘 치료되지 않는다: +3

만약 위의 테스트에서 결과의 합계가 '-5'가 나왔다면 그만큼 건강나이는 실제 나이보다 5년 젊은 것이다. 만약 '+5'가 나왔다면 건강나이는 실제 나이보다 5년이 더 나이가 든 것이고 그만큼 건강의 위험 요인이 많다는 뜻이다. 이런 사람들은 현재 갖고 있는 건강 위험 요인이 앞으로 해결되지 않으면 결국 다른 사람들보다 훨씬 일찍 질병에 걸리거나 사망에 이를 수 있다.

건강한 면역은 건강한 정신에서 나온다

왜 사람들은 건강이 중요하다는 사실을 잘 알면서 계속 불건강에 시달리는 것일까? 왜 건강을 지키지 못해 병에 걸리고, 그 병이 점점 심해지도록 방치하는 것일까? 필자는 진료실에서 병과 불건강에 시달리는 사람들을 만날 때마다 그들이 가진 가치관이나 건강 관념에서 그 문제의 실마리를 발견할 때가 많다. 딱 잘라 한마디로 표현하자면 건강보다는 일이나 돈, 가족, 관계가 우선인 사람들이 많다. 물론 중독적인 생활이나 나쁜 생활 습관이 원인인 것보다 나은지 모르겠다. 어쨌든 이는 한마디로 건강 마인드가 부족한 것이다. 몇 가지 사례만 소개하면 다음과 같다.

1. 50세 김지성 교수는 학계에서 인정받는 인문학자다. 하지만 그는

암에 걸려 몇 년째 고생하고 있다. 여전히 약에 의존한 채 나쁜
생활 습관을 바꾸지 못하고 있다.

2. 강철 씨는 운동마니아다. 몇 년 전까지만 해도 보디빌딩 선수로
활동했다. 술 담배조차 하지 않는 그는 여전히 다른 사람들보다
우월한 신체적 건강을 갖고 있다. 그렇지만 사업 실패 이후 몇 년
간 심한 우울증을 겪었고, 지금은 견디기 어려운 불면증에 시달
리고 있다. 또 공황장애 초기 증상을 호소한다. 그동안 쌓아 둔
그의 건강 역시 나날이 추락하고 있다.

3. 평범한 주부 미진 씨는 고도비만이다. 우울증까지 찾아왔다. 그
녀는 삶의 목표가 없다고 말한다. 살을 빼기보다는, 자신의 유일
한 낙인 먹는 즐거움을 포기하기 어렵다고 토로한다.

4. 경돈 씨는 개그맨이다. 그에게 심한 공황장애가 찾아왔다. 활동
을 중단하고 치료에 힘썼지만, 성공과 일에 대한 압박이 너무 심
해 좀처럼 나을 기미가 없다.

5. 올해 75세인 노민 씨는 당뇨와 고혈압 때문에 15년째 약을 복용
하고 있다. 젊은 시절 몸을 혹사하고 살피지 않은 대가였다. 그는
알아주는 주당이자 대식가였다. 얼마 전 심근경색 때문에 한 차
례 심장 수술을 받기도 했다. 그는 지금 하루하루 언제 자신이 죽

을지 모른다는 걱정을 하며 살아가고 있다.

위에 열거한 사례들을 우리는 얼마든지 주변에서 찾아볼 수 있다. 건강 마인드가 부족해 건강 관리에 실패한 사례는 이보다 훨씬 더 많고 다양하다. 어떻게 하면 이런 상황을 피할 수 있을까?

사람들은 건강할 때 건강의 소중함을 잘 느끼지 못한다. 아프고 나서야 비로소 건강이 얼마나 소중한지 깨닫는다. 이는 많은 의학과 심리학 연구에서도 자주 증명되고 있다. 사람들은 다 지나고 나서야 후회하며 자신의 잘못을 몹시 자책한다. 안타깝고도 불행한 일이다. 아무리 현대의학이 발달했다 해도, 이미 엎질러진 물처럼 돌이킬 수 없는 질병이나 건강 문제가 참으로 많기 때문이다. 가령 최근 점점 증가하는 당뇨 같은 병만 해도, 이미 발병하고 난 뒤에는 마치 영구적인 장애가 생긴 것처럼 되돌리기가 무척 힘들다.

자신에게 찾아온 큰 병을 극복하고 다시 건강하게 사는 사람도 있지만, 이는 확률적으로 매우 희박하다. 대개 큰 병이 생기면, 삶의 많은 것이 바뀐다. 속된 표현으로 엉망진창이 되어 큰 고통과 재정 문제에 시달리다 오래지 않아 목숨마저 잃고 만다. 그러니 건강만큼은 반드시 건강할 때 지켜야 한다.

이런 심각한 이야기 대신, 조금 분위기를 바꾸어 긍정적인 이야기를 해 보자. 세상사 뜻대로 되지 않는 일이 너무 많지만, 건강만큼은 누구라도 도전해 볼 수 있는 삶의 목표 가운데 하나다. 아무리 유전적인 결점을 많이 타고났다고 해도, 자신의 건강 문제를 제대로 알고, 제대로

73

대처한다면 그 누구라도 9988234(99세까지 팔팔하게 살다가 2~3일 만에 죽는 것)할 수 있다. 우연히 닥치는 큰 사건 사고만 피한다면 말이다. 건강한 심신과 무병장수를 하는 일만큼은 어느 정도는 자신의 신념과 노력에 달린 일이며, 누구라도 성취할 수 있는 가치다.

사람들은 누구나 건강을 바란다. 하지만 그 소망을 이루는 사람은 그리 많지 않다. 진단의학, 예방의학의 눈부신 진보에도 불구하고 조기 사망이나 '죽겠다 죽겠다 길'의 행렬이 멈추지 않는 것을 보면 잘 알 수 있다. '죽겠다 죽겠다 길'은 죽는 것은 겨우 피하지만 일찌감치 만성 질환에 걸려서 삶의 질이 현저히 떨어지는, 병원과 약에 의존해서 질병과 고통에 시달리며 살아가는 삶을 의미한다.

나는 왜 지금 나의 건강을 제대로 지키지 못하는 것일까? 가장 큰 이유는 알면서도 건강 실천을 차일피일 미루고, 의지와 열정이 부족해 정면 승부를 포기하는 바로 이 생각의 문제, 건강 마인드의 문제 때문이다. TV마다 건강 정보들이 넘쳐나지만, 정작 우리는 건강한 생활 습관에 능동적으로 다가가지 못할 때가 많다.

면역력 저울을 균형 상태에 도달하게 만들기 위해서는 소위 '강력한 건강 마인드'를 마음에 새겨야 한다. 만사를 제치고 건강을 제1순위에 두고, 건강과 관련된 일부터 실천하는 것이다. 우리 인생에서 제1순위는 뭐니 뭐니 해도 건강한 삶이다.

아니, 삶의 다른 요소들이 더 활력을 얻고 잘 풀릴 수 있게 하기 위해서라도 건강이 꼭 필요하다. 건강을 잘 지켜 강한 체력을 가진 사람이라면 알 것이다. 건강해야 일도 잘하고, 가족과 친구들과도 잘 지낼 수 있으며, 여가와 취미 생활도 제대로 영위할 수 있다.

그러니 9988234의 삶, 100세 건강을 원한다면 먼저 자신만의 건강 마인드, 건강 철학을 세우는 일부터 필요하다. 아울러 100세 건강을 지킬 수 있는 정확한 의학 지식도 겸비해야 한다.

건강은 사실 신체적 건강만을 뜻하지 않는다. 이미 오래전 건강이 단지 신체적인 것에 국한되지 않는다는 생각이 정립되었다. 세계보건기구가 1948년 4월 7일에 발표한 보건헌장A Magna Carta for World Health에서 이미 "건강이란 단순히 질병이 없고 허약하지 않은 상태만을 의미하는 것이 아니라 육체적·정신적 및 사회적으로 완전한 상태를 말한다.Health is a complete state of physical, mental and social wellbeing and not merely the absence of disease or infirmity"고 선언한 바 있다.

1998년 1월 101차 세계보건기구 집행이사회에서 결의하고, 5월에 열린 세계보건기구 본회의에서 승인한 정의는 이보다 좀 더 심화되었다. 이 회의에서 "건강이란 질병이 없거나 허약하지 않을 뿐만 아니라 육체적·정신적·사회적 및 영적 안녕이 역동적이며 완전한 상태다."라고 정의했다.

건강하고 활력 넘치면서도 질병으로부터 자유로운 육체적 건강과 우울증이나 불안장애, 심한 스트레스로부터 벗어난 정신적 건강, 여러 가지 사회관계, 인간관계가 온전히 유지되는 사회적 건강과 영적 건강을 유지해야 하는 것이다. 여기서 주목해야 할 것이 바로 영적 건강이다. 어쩌면 다소 생소한 개념일지도 모르겠다.

필자가 최근 가장 많이 고민하는 부분이 바로 이 영적 건강이다. 필자는 다른 영역의 건강은 비교적 잘 지켜 내는 사람일지라도 이 문제만큼은 갈피를 못 잡거나 아예 생각이 없는 경우를 무척 많이 보았다.

영적 건강이란 처음부터 대단한 깨달음을 얻어야 하는 것은 아니다. 그러기는 쉽지 않다. 작은 걸음부터 시작하면 된다. 앞서 짧게나마 마더 테레사 효과를 설명하며, 영적 건강이 심신의 건강에 지대한 영향을 미친다는 사실을 짚어 보았다. 영적 건강, 건강한 영혼이란 어떤 것일까? 그리고 영적 건강이 유독 중요한 까닭은 무엇일까? 물론 이는 쉽게 답할 수 없는 질문이다. 필자 역시 여전히 많이 공부하고 고민하는 주제다.

여기서는 간단히 '영적 안녕'의 의미만이라도 짚어 보고 싶다. 저명한 정신의학자 조지 베일런트George Vaillant는 "영성은 우리를 다른 사람들과 이어 주고, 우리가 '신'을 어떻게 이해하든 우리를 신에 대한 경험과 결부시키는 긍정적 감정들의 혼합체다. 사랑, 희망, 기쁨, 용서, 연민, 믿음, 경외, 감사 등의 감정들은 모두 사람들 사이의 관계를 필요로 한다."고 정의한 바 있다. 인간의 인간됨을 뒷받침해 주는 존엄 역시 이 같은 긍정적 정서들에서 비롯된다. 인간다운 긍정적 정서는 영적 건강의 기초가 되는 것이다.

그러니 영적 건강을 사랑과 희망 같은 긍정적 정서를 더 많이 갖는 것으로 생각하는 것도 그리 틀린 생각은 아니다. 좀 더 사랑하고, 좀 더 나누고, 좀 더 타인을 아끼는 것, 그것이 영적 건강을 만들어 내는 바탕이다.

필자가 생각하기에 영성은 훨씬 더 일상적인 것이다. 우리는 자신이 하루하루 임하는 생업에서 영성을 발견할 수 있다. 철학자 수전 울프Susan Wolf는 "잘 살았다고 할 만한 멋진 인생이란 자신이 바라는 것을 성취하는 것과 함께 그 일에서 자신이 느끼는 가치와 의미도 함께 얻는 것"이라고 말한다. 그녀는 우리가 어떤 일에서 '스스로 성취감을 느끼는' 가운데 세상의 좋은 가치도 그 일 속에 포함되는 것이 '의미 있는 삶'이라고 정의한다. 좋은 삶이란 많은 사람이 믿는 긍정적인 가치와 자신이 지금 하는 일이 합치되고, 내가 그 일을 정말 사랑하고, 또 하고 싶어 하며, 그 일을 하는 가운데 충만한 성취감을 느끼고, 아울러 바라는 성과들을 얻는 것이다. 우리는 누구나 가치 있는 일을 하며, 성취감을 충분히 느낄 때 진심으로 보람을 느낄 수 있다. 이렇게 성취감은 멋진 삶을 사는 필수 요소다. 그리고 그런 삶이 영성을 만들어 내는 삶이기도 하다. 영성에 관한 공부는 건강 마인드를 세우는 데도 도움이 되지만, 여러분의 삶의 격을 한 차원 높여 주기도 하다. 그러니 몸과 마음의 건강과 아울러 영적 건강을 지키는 노력도 게을리해서는 안 될 일이다.

이 책 뒤에 건강을 돕는 명언을 정리해 놓았으니 참고하기 바란다.

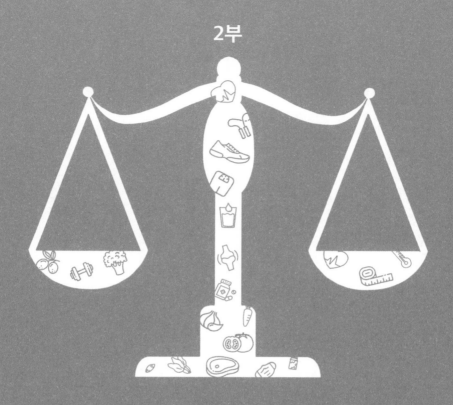

2부

면역력 저울을 재는 10가지 방법

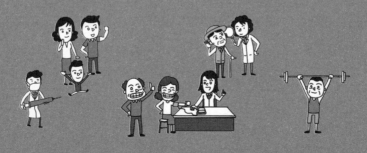

이런 증상이라면,
당신의
면역력을 의심하라

의사가 아닌 이상, 대다수 사람들은 자신에게 생긴 중대한 건강 이상 조차 제대로 판단하기 어렵다. 심지어 전조 증상을 놓쳐 심각한 장애나 생명의 위협까지 초래할 수도 있다. 누구나 내 몸에 언제 생길지 모르는 중대 전조 증상과 건강 이상 징후를 알아챌 수 있는 지식과 판단력을 갖추어야 한다.

가령 돌연사는 환자가 증상을 느끼고 몇 시간 이내에 사망하는 것을 말하는데, 뇌졸중, 뇌출혈이나 심근경색, 부정맥 등이 돌연사의 일반적인 원인이다. 그리고 생명을 위태롭게 하는 각종 심혈관계 질환이나 심장 돌연사의 상당수는 관상동맥의 폐색에 의한 '심근경색' 때문에 일어난다. 심장에 영양과 산소를 공급하는 관상동맥에 콜레스테롤이 쌓이고 염증으로 인해 죽상경화반이라는 섬유성 막이 형성되면서 혈관이 좁아지는데 이것이 협심증을 유발한다. 심근경색이 발생하면 대개 가슴을 쥐어짜는 듯한 통증을 느낀다. 왼쪽 가슴이 주로 아프며 때로는 정중앙이 아프기도 하다. 그러나 명치가 아프거나 턱 끝이 아플 때도 있다. 통증 없이 구토나 소화불량이 심한 경우도 있다. 호흡곤란이 오는 경우도 많다. 평소 느낀 적이 없던 이런 증상이 나타났다면 빨리 응급 조치를 해야 한다.

뇌혈관이 터지거나 막혀 생기는 뇌졸중 역시 위험한 돌연사 원인이다. 뇌졸중은 특히 여름철에 더 위험하다. 여름철 기온이 1도 오를 때마다 뇌졸중 사망률이 2퍼센트 증가한다. 뇌졸중이 오면 팔다리가 저리거나 감각이 없어지며, 말이 어눌해지고 단어 기억력이 감소한다. 또 어지러워 걷기 힘들고 빙빙 도는 느낌이 든다. 사물이 두 개로 보이기도 하고 심한 두통과 구토감을 느끼기도 한다. 이런 전조 증상이 나타났다면 신속하게 119에 연락해 병원을 찾아야 할 것이다.

그러나 건강에 대해 우리가 알아야 할 것들은 이것뿐만이 아니다. 이렇게 촌각을 다투는 위험 신호를 알아채는 판단력을 반드시 갖추어야겠지만, 시일이 남았으나 중대한 건강 위험 신호임에 틀림없는 이상들에 대해서도 잘 알고 있어야 한다. 나중에 하나씩 자세하게 다루겠지만, 암 발병 위험 신호, 호르몬 불균형 위험 신호, 장 건강 위험 신호, 혈관 건강 위험 신호 등에 대해서도 잘 알고 있어야 한다.

그러나 많은 경우 이런 중대 건강 위험 신호들에 비해 면역력 이상 신호에 대한 대처에는 소홀하기 쉽다. 당장 건강상의 큰 문제가 생기지는 않기 때문이다. 하지만 100세 건강이나 노후의 질적인 삶을 생각했을 때, 면역력 이상을 제대로 판단하고, 여기에 적절하게 대처하는 일 역시 무척 중요한 일이다. 지금도, 또 몇 년 후에도 건강해야 하지만, 20년 후, 30년 후에도 우리는 계속 건강해야 하기 때문이다.

다음 제시된 체크리스트는 면역력에 이상이 생겼을 때 나타날 수 있는 다양한 문제들이다. 잘 체크해 보고, 그 원인이 무엇인지 이 책을 통해, 때로는 의사의 진료나 검사를 통해 알아보기 바란다.

나의 면역력 지수?

1. 입안이 헐거나 입 주위에 물집이 자주 잡힌다.

2. 상처가 전에 비해 잘 낫지 않는다.

3. 눈이나 눈 주위에 염증이 자주 생긴다.

4. 스트레스가 잘 풀리지 않는다.

5. 쉽게 피로를 느낀다.

6. 감기에 잘 걸리고 쉽게 낫지 않는다.

7. 체력이 전에 비해 많이 떨어진다.

8. 체중이 평균에 비해 많이 적거나 과체중 혹은 비만이다.

9. 인내력과 끈기를 발휘하기 어렵다.

10. 배탈이나 설사가 잦아졌다.

11. 아침에 일어날 때 몸이 무겁다.

12. 잠을 많이 잤는데도 개운하지 않다.

13. 운동 시간이 많이 부족하다.

14. 몸이 나른하고 권태로움을 많이 느낀다.

15. 무좀이 심해졌거나 잘 치료되지 않는다.

16. 건강식보다는 인스턴트 음식을 즐긴다.

17. 자주 우울하고 기분이 가라앉아 있을 때가 많다.

18. 깊은 잠을 못자고 자다가 자주 깬다.

19. 술을 자주 마신다.

20. 담배를 많이 피운다.

결과

- 6개 이하라면 당신은 거의 정상에 가깝다. 지금 면역력이 평균 이상일 가능성이 높다.

- 7~12개라면 조심해야 한다. 면역력이 상당히 떨어진 상태일 가능성이 있다. 면역력 관리를 위해 보다 적극적이고 다양한 노력을 기울여야 한다.

- 13개 이상이라면 위험한 단계다. 면역력 관리가 시급하다. 어쩌면 좀 더 중대한 건강 위험이 존재할지도 모른다. 반드시 의사와의 면담이나 정식 검사를 통해 자신의 건강 문제를 점검하라.

장수하는
적정 체중이
있다

여전히 많은 사람이 '날씬해야 건강하다'는 통념을 갖고 있다. 하지만 이는 언제나 맞는 진실은 아니다. 표준체중에 미달하는 사람 역시 많은 건강상의 위험들에 노출될 수 있기 때문이다. 특히 각종 미디어의 영향으로 마른 체형을 선호하는 문화나 사고가 빠르게 확산되고 있기 때문에 저체중이 가진 위험성을 간과하기 쉽다.

저체중일 때 생길 수 있는 건강 문제 몇 가지를 꼽자면 다음과 같다.

1. 면역력이 떨어질 수 있다.
2. 체력이 떨어진다.
3. 심장 질환의 위험이 높아진다.
4. 우울증이 생기기 쉽다.

5. 뼈가 약해질 수 있다

6. 성기능 장애가 발생하기 쉽다.

7. 빈혈이 생길 수 있다.

저체중은 특히 노년기에 위험하다. 연구에 따르면 비만보다 저체중이 노인의 사망률에 더 큰 영향을 끼친다. 한림대 윤종률 교수 연구팀의 연구에 따르면 65세 이상 노인의 경우 과체중 또는 비만이 사망 위험과 거의 관련이 없는 것으로 나타났다. 반면 저체중일 경우 심혈관 질환, 호흡기 질환, 암으로 인한 사망 위험이 더 높았다. 즉 BMI 17.5~19.9kg/㎡에서는 비만으로 평가되는 BMI 25~29.9kg/㎡ 보다 2배 이상 사망 위험이 높았고, 저체중인 BMI 16~17.4kg/㎡에서는 사망 위험이 3배 이상 높았다. 이는 BMI가 낮을수록 저체중과 근력 부족으로 인한 허약 증상이 심해 사망 위험을 초래하는 것으로 판단된다. 따라서 나이가 들면 무조건 마른 몸매를 지향할 것이 아니라 평균 이상의 체중을 유지하기 위한 노력이 필요하다. 노년기에 저체중이 더 위험한 이유를 한 가지 더 꼽자면 치매의 위험성이 급격히 증가한다는 것이다. 노년의 질적인 삶을 위해 치매는 반드시 예방해야 할 질병이다. 따라서 저체중과 치매의 높은 상관관계에 대해서도 잘 알고 있어야 한다.

그러나 이것이 중·장년기에도 그대로 적용되는 이야기는 아니다. 비만은 여전히 암을 비롯한 여러 가지 질병의 주요 요인이다. 비만이 있을 경우, 고혈압, 당뇨, 고지혈증, 간 질환, 심혈관 질환 등 대사질환의 발병률이 높고, 위식도성 역류 질환, 성기능 장애, 불임, 수면무호흡

중, 관절염, 또 일부 암의 발병률도 현저히 상승한다. 따라서 60세 이전까지는 표준체중을 유지하기 위해서 꾸준히 노력하고, 그 이후에는 충분한 근력 운동을 통해 평균 이상의 체중을 유지할 수 있도록 해야 한다.

만약 여러분이 아직 60세가 되지 않았다면 다음과 같은 체중 유지 전략이 꼭 필요하다. 우선 자신의 체질량지수^{BMI, Body Mass Index}부터 알아보자. BMI는 키와 몸무게를 이용해 비만 정도를 가늠해 보는 계산법이다. 다음 공식대로 계산하면 된다.

$$BMI = 몸무게(kg) \div [키(m) \times 키(m)]$$

만약 자신이 체중 80kg에 키가 172cm이라면, 80 ÷ (1.72 × 1.72) = 27.04, 소수점 이하를 절삭해 27이 자신의 BMI 지수다. BMI 지수에 따라 비만 상태를 분류하면, 체질량지수가 18.5 미만인 경우는 저체중, 18.5 이상 23까지는 정상 체중, 23 이상이면 과체중, 25 이상을 비만으로 판정하며, 30 이상이면 고도비만이다. 예시에 나온 대로라면 비만에 해당된다.

평상시 최대한 표준체중을 유지하도록 노력하고, 과체중이 되지 않도록 체중 관리에 신경 써야 한다. 체중의 급격한 변화 자체가 중대한 건강 위험 신호일 수 있다. 따라서 주기적으로 자신의 체중을 체크하고 급격한 증가나 감소가 있는지도 살핀다.

단지 체질량지수만으로 자신의 비만 정도나 면역력을 가늠하기보다는 병원이나 각 기관에 비치되어 있는 인바디 검사 기계를 통해 근육량과 체지방량까지 점검해 자신의 면역력 수준을 가늠하는 것이 더 바람직하다. 검사했을 때, 체중 가운데 근육이 차지하는 비율이 남성은 40퍼센트 이상, 여성은 34퍼센트 이상이 바람직하다. 만약 근육량이 여기에 미치지 못한다면 당장 체계적인 근력 운동과 식습관 교정을 통해 근육량을 늘려 나가야 한다.

근육량은 매우 중요한 건강 지표다. 근육량이 충분할 때 근육의 힘도 늘어난다. 특히 종아리 힘과 팔뚝 힘은 건강과 직접적 상관관계가 있다. 이 두 가지가 심장만큼 중요하다고 해서 종아리 근육을 제2의 심장, 팔뚝 근육을 제3의 심장이라고 부를 정도다. 가령 악력, 즉 손으로 물건을 최대한 강하게 쥘 수 있는 힘은 매우 중요한 건강 지표 가운데 하나다. 간편하게 악력을 측정할 수 있는 장비들은 쉽게 구할 수 있다. 따라서 주기적으로 자신의 악력을 재어 볼 필요가 있다. 악력은 30대에 최고치를 보이는데, 평균이 남성은 44.4킬로그램, 여성은 25.9킬로그램이다. 악력이 남성의 경우 26킬로그램, 여성의 경우 18킬로그램 미만이면 근감소증을 의심해야 한다. 이는 세계보건기구에서도 '사코페니아sarcopenia'로 칭하며 매우 위험한 질병으로 분류하고 있다. 꾸준히 근력 운동을 실천해서 총 근육량과 근육의 강도를 일정 수준 이상으로 유지하도록 하자.

주기적으로
혈압을
체크하라

혈압 역시 지나치게 높아서도 낮아서도 안 된다. 최근 혈압을 잴 수 있는 측정 장비를 쉽게 접할 수 있다. 따라서 이런 혈압 측정 기구들을 가까이 두고서 주기적으로 혈압을 재고, 혈압 수치를 개선하기 위해 노력해야 한다.

고혈압은 우리나라 성인 세 명 중 한 명이 앓고 있을 정도로 흔하다. 성인 1,100만 명이 고혈압을 앓고 있다. 혈압이 높으면 혈관이 쉽게 좁아지고 딱딱해지면서 혈관 건강을 해친다. 그대로 방치하면 한순간 몸 어디선가 혈관이 터지는 중대 사고가 발생할 수 있다. 즉 심근경색이나 뇌졸중처럼 돌연사까지 이를 수 있는 치명적인 질병의 도화선이 바로 고혈압이다.

적어도 1년에 4회 이상 의료기관에서 혈압을 재고 정상범위^{(수축기 혈}

압 120mmHg 미만, 이완기 혈압 80mmHg 미만)에 있는지 확인해야 한다. 만약 이 수치 범위를 벗어났다면 당장 병의원을 찾아 대책을 강구해야 한다.

한국인의 혈압이 다른 나라 사람들에 비해 높은 이유는 식습관과 밀접한 연관이 있다. 한국인은 다른 나라 사람들에 비해 짠 음식을 즐긴다. WHO에서 권장하는 일일 소금 섭취 권장량이 5g인데 한국인은 평균적으로 그 두 배에 해당하는 12g을 섭취한다. 혈압을 관리하기 위해서는 가장 먼저 싱겁게 먹는 식습관부터 가져야 한다. 스트레스와 조급증 역시 한국인의 혈압을 높이는 주된 이유로 꼽을 수 있다. 스트레스를 받거나 매사 급하게 서두르면 혈압은 상승할 수밖에 없다.

혈압만큼 중요한 것이 혈관벽의 유연성을 지키는 일이다. 뇌졸중의 주된 원인 가운데 하나는 '뇌동맥류'의 파열이다. 혈관 내부를 싸고 있는 강하고 유연한 조직인 탄력섬유가 늘어지고 뒤로 밀려나가 볼록 튀어나오는 증상을 '뇌동맥류'라고 부른다. 풍선을 불었을 때 약한 부위가 혹처럼 튀어나오는 모습을 상상하면 된다. 모든 뇌동맥류가 곧바로 터지는 것은 아니다. 뇌동맥류는 100~200명 중 한 명꼴로 나타나지만 정작 파열되는 빈도는 인구 1만 명 당 한 명 정도다. 하지만 일단 이 부위가 터지면 사망률이 30퍼센트, 장애가 생기는 경우가 30~50퍼센트에 달하기 때문에 대단히 주의해야 한다. 뇌동맥류는 미리 발견한다 해도 치료가 쉽지 않기 때문에 예방이 중요하다. 혈관 내벽을 약화시키는 고혈압이나 흡연, 과한 음주, 활성산소에의 지속적인 노출 등을 평소 잘 예방해야 한다. 금연이나 절제된 음주만으로도 고혈압과 뇌동맥류의 위험을 크게 줄일 수 있기 때문에 현재 흡연과 과음을 하고 있다면 시급히 줄이거나 금해야 한다.

혈관의 굵기 역시 중요하다. 혈관에 콜레스테롤 덩어리가 생기는 것을 '플라크'라고 부른다. 플라크가 혈관 벽에 붙어 혈관이 좁아진 상황이 '동맥경화'다. 그러나 이를 단지 기름찌꺼기가 혈관에 붙는 것으로만 여겨서는 안 된다. 그보다는 여러 가지 독소나 활성산소로 인해 혈관 벽에 상처나 염증이 생기는 증상이 동반되기 때문에 문제가 되는 것이다. 동맥경화증을 예방하려면 평소 혈중 콜레스테롤 수치가 200mg/dL 이하, 나쁜 콜레스테롤 수치는 160mg/dL 이하가 되도록 잘 유지해야 한다. 이는 간단한 혈액검사만으로도 알 수 있다. 적어도 1년에 한 차례 이상은 혈액검사를 통해 자신의 콜레스테롤 수치를 점검해야 한다. 충분한 식이섬유 섭취는 콜레스테롤 수치를 낮추는 가장 효과적인 방법이다. 하루 2리터 이상의 물을 마시고 하루 20g 이상 섬유질을 섭취하면 콜레스테롤 수치를 유지하는 데 큰 도움을 받을 수 있다. 주기적인 유산소 운동 역시 고혈압 예방과 혈관 건강을 위해 꼭 해야 하는 건강 실천이다.

그러나 혈압이 높은 것만이 문제가 아니다. 비교적 혈압이 낮은 사람들도 혈압 관리에 주의를 기울일 필요가 있다. 저혈압이 심혈관 질환 사망 위험을 최대 2.54배 높인다는 연구 결과도 있기 때문이다.

저혈압은 원인이 분명하지 않은 '본태성 저혈압'과 심장질환, 폐질환, 위장병 등으로 생기는 '속발성 저혈압'으로 나뉜다. 정상적인 혈압 수치는 수축기 혈압 120mmHg 미만, 이완기 혈압 80mmHg 미만인데, 저혈압은 수축기 혈압이 90mmHg, 이완기 혈압이 60mmHg 수치 이하인 경우이다. 또한 기립성 저혈압은 누웠다가 일어날 때 수축기 혈압이 20mmHg, 확장기 혈압이 10mmHg 이상 떨어지는 증상을 말한다. 기립성 저혈압은 증상이 비교적 명확하다. 아침에 일어났을 때 심한 현기증을 느끼거나 장시간 서있을 때 메스껍고 가슴이 답답해진다. 특히 기립성 저혈압은 급격한 어지럼증 등으로 각종 사고로 이어질 수 있기 때문에 대단히 주의를 기울여야 한다.

저혈압이 생기면 처음에는 피부나 근육 등 생명을 유지하는 데 그리 중요하지 않은 장기에 대한 혈액 공급은 줄어드는 대신 뇌나, 심장, 콩팥 같은 주요 장기에 대한 혈액 공급은 늘어나는 보상 작용이 일어난다. 하지만 이 역시 한계에 다다르면 주요 장기로 가는 혈액의 양까지도 줄게 되고 결국 쇼크가 발생한다. 이때 제대로 된 응급조치를 받지 못하면 사망에 이를 수도 있다. 평소 저혈압 증상이 있다면 이런 위험성들을 잘 자각하고 혈압을 높이는 다양한 건강 실천에 주력해야 할 것이다. 언제 생길지 모르는 쇼크를 예방하는 방법에 대해서도 잘 숙지해야 한다. 평소 저혈압 때문에 자주 어지럽다면, 급하게 일어나지 말라. 천천히 일어났는데도 계속 어지럽다면 어지럼증이 사라질 때까지 쉬어야 한다. 저혈압은 고혈압보다 더 중대한 건강 위험 신호일 수 있으므로 먼저 병의원을 찾아 근원적인 문제 해결을 위해 노력해야 할 것이다.

좀 더 자세한 내용은 이 책의 5부를 참조하기 바란다.

소변 색과
대변 상태를
수시로 점검하라

장은 무척 중요한 기관이다. 우리의 면역 균형과도 직결된다. 장에는 우리 몸을 지키는 면역세포가 70퍼센트 이상 집결해 있다. 따라서 장 건강을 유지하는 것이 면역 균형을 지키고 질병을 예방하는 첫째 원칙이라고 할 수 있다. 그러나 지금 내 장이 건강한지 아는 일은 쉽지 않다. 1년에 한 번 정도 받는 종합검진을 통해 위장관의 이상을 확인하는 것이 거의 전부일 것이다. 그리고 그보다는 까다롭지 않지만, 공신력 있는 기관에서 대변 검사를 받아야 장내세균의 균형 상태를 알 수 있다. 따라서 생각보다 우리는 자신의 장 건강에 둔감할 수밖에 없다. 매스껍거나 속이 쓰린 증상, 구취, 위통을 비롯한 각종 위장관에서 유발되는 통증 정도가 우리가 자신의 장 건강의 이상 유무를 알아보는 전부일 것이다. 하지만 평소 화장실을 이용할 때 몇 가지 사항만 주의 깊게 살핀다면 장에 나타난 다양한 건강 이상 신호들을 체크할 수 있다.

대변의 특징을 분류한 '브리스톨 스케일'

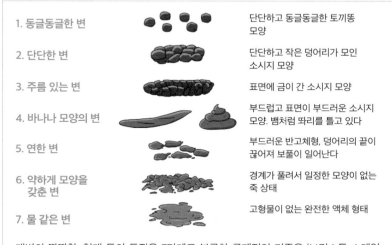

1. 동글동글한 변	단단하고 동글동글한 토끼똥 모양
2. 단단한 변	단단하고 작은 덩어리가 모인 소시지 모양
3. 주름 있는 변	표면에 금이 간 소시지 모양
4. 바나나 모양의 변	부드럽고 표면이 부드러운 소시지 모양. 뱀처럼 똬리를 틀고 있다
5. 연한 변	부드러운 반고체형, 덩어리의 끝이 끊어져 보풀이 일어난다
6. 약하게 모양을 갖춘 변	경계가 풀려서 일정한 모양이 없는 죽 상태
7. 물 같은 변	고형물이 없는 완전한 액체 형태

대변의 딱딱함, 형태 등의 특징을 7단계로 분류한 국제적인 기준을 '브리스톨 스케일 (Bristol Scale)'이라 한다. 영국 브리스톨 대학의 의사가 개발했다. 1에서 7로 갈수록 대변이 대장에 머무르는 시간이 짧아진다. 브리스톨 스케일에서는 대변의 색깔에 대한 기준은 없다.

특히 대변 상태는 매우 중요한 건강 척도다. 황금색의 길고, 두께도 어느 정도 되는 바나나 모양의 변을 누고 있다면 건강한 장이다.

그러나 변의 형태나 색, 굵기가 여기에서 벗어난다면 크고 작은 건강상의 이상을 의심해야 한다. 변의 냄새도 중요하다. 장내 환경이 건강하면 변에서도 역한 냄새가 거의 나지 않는다. 때로는 지나치게 나쁜 변 냄새는 중대한 건강 이상의 전조 증상일 수도 있으니 결코 가볍게 보아 넘기지 말아야 한다.

일단 변의 색으로 자신의 장내세균 비율을 가늠할 수 있다. 황금색에 가까우면 유익균이 많은 것이고, 갈색에 가까우면 유해균이 많은 것이다. 하지만 섭취한 음식물에 따라 변의 색이 변하기 때문에 기본적으로 황금색에서 갈색, 초록색까지는 정상에 해당한다. 그러나 변의 색이 흰색이나 빨강색, 검은색에 가깝다면 좀 더 심각한 질병들을 의심해 보아야 한다. 우선 지나치게 옅은 갈색이라면 적혈구가 파괴되는 자가면역 질환이나 간 질환을 의심해 보아야 한다. 혹은 담도 폐쇄나 장출혈 같은 위험 신호로 볼 필요도 있다. 특히 변의 색이 흰색에 가까울 때는 간 이상이나 췌장암을 의심할 수 있다. A형 간염일 경우 변의 색이 탈색된 것처럼 흰 빛을 띨 수 있다. 또한 병이 어느 정도 진행된 후에도 통증이 거의 없어 조기 발견이 무척 어려운 암 가운데 하나인 담도암일 경우 변의 색이 크림색에 가까운 회색이 되기도 하며, 소변 색이 붉게 변하기도 한다. 따라서 이런 전조 증상을 가볍게 보아 넘겨서는 안 된다. 만약 변의 색이 검다면 위나 식도 어딘가에서 출혈이 생겼을 수 있다. 이 역시 빨리 병원을 찾아 검사를 받아 보아야 할 일이다.

변의 굵기가 너무 얇다면 식사량이 매우 적거나 식이섬유 섭취가 부족해서 일 수 있다. 이 역시 장기적으로 여러 가지 건강상의 위험을 초래할 수 있으므로 식습관을 하루 빨리 고쳐 해결해야 한다.

흔히 설사는 과음이나 과식, 감기 같은 질병이 원인일 수 있지만, 이런 원인 없이도 변이 많이 무르다면 장 건강에 이상이 생긴 징후로 받아들여야 할 것이다. 장내세균의 비율이 많이 나빠졌거나 각종 위장 관련 질병이 생긴 징후일 수 있다. 만약 다른 이유 없이 변이 물똥 형태라면 이 역시 장 건강이 몹시 나쁘다는 신호다. 평상시 스트레스가 심하거나 폭식이나 폭음 때문에 그럴 수도 있지만, 이런 원인이 아닌데도 계속 물똥 형태의 변을 본다면, 대장과 관련된 특정 질병이 그 원인일 수 있다. 설사나 물똥이 생기는 이유는 대장에서 수분이 제대로 흡수되지 않아서다. 우선 자신의 식습관을 의심해 보아야 한다. 육류나 커피, 술 등을 지나치게 섭취한 것이 원인일 수 있다. 특히 음주는 소장과 대장을 자극해 설사를 유발한다.

변에 코 같은 점액이 자꾸 묻어 나온다면 대장암을 의심해야 한다. 대장암을 만드는 세포가 점액질을 분비하기 때문이다. 그리고 만약 직장 쪽에 혹이 생겼다면 뭔가 묵직한 것이 자주 느껴질 것이다. 그리고 변의를 느끼지만 막상 변은 나오지 않는 일이 생길 수도 있다.

소변 색은 대변만큼은 아니지만 역시 다양한 건강 이상을 미리 알아볼 수 있는 지표다. 정상적인 소변은 엷은 맥주 빛이 나며 투명하다. 그런데 소변이 불투명하고 뿌옇다면 급성신우염, 신장 감염이나 방광염 등을 의심해 보아야 한다. 또한 소변 색이 전과 달리 많이 변했거나 탁한 갈색을 띠는 경우, 콩팥에 직접적인 문제가 생겼을 수도 있다. 특히 짙은 갈색의 소변은 간 기능에 이상이 있는지 의심해 보아야 한다. 소변에 거품이 너무 많고 잘 없어지지 않는다면 단백질 성분이 소변에 따라 나온 것이므로 역시 콩팥 기능의 저하를 의심해야 한다. 소변에서 악취가 많이 난다면 세균 오염을 의심해 보아야 한다. 소변에 피가 섞여 나온다면 상당히 위험한 신호다. 급성신우신염이나 방광염 같은 감염성 질병이나 심지어 결핵, 암, 결석 등을 의심할 만하다.

허리둘레보다
정확한
면역력 저울은 없다

최근 각종 미디어를 통해서 '마른 비만'이라는 말을 자주 들을 것이다. 마른 비만은 말 그대로 체중은 비만 수치가 아닌데, 몸속에 지방세포가 비만 수준으로 들어차 있는 것을 말한다. 달리 표현하면 근육량은 부족하고 체지방이 복부나 피하지방에 집중되어 있는 상태다.

마른 비만이 문제가 되는 쪽은 남성보다는 여성이다. 여성 중에서도 젊은 여성에게서 좀 더 많이 나타난다. 통계에 따르면 젊은 여성 열 명 중 세 명이 마른 비만에 해당한다. 마른 비만인지를 알아보기 위해서는 체중만 재서는 안 되고, 인바디 검사를 통해서 체지방률을 함께 재야 한다. 남자의 경우는 체지방률 25퍼센트 이상, 여자의 경우는 체지방률 30퍼센트 이상일 때 마른 비만이라고 할 수 있다. 마른 비만이 당장 문제를 일으키지는 않지만, 계속 방치하면 대사증후군을 일으킬 수도 있기 때문에 주의를 기울여야 한다. 대부분의 사람들이 단지 체중만으로 정상과 비정상을 따지기 때문에, 스스로에게 문제가 없다고 생각하는 마른 비만 체형이 사실 더 문제다.

일반적으로 여성들에게서 마른 비만이 많은 까닭은 무리한 다이어트 때문이다. 단지 체중 감량만을 목적으로 삼는 다이어트는 무조건 굶거나 식사량을 줄이는 경우가 대부분이다. 이런 건강하지 못한 다이어트를 반복하면 여기에 우리 몸이 적응하면서 점차 기초대사량이 낮아지고 지방 대신 근육이 더 빨리 분해되는 체질로 변하고 만다. 지속적으로 이 상태가 유지되면 근육량은 줄고 상대적으로 체지방은 늘어 체중이 적게 나가는 마른 비만이 되는 것이다. 이렇게 운동을 하지 않으면서 식사량만 줄이는 나쁜 다이어트를 계속하면 팔다리는 가는데 뱃살이나 엉덩잇살은 점점 두꺼워지고 장기 사이사이에 내장지방이 많이 낀 마른 비만이 되는 것이다.

역으로 평소 꾸준히 근력 운동을 즐겨 근육량이 많은 경우, 체중은 비록 정상 체중을 벗어난 과체중이라도 그리 문제가 되지 않을 수도 있다. 이는 오히려 전 생애 건강을 고려했을 때 대단히 중요한 건강 전략 가운데 하나다. 근육이 잘 붙는 20~30대에 최대한 근육량을 늘려두면 나이가 들어서도 상대적으로 근육의 감소분이 크지 않아서 다양한 노화 문제나 질환에서 자유로울 수 있다.

그러니 결코 체중만으로 비만 여부를 판단해서는 안 된다. 근육량만큼 중요한 것이 내 몸 전체 중에서 체지방이 차지하는 비율이다. 그런데 내 몸에 지방이 많을 경우 절대 속일 수 없는 신체 지수가 있다.

바로 허리둘레다. 지방이 가장 먼저 끼는 곳이 바로 허리 근처의 내장이기 때문에 허리둘레를 재면 내장에 지방이 얼마나 끼어 있는지 금세 알 수 있다. 허리둘레는 작은 줄자 하나만 있으면 언제든 잴 수 있으니, 가장 빠르고 간편하게 자신의 건강 상태를 점검하는 방법이라고 할 수 있다.

허리둘레는 의외로 대단히 중요한 건강 지표다. 연구에 따르면 허리둘레가 평균에서 5센티미터만 늘어도 사망률이 10퍼센트 이상 증가한다는 결과가 있다. 이는 40세를 넘었을 때 더 그런 경향성이 높고, 체질량지수가 비만이 아닌 정상 혹은 과체중인 사람이라도 허리둘레가 평균에서 많이 벗어난 경우 사망률이 높았다.

일반적으로 체질량지수가 $23kg/m^2$이 넘으면 성인병 위험이 높아진다는 것이 정설이다. 또 다른 연구에서는 허리둘레가 굵을수록 당뇨병과 고혈압, 고지혈증 등과 같은 만성질환의 발병률이 높아진다는 보고가 있다. 이는 비교적 정확한 수치까지 있어서 남자는 84센티미터, 여자는 79센티미터가 넘으면 이들 질환의 발병률이 현저히 높아지는 것을 확인할 수 있다.

그만큼 내장지방은 건강에 굉장히 위험하다. 이것은 달리 말해 우리 자신의 면역력 저울을 재는 가장 쉬우면서도 정확한 방법이 평소 자신의 허리둘레 치수를 꾸준히 주기적으로 관찰하는 것이라는 사실을 의미한다.

그러니 자신의 평소 체중과 체중의 변화를 살피는 것보다 더 중요한 것이 자신의 평소 허리둘레 치수와 그 변화를 살피는 것이다.

우선 아래표를 이용해 연령에 따른 한국인의 표준 허리둘레를 확인해 보자. 비만인 허리둘레는 남자 90cm(35.4인치) 이상, 여자 85cm(33.5인치) 이상이다. 한국인의 평균적인 허리둘레를 기준으로 이 수준에서 벗어나지 않으려고 노력하면 비만으로 인한 질병을 예방하는 데 도움이 된다. 다음은 연령별 평균 허리둘레다. 최대 허리둘레가 남자는 40세, 여자는 50세인 것으로 보아 남자는 음주나 회식 등의 생활 습관, 여자는 호르몬의 영향을 많이 받고 있음을 알 수 있다.

한국인의 연령별 표준 허리둘레

연령	남자 (cm)	여자 (cm)
20세	78.8	68
30세	83.6	71.3
40세	86.7	77
50세	85.2	81

국가 기술 표준원, 제7차 한국인 인체 치수 조사 결과 (2015년)

허리둘레를 잴 때 아무렇게나 재서는 안 된다. 능숙하게 허리둘레를 잴 수 있는 사람도 있겠지만, 대부분의 사람들은 바른 측정법을 모르는 경우가 많다.

바른 측정법은 다음과 같다. 올바른 방법에 따라 몇 번 재고 나면 능숙하게 자신의 허리둘레를 잴 수 있을 것이다.

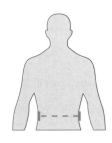

허리 둘레 재는법

- 양발을 25~30cm 벌리고 숨을 편히 내쉰다.
- 갈비뼈 가장 아래와 골반 가장 위의 가운데를 잰다.
- 줄자가 피부를 누르지 않도록 하고 0.1cm 단위까지 잰다.

혈당으로 건강과 면역력을 체크할 수 있다

만약 당신이 30세가 넘었다면 반드시 주기적으로 혈당을 측정해야 한다. 가장 간단한 형식의 건강검진에서도 혈당을 측정하기 때문에 정기적으로 건강검진을 받는다면 어렵지 않게 혈당 수치를 알 수 있다. 검진 결과 공복혈당이 100mg/dL 이하, 당화혈색소 5.5 이하면 안전한 것이다. 그 수치는 가급적 낮을수록 좋다. 그러나 100 이상, 당화혈색소 6 이상이면 이미 비정상이라는 뜻이다. 공복혈당이 126mg/dL을 넘으면 당뇨병이라고 진단할 수 있다.

당화혈색소^{HbA1c}는 혈액 내 산소를 운반하는 적혈구의 색소를 말한다. 당화혈색소 검사를 통해 혈액이 얼마나 당화^{糖化}되었는지 알 수 있다. 검사 수치가 6을 넘는다면 최근 수개월 사이에 혈액 내 혈당이 높게 유지되었음을 미루어 짐작할 수 있다.

혈당은 매우 중요한 건강 지표다. 우리가 음식을 섭취하면 몸속 혈관에는 포도당의 농도가 늘어난다. 건강한 사람은 이때 우리 몸의 췌장(이자)의 베타세포에서 인슐린이 분비되어 혈관의 포도당을 몸속 세포 속에 글리코켄 형태로 저장시킨다. 따라서 음식 섭취 후 8시간 정도 지나서 혈당을 쟀을 때 혈관에 포도당이 많이 남아 있지 않아야 한다. 그러나 8시간 공복 후에도 혈당 수치가 100mg/dL을 넘는다면 이는 췌장에서 인슐린이 잘 분비되지 않거나 인슐린 기능에 장애가 생겼다는 중대한 증거가 된다. 최근에는 이를 당뇨 전 단계 질병인 '공복 혈당장애'라고 칭하며 주의를 권고한다. 핏속을 계속 떠다니는 포도당은 건강에 대단히 위험한 존재다.

혈당이 높은 상태가 계속 유지되면 우리 신체에는 다양한 문제가 발생할 수 있다. 피로가 심한 증상부터 시작된다. 당뇨 전 단계나 당뇨 상태가 되면 혈당이 높아져서 계속 입이 마르고 갈증을 심하게 느끼게 된다. 물을 많이 마셔서 일반인의 2배에 가까운 3리터 이상을 마시기도 하고 소변을 보는 횟수도 크게 늘어난다. 따라서 체내 지방과 단백질 비율이 줄어들고 잦은 배뇨 때문에 체내 수분량도 줄어 체중이 눈에 띄게 줄어든다.

당뇨가 있으면 미세한 혈관들로 구성된 장기인 신장, 눈, 신경 등에 혈관 손상이 지속적으로 발생하고, 연달아 협심증, 심근경색, 뇌졸중, 당뇨망막병증, 신부전증 등이 뒤따를 수 있다. 만약 자신이 당뇨 초기나 당뇨 전 단계(공복 혈당장애)가 의심된다면 즉각 혈당 검사와 당화혈색소 검사를 해서 현재 상태를 확인해야 한다. 혈당 검사를 위해서는 앞서 설명한 바대로 검사 전에 8시간 이상 공복 상태를 철저하게 지켜야 한다.

검사 결과가 혈당 100mg/dL 이상, 당화혈색소 6 이상으로 나왔다면 이는 중대한 건강 위험으로 받아들여야 한다. 어쩌면 당신의 면역력이 떨어진 이유, 최근 들어 건강 상태가 전에 비해 크게 미치지 못하는 이유를 설명하는 중요한 단서가 될 것이다.

흔히 당뇨가 있는 사람들은 자가 혈당 측정기를 이용해 스스로 혈당을 검사한다. 통상 하루에 한두 차례 측정하는 것이 일반적이지만 공복과 식사 후 혈당 변화를 아는 것이 중요하기 때문에 이보다 자주 측정할 수도 있다. 증세가 심할 때는 하루 4회 이상 측정할 수도 있다.

그러나 아직 당뇨 진단을 받지 않았다면, 자가 측정은 그리 바람직하지 않다. 정확한 측정이 되지 않은 뿐더러 자칫 측정 결과를 오인해 정확한 검진을 놓칠 수도 있기 때문이다. 따라서 당뇨나 당뇨 전 단계가 의심된다면, 곧장 병원을 찾아 정확한 검사를 받기 바란다.

혈액검사로 면역력 저울을 정확하게 잴 수 있다

소량의 채혈로 이루어지는 혈액검사는 CT나, MRI 검사, 위내시경 검사에 비해 간단하면서 비용이 상대적으로 저렴하다. 거기다 혈액검사를 통해 적지 않은 건강 이상을 발견할 수 있으니 주기적으로 실시할 필요가 있다.

혈액은 매우 중요한 역할을 한다. 몸에 필요한 영양분과 산소를 공급하고 신체의 대사과정에서 생긴 이산화탄소, 노폐물을 운반한다. 또 혈액은 호르몬처럼 몸의 기능을 유지하는 데 꼭 필요한 화학물질을 운반하고, 면역기능을 담당하는 항체도 만들어서 운반한다. 따라서 혈액을 검사하면 몸에 생긴 다양한 변화나 문제를 쉽게 알아낼 수 있다.

의학이 발전하면서 단지 혈액검사만으로도 알아낼 수 있는 건강 문제들이 점점 많아지고 있다. 최근에는 혈액검사만으로도 여러 종류의 암과 만성질환 여부를 알아내는 기술들이 속속 개발되고 있다. 꿈같은 이야기지만 그리 멀지않은 미래에 혈액검사만으로 대부분의 건강 문제를 발견할 수 있는 시대가 찾아올 것이다. 그렇다면 지금 현재 일반적인 혈액검사로 알 수 있는 질병은 어떤 것이 있을까?

일단 빈혈 여부를 곧장 확인할 수 있다. 혈액 내 적혈구가 세포에 산소를 공급하기 때문에 적혈구의 혈색소(헤모글로빈)를 분석해 빈혈 여부를 진단할 수 있다. 혈색소가 남자의 경우는 13g/dL, 여자의 경우에는 12g/dL 미만일 경우 빈혈이다.

혈액검사를 통해 백혈병도 진단할 수 있다. 몸속의 골수는 백혈구, 적혈구, 혈소판 같은 혈액 세포를 만든다. 백혈병은 혈액 세포 중 백혈구에 암이 생긴 것이다. 혈액검사에 나타난 백혈구 수와 모양을 관찰해 백혈병 여부를 판단할 수 있다.

혈액검사로 당뇨병도 쉽게 알아낼 수 있다. 당뇨병은 앞서 설명한 것처럼 공복 혈당과 당화혈색소를 측정해서 밝혀낼 수 있다. 공복 혈당이 126mg/dL 이상이거나 당화혈색소가 6.5퍼센트 이상인 경우, 경구당부하 검사를 통해 식후 2시간 혈장 내 혈당이 200mg/dL 이상이거나 당뇨의 증상(다뇨, 다갈, 원인불명의 체중 감소 등)이 동반된 상태에서의 무작위 혈당 농도가 200mg/dL 이상인 경우 당뇨병으로 진단한다.

고지혈증도 혈액검사로 측정할 수 있다. 지방 성분이 혈액 내 과도하게 존재하는 것으로 이것이 계속될 때 혈관 벽에 염증을 일으킨다. 혈액검사를 통해 총 콜레스테롤, LDL콜레스테롤(나쁜 콜레스테롤), HDL 콜레스테롤(좋은 콜레스테롤), 중성지방 수치를 측정해서 이상 여부를 판단할 수 있다. 그 밖에도 갑상선 기능 저하증, 갑상선 기능 항진증 여부를 확인할 수 있고, 간염, 신부전증 등을 판단할 수 있다.

또 암 진단에 있어서도 혈액검사가 보조적으로 활용되고 있다. 그러나 혈액검사 단독으로 암을 진단하는 것은 어렵기 때문에 다른 검사와 병행해 보조적으로 활용된다. 혈액검사는 검사 전에 꼭 지켜야 할 주의 사항도 있다. 적어도 2~3일 전부터는 금주하고 최소 12~14시간 정도는 음식을 먹지 말아야 한다.

올해 감기에 몇 번 걸렸는지 세어 보라

죽을병이 아니라고 생각해서인지 여전히 감기를 가볍게 여기는 사람들이 많다. 하지만 나이가 어리거나 노인이 아니라고 해서 감기를 얕잡아 보아서는 안 된다. 감기 환자의 약 2퍼센트는 중이염으로 고생할 수 있고, 천식이나 폐쇄성 폐 질환, 심부전과 같은 기저 질환이 있는 경우는 호흡곤란으로 생명까지 위태로울 수 있기 때문이다.

그러나 감기와 관련해 우리의 면역력과 건강에 대해 좀 더 깊이 생각해 볼 것은 바로 이런 점이다. 평소 자신이 감기를 자주 앓는 편이라면 다른 의미에서 이 문제를 중대하게 다뤄야 한다. 통계적으로 성장기 어린이들은 성인에 비해 3배 이상 감기에 자주에 걸린다. 어른에 비해 그만큼 면역력이 떨어지기 때문이다. 그런데 성인인데도 평상시 감기를 자주 앓는다면 이는 그만큼 자신이 다른 사람들에 비해 현재 면역력이 떨어져 있다는 증거다. 앞서 설명했듯 면역력 수준이 낮다는 것, 면역력 저울이 결핍 쪽으로 기울었다는 것은 암과 같은 중대 질환을 초래할 수 있는 가장 큰 인자가 되므로 결코 가볍게 보아서는 안 된다. 감기가 암 같은 중대질환을 일으키는 것은 아니지만, 잦은 감기는 내가 남들보다 암이 더 빨리 생길지, 아닐지를 알려 주는 중요한 단서가 될 수 있다.

새해가 되고 몇 달이 지난 시점에서 자신이 앓은 감기 횟수를 세어 보면 자신의 면역력 수준이 얼마쯤 되는지 가늠할 수 있다. 물론 1년에 몇 번쯤 감기에 걸리면 면역력이 높은 것인지 혹은 낮은 것인지에 대한 정확한 수치가 있는 것은 아니다. 다만 통계상 성인은 1년에 2~3회, 어린이는 6~8회 정도 걸리는 것으로 알려져 있다. 따라서 이 횟수를 기준으로 삼으면 무방하다. 다만 반드시 잦은 감기의 원인이 면역력 수준만이 아닐 뿐더러 과로나 과음, 스트레스, 급격한 날씨 변화와 같은 다양한 요소들이 관여하기 때문에, 잦은 감기를 반드시 면역력 문제 때문이라고 단정할 수 없다. 또 최근에는 미세먼지나 황사와 같은 대기오염 문제 역시 감기를 유발하는 중요 인자로 부각되고 있어서 반드시 전에 비해 나의 면역력이 떨어졌기 때문에 감기에 잘 걸리는 것이라고 단정할 수는 없다. 하지만 이런 점 역시, 달리 생각하면 평소 나의 면역력이나 건강관리 능력이 어느 정도 되는지 가늠할 수 있는 중요한 척도다. 지나친 일반화인지 모르나 평소 감기를 잘 막지 못하는 사람이라면 암이나 다른 중대 질환도 잘 막지 못할 가능성이 높지 않을까?

사실 자신의 면역력과 감기 감염과의 상관관계는 본인 자신이 가장 잘 알 수 있는 문제다. 자신이 감기에 잘 걸리지 않던 때에 비해, 최근 들어 감기를 자주 앓는지, 조금만 생각해 보아도 어느 정도 가늠할 수 있기 때문이다.

최근 들어 자주 감기에 걸리는가? 한 번 감기에 걸린 후 불과 한두 달이 지나지 않아 또 감기에 걸렸는가? 새해가 되고 6개월이 지나지 않았는데 두 차례 이상 감기에 걸렸는가? 이는 내 몸의 면역력 저울이 상당히 한쪽으로 기울었다는 중대한 신호다.

만약 평소 자신이 전에 없이 감기에 자주 걸린다는 사실을 자각했다면 어떻게 해야 할까? 우선 다양한 자기 검열이 필요하다. 이 장에 소개된 다양한 건강 점검 방법들을 통해 차근차근 현재 자신의 몸 상태를 점검해 보기 바란다. 또 꼭 큰 병이 생겨서가 아니더라도, 병원을 찾아 기본적인 건강검진을 한 번쯤 받아 보는 것도 좋다.

계속 감기에 자주 걸리지 않도록 자신의 환경과 생활 습관 전반에 존재하는 다양한 문제 요인들을 찾아 차근차근 교정해 나가야 한다.

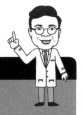

감기를 막는 중요한 생활 수칙

1. 손을 자주 씻는다.

2. 일교차가 큰 날은 얇은 겉옷을 준비하는 등 체온 변화에 유의한다. 사람의 체온은 36.5도인데, 체온이 1도 떨어질 때 면역력은 30퍼센트 가까이 떨어진다.

3. 평소 환기를 자주 해서 체온 적응력을 키운다.

4. 잠자리, 수면이나 식사 시간 등과 같은 중요 일과가 급격하게 변하는 것을 피한다.

5. 미세먼지나 황사와 같은 대기오염이 심한 날은 외출을 삼간다.

6. 신선한 채소, 양질의 단백질, 비타민 보충제 등을 잘 챙겨 먹는다.

7. 냉방이나 난방 때문에 체온이 급격히 변하는 것을 조심한다.

8. 저녁에 스트레칭이나 반신욕 등을 실천해 면역력을 높인다.

9. 숙면을 취할 수 있도록 노력한다.

10. 수분 섭취와 휴식 시간을 늘린다.

몸 구석구석
알레르기 여부를
살펴보라

앞서 만성적인 알레르기나 자가면역 질환을 결코 가볍게 생각해서는 안 되는 이유에 대해 설명했다. 겉으로 드러난 알레르기 질환이나 자가면역 질환 증상만 생각해서는 안 되고, 이 질환을 앓을 때 동반되는 내 몸의 여러 문제까지 같이 생각할 줄 알아야 한다고 했다. 대부분의 알레르기나 자가면역 질환은 만성적인 염증을 동반한다. 그리고 이 만성적인 염증은 수많은 질병을 일으키는 주요 원인이다. 게다가 알레르기나 자가면역 질환을 계속 방치했을 때는 우울증이나 치매와 같은 심각한 정신 질환을 유발할 수도 있기 때문에, 증상이 심하지 않을 때 미연에 예방하고 악화되는 것을 막는 지혜가 필요하다.

최근 연구를 통해 음식 알레르기가 있는 사람의 경우 자가면역 질환의 하나인 다발성 경화증이 발병할 가능성이 30퍼센트 이상 증가하는 것으로 알려진 바 있다. 가벼운 알레르기 증상이 어쩌면 나중에 심각한 자가면역 질환으로 이어질 수 있는 징후인지 모르는 것이다.

주요 자가면역 질환이 이미 발병했다면 당연히 전문 의료기관을 찾아 치료를 받아야 한다. 그러나 아직 중대 질환이 나타나지 않았더라도, 가벼운 알레르기 증상들을 좀 더 면밀하게 살펴 내 몸의 체질이나 건강 위험 요인을 미리 인지해 둘 필요가 있다.

다음은 각종 알레르기 여부를 알아보는 자가 테스트 방법들이다. 우선 알레르기 의심 물질(꽃, 털옷, 샴푸, 염색약 등)과 탈지면을 준비한다.

팔꿈치의 안쪽, 혹은 무릎 뒤쪽 피부를 비누 등으로 깨끗이 씻고 탈지면으로 닦는다. 샴푸나 염색약 알레르기가 의심된다면 귀 뒤쪽 머리카락 주변을 실험해도 좋다. 그다음 알레르기 의심 물질을 그 부위에 몇 차례 문지르거나 발라 본다. 길게는 48시간이 지날 때까지 씻지 않고 관찰해야 한다. 만약 알레르기가 있다면 빠르면 30분 정도, 지연 반응이 나타나도 통상 다음 날까지는 반응이 나타날 것이다.

그것이 알레르기 유발 물질이 맞다면 해당 부위에 빨개짐, 두드러기, 수포나 가려움 증상이 나타날 것이다. 이틀이 지나도 반응이 없다면 알레르기가 없는 것이므로 깨끗이 씻어 내면 된다.

음식 알레르기의 경우는 의심되는 음식을 섭취한 후에 2일에서 길게는 4일까지도 반응이 나타날 수 있으니 느긋하게 관찰할 필요가 있다. 우선 알레르기 의심 음식을 준비한다. 우선 냄새를 맡아 본다. 재채기나 콧물, 코 막힘 등이 나타난다면 알레르기 음식으로 의심할 수 있다. 5분이나 10분 후에 증상이 나타날 수도 있으니 조금 기다려 본다. 다음

날에도 냄새를 맡아 보는 방법을 했을 때 같은 반응이 나타난다면 알레르기 음식이 분명하다.

반응이 없다면 그다음 단계로 넘어가면 된다. 우선 음식을 입술에 대본다. 입술에 가려움이나 부종, 빨개짐 증상이 생기는지 체크해 보라. 10분 정도 기다려 보며 관찰한다. 다음 날에도 같은 실험에서 증상이 나타났다면 알레르기 음식이 분명하다.

그다음은 음식을 입안에 넣고 씹은 후 5분 정도 머금었다가 뱉어 본다. 뱉은 후 10분 내로 입천장이 가렵거나 화끈거린다면 알레르기 반응이 있는 것이다.

구강 반응 실험도 괜찮았다면 다음에는 음식을 조금 먹어 본다. 자기 전 2시간 전쯤이 적당하다. 앞서 저녁을 따로 먹어도 괜찮지만, 그때 음식은 알레르기 의심이 없는 종류로 택해야 정확한 결과를 알 수 있다.

음식을 섭취해서 알아보는 실험을 할 때는 물 이외에는 다른 음식을 함께 먹어서는 안 된다. 만약 알레르기 음식이 맞다면 다음 날 설사나 복통, 두드러기, 콧물과 코 막힘 등의 증상이 나타날 것이다.

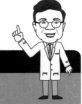

아토피와 알레르기성 비염 증상 테스트

1. 재채기, 맑은 콧물, 코 막힘 등이 함께 나타난다.

2. 눈 밑에 다크서클이 자주 생긴다.

3. 가래가 많이 생긴다.

4. 기침이나 재채기를 시작하면 연속해서 할 때가 잦다.

5. 어릴 때부터 비염 증상이 계속 있었다.

6. 평상시는 괜찮지만 특정 계절이나 물질(향수, 냄새 등)에 노출되면 증상이

   나타난다.

7. 콧물과 함께 눈이나 귀 가려움증이 동반된다.

8. 이유 없이 눈이 자주 충혈된다.

9. 가족 중에 알레르기 비염, 알레르기 천식, 두드러기, 아토피 피부염 등 알레

   르기 질환이 있다.

10. 냄새를 잘 맡지 못한다.

11. 숨을 쉴 때 코에서 소리가 난다.

12. 머리가 멍하고 자주 아프거나 무겁다.

13. 주거환경이나 작업환경의 변화에 따라 증상이 나타난다.

14. 지금 다른 알레르기 질환을 앓고 있거나 과거에 앓았던 적이 있다.

15. 잘 때 입을 벌리고 자고 코골이를 한다.

결과

1~5개 약한 수준의 알레르기 체질에 해당한다. 평소 환경 관리와 건강 관리
를 잘 해서 알레르기 증상이 심해지는 것을 잘 예방하도록 하자.

6~10개 통상적인 알레르기 체질이다. 알레르기를 유발하는 물질들에 대해 항상 주의를 기울이고, 면역력 균형을 위해 이 책에서 제안하는 다양한 실천들을 따르도록 하자.

11개 이상 심한 알레르기 체질이다. 알레르기 증상들 때문에 육체적, 정신적 고통을 느끼고 있을 것이다. 스스로도 다양한 노력들을 실천해야겠지만, 병원을 찾아 좀 더 전문적인 해결책을 찾는 것이 바람직하다.

월별과 계절별로 면역력 저울을 재라

내 몸의 면역력 저울을 매번 다시 재야 하는 이유는 그때그때 환경과 조건에 따라 나의 면역력이 쉽게 변하기 때문이다. 가령 나의 면역력은 월별로도 등락을 거듭한다. 한국이나 캐나다, 영국 같은 중위도 지역에 사는 사람들은 뚜렷한 계절 변화 때문에 역동적이고 다양한 삶을 즐길 수 있다. 하지만 날씨의 변화가 심하지 않은 고위도 지방이나 적도, 열대 지방과는 달리 변화무쌍한 계절 변화 때문에 겪게 되는 건강상의 위험 요인도 많다.

60대 D씨는 여러 가지 운동을 꾸준히 즐기는 운동 마니아인 데다가 자신의 건강에도 각별히 주의를 기울이는 사람이었다. 그래서 50대까지만 해도 감기에 걸린 횟수가 손에 꼽을 정도였다. 그런데 올해 들어 갑자기 일교차가 심해지면서 먼저 한 차례 감기에 걸렸고, 당시 크게 유행하던 독감까지 연달아 걸리면서 기력이 몰라보게 쇠약해졌다. 그는 살면서 이렇게까지 몸이 약해진 적은 이번이 처음이라고 했다. 진료실에서 그는 이제 나이가 들었으니 건강에 더 각별히 신경을 써야겠다는 말을 몇 번이나 되풀이했다.

실제로 봄이 오는 3월이면 편도염 환자가 증가한다. 급격한 일교차가 그 첫째 원인이다. 아침에 10℃ 이하까지 내려갔다가 낮에 20℃ 이상까지 기온이 올라가면 우리 신체는 이런 기온 변화에 적응하기가 몹시 어렵다. 그로 인해 편도염 환자도 크게 증가한다. 국민건강보험공단의 발표에 따르면 3~4월 환절기에 편도염 환자가 증가하다가 여름철에 감소하고 다시 9월부터 증가하는 양상을 보이는 것으로 나타난다.

계절이 변할 때마다 흐트러진 생체리듬을 다시 정상화해야 한다. 급격한 등락을 보이는 환절기 온도에 적응할 수 있는 체온적응력을 길러야 한다. 이는 여름에서 가을로 변할 때도 그대로 적용된다. 초가을이라 선선한 날씨인데도 더웠던 여름의 기억에서 벗어나지 못해 에어컨에 의존하는 사람이 있다. 에어컨 의존증은 냉방병과 감기를 초래하는 주범이다. 아직은 조금 더울 때 에어컨을 자주 끄는 연습을 해서 우리 몸의 체온적응력이 가을에 적응할 수 있도록 해야 한다. 두세 시간에 한 번 정도 바깥 공기를 쐬면 좀 더 빨리 가을 날씨에 적응한다. 여름철에 많이 접한 냉방 환경으로 인해 자율신경계automonic nervous system에 부조화가 생기면 밤낮 일교차가 10도 이상 나는 가을 날씨로 인해 쉽게 감기에 걸릴 수 있으니 이 역시 각별히 주의한다. 이때는 휴식 시간을 평소보다 10퍼센트 정도 더 늘려 몸의 에너지를 비축하고 규칙적인 식사와 수면, 운동에 좀 더 신경 써 몸의 면역력이 균형을 유지할 수 있도록 해야 한다. 여름철에서 가을철로 바뀔 때는 전보다 10퍼센트 더 쉬고 10퍼센트 더 자는 것이 도움이 된다.

이렇게 조심해도 봄철이나 가을철 유행하는 독감에 걸릴 수 있다. 독감에 걸리면 면역력과 체력이 크게 떨어질 수 있기 때문에 최대한 면역력으로 독감을 이겨낼 수 있도록 이 책에서 권장하는 다양한 면역 실천을 따라야 할 것이다. 물론 계절이 바뀌거나 독감이 유행하기 전 미리 독감 예방접종을 맞는 것이 지혜로운 일이다.

여름철과 가을철의 가장 큰 날씨 변화 중 하나는 습도의 변화다. 여름철에는 80퍼센트 이상이던 습도가 9월이 되면 60퍼센트 이하로 떨어질 때가 많다. 급격한 습도 변화는 피부와 호흡기에 모두 나쁜 영향을 미친다. 갑자기 건조해지면 비염이나 천식 등 호흡기 질환이 심해질 수 있다. 따라서 환절기에는 몸의 면역력을 유지하기 위해 좀 더 많이 휴식을 취하고 면역력 증강에 도움이 되는 비타민C와 같은 식품의 섭취를 늘릴 필요가 있다. 체내 습도 밸런스를 유지하기 위해 성인 기준 하루 2리터 정도의 물을 꼭 마시고 각종 알레르기 질환이 있는 사람들은 감기에 걸리지 않도록 손 씻기 등의 위생 관리에 신경 쓴다.

겨울철에 비해 봄, 여름, 가을에는 야외 활동이 많다. 특히 산이나 들을 찾는 경우도 많다. 이때는 각종 열성 질환에 걸리지 않도록 각별히 주의해야 한다. 특히 가을에는 열성 질환을 옮기는 숙주 생물들의 활동이 증가함에 따라 쯔쯔가무시, 렙토스피라증, 유행성출혈열 등의 열성 질환이 급증한다. 특히 이런 질병들은 털진드기 유충, 들쥐의 배

설물 등에 접촉했을 때 생기므로 야외활동을 할 때는 이런 점들을 주의해야 한다.

풀밭에 눕거나 맨발로 돌아다니지 않기, 야외 작업을 할 때는 긴팔 옷을 입고 바지를 양말 안으로 넣어 피부 노출을 적게 하기, 논이나 수풀 주변의 고인 물에 손발 담그지 않기, 야외 활동 후에는 옷에 묻은 먼지를 깨끗이 털고 목욕하기 등이 중요하다. 유행성출혈열의 경우 한타박스라는 예방접종이 있으므로, 야외 활동이 잦다면 접종할 필요가 있다.

계절 변화에 따라 지킬 일들도 많지만, 월별로도 우리는 여러 가지 건강 위험에 직면한다. 여러 조사에서 인간관계에 어려움을 느끼거나 외로움을 경험하는 사람들의 수도 늘어나는 것을 확인할 수 있는데, 이와 관련해 다소 의외의 통계가 있다. 가족들과 즐거운 시간을 보낼 것으로 생각되는 5월에 의외로 우울증 환자 수가 급증한다는 것이다. 자살자들 역시 전반적으로 봄철에 가장 많으며 특히 80대 이상은 5월에 가장 자살자 수가 많다.

흔히 햇빛이 줄어드는 겨울에 우울증이 증가할 것이라고 생각하기 쉽지만 사실 우울증 발병은 봄철 우울증, 그중에서도 5월 우울증이 가장 문제가 된다. 봄철 우울증의 주된 원인은 심리적 스트레스, 그중에서도 상대적 박탈감 때문일 것으로 판단된다. 다른 사람들의 행복한 모습을 특별히 자주 보게 되는 5월에 행복하지 못한 자신의 처지를 비관하거나 상대적인 박탈감을 느끼게 되어 우울증 환자도 급증하는 것이다.

만약 평소 외로움과 우울감으로 어려움을 느끼는 사람이라면 봄철, 그중에서도 화목한 가족의 모습을 자주 목격하는 5월에 우울증을 조심해야 한다.

다음을 참고해 1년 열두 달 건강하길 바란다.

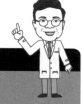

월별로 주의해야 할 건강 문제

1월: 감기와 독감, 동상과 낙상을 조심한다.

2월: 적당한 실내 습도를 유지하는 데 힘쓴다. 노로바이러스 식중독을 각별히 신경 쓴다.

3월: 일교차로 인한 건강문제를 조심한다.

4월: 비염과 천식 같은 알레르기성 질환과 황사를 조심한다.

5월: 야외 활동을 할 때 벌과 벌레 등을 조심한다. 특히 말벌이나 진드기로 인한 감염을 조심한다.

6월: 눈병과 식중독 예방에 힘쓴다.

7월: 무좀과 같은 곰팡이 균에 의한 피부 질환을 조심한다. 또한, 무더위가 시작되면서 냉방병과 식중독에 대한 경계도 소홀해서는 안 된다.

8월: 뜨거운 햇볕과 더위에 주의해야 한다.

9월: 가을철 전염병을 조심한다. 추석 연휴 동안 무리한 활동으로 탈나기 쉽다. 과음과 과식에 따른 배탈 및 설사를 조심한다.

10월: 감기와 독감 예방에 특히 신경 쓴다.

11월: 쯔쯔가무시병이 가장 많은 달이라 각별히 주의한다. 또한, 난방을 시작하면서 피부건조증으로 고생하는 경우도 많으니 습도를 조절한다.

12월: 연말 술자리로 인한 사고를 조심한다. 음주는 주 2회 이하로 하고 적어도 3일 이상 간격을 둔다.

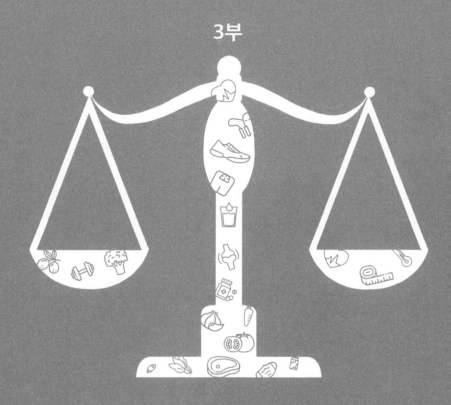

면역력을 높여
조기에 암을 진압하라

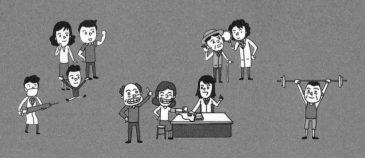

암은
이미
자라고 있다

우리 몸에서는 매일 300~1,000개가량의 암세포가 만들어지고, 그것들은 다시 우리 몸의 면역세포들에 의해 박멸된다. 어찌 생각하면 조금 무서운 이야기인지 모른다. 암이 어느 순간 갑자기 발병하는 것이 아니라, 매일 새로 만들어진 수백 개의 암세포 중에서 면역세포의 공격을 벗어난 암세포가 몸 어디에선가 증식하면서 발병하는 것이라는 사실은 그만큼 암 예방이 어렵고 까다로운 문제임을 깨닫게 한다.

암을 예방하기 위해서는 우선 암세포가 생기는 이유들에 대해서 충분히 알아야 하고, 암세포가 생기는 숫자를 최소화하기 위해 필요한 과학적인 방법들에 대해서도 알아야 한다. 또 면역세포가 어떻게 암세포를 박멸하는지, 면역세포의 기능을 좀 더 높이기 위해서는 어떤 일이 필요한지, 또 어떤 경우에 면역세포가 암세포의 침윤이나 전이를 막지 못하는지에 대해서도 잘 알아야 하는 것이다. 암 예방과 암 정복이 힘든 것도 이런 까다로운 건강 공부와 실천을 철저하게 해야 하기 때문이다.

여러 번 강조했듯이 우리의 면역력은 나이가 들면서 점차 떨어진다. 나이가 들면 면역세포의 수부터 줄어든다. 통상 30대 초반에 면역세포 수가 최고치에 이르고, 60대가 되면 그 절반까지 줄어든다. 면역세포의 숫자가 줄기 때문에 당연히 면역력은 떨어질 수밖에 없다. 암을 유발하는 다른 변수와 요인들을 무시할 수 없지만, 암이 생기는 가장 근본적인 이유는 바로 노화에 따른 면역기능의 쇠퇴이다.

따라서 나이가 들더라도 면역세포의 숫자와 기능을 잘 유지할 수 있는 방법을 공부해야 하고, 또 그 방법대로 착실히 실천해야 암을 효과적으로 예방할 수 있다.

암 예방의 핵심은 개인의 면역력 수준과 관리 능력이다. 그러나 문제는 또 있다. 우리 몸에는 약 10만 개의 유전자가 있는데 이 유전자들 중에는 암을 유발할 수 있는 발암 유전자oncogene와 발암 유전자가 활성화되는 것을 막는 암 발생 억제 유전자suppressor oncogene가 존재한다. 유전으로 인한 희귀암이 일반인에게 잘 생기지 않는 것은 바로 내 몸에 존재하는, 이 암 발생을 막아 주는 암 발생 억제 유전자 덕분이다. 가령 유전성 암의 하나인 망막아세포종Retinoblastoma은 아동기에 눈 안에 생기는 암인데, 조기에 치료하지 않으면 시력을 잃는 것은 물론, 사망에 이를 수 있는 무서운 질병이다. 이 망막아세포종은 암 발생 억제 유전자 중 하나가 선천적으로 파괴된 채로 자녀에게 유전되면서 발병하는 것으로 알려져 있다. 이들 발암 유전자와 암 발생 억제 유전자의 기전은 아직 명쾌하게 규명되지 못했다. 하지만 암유전자 연구가 진행되며 그 실체 역시 조금씩 밝혀지고 있다. 새롭게 밝혀진 암 지식들을 그때그때 잘 섭렵해서 자신의 암 예방에 적용하는 지혜가 필요할 것이다.

문제는 어떤 조건에서는 발암 유전자가 활성화되고 암 발생 억제 유전자는 위축되는 반면에, 또 다른 조건에서는 발암 유전자는 억제되고 암 발생 억제 유전자는 제기능을 다한다는 것이다. 따라서 지금까지 밝혀진 암에 대한 확실한 의학 지식들을 잘 이해하고 암 예방에 도움이 되는 생활 수칙을 잘 지켜야 한다.

우선 미국암협회에서 제안하는 '암 예방 10계명'부터 알아보자. 이는 암이 발병하는 의학적 원인들을 고려해 일반인들이 이해하기 쉽도록 만들어 낸 수칙이다.

1. 몸무게를 적당히 유지하라.
2. 음식을 골고루 섭취하라.
3. 매일 다양한 채소와 과일을 섭취하라.
4. 빵, 파스타, 곡물, 채소, 과일 등 고섬유질 음식을 섭취하라.
5. 지방질 섭취를 줄이라.
6. 술을 절제하라.
7. 소금에 절인 음식을 삼가라.
8. 적당한 운동을 하라.
9. 흡연하지 말라.

10. 가공식품의 섭취를 줄이라.

다음은 면역과 암 유발 인자들을 종합적으로 고려해 보건복지부에서 제안하는 10대 암 예방 수칙이다. 미국암협회에서 제안하는 10계명과 겹치는 내용이 있지만 한국인의 암 발병 실태에 맞춘 차별화된 수칙도 있다. 무엇보다도 이런 기본적인 수칙이 완전히 습관화되도록 철저히 따르자.

1. 담배를 피우지 말고, 남이 피우는 담배 연기도 피하기
2. 채소와 과일을 충분하게 먹고, 다채로운 식단으로 균형 잡힌 식사하기
3. 발암성 물질에 노출되지 않도록 작업장에서 안전 보건 수칙 지키기
4. 주 5회 이상, 하루 30분 이상, 땀이 날 정도로 걷거나 운동하기
5. 자신의 체격에 맞는 건강 체중 유지하기
6. 예방접종 지침에 따라 B형 간염과 자궁경부암 예방접종 받기
7. 성 매개 감염병에 걸리지 않도록 안전한 성생활 하기
8. 암 조기 검진 지침에 따라 검진을 빠짐없이 받기
9. 음식을 짜지 않게 먹고, 탄 음식을 먹지 않기
10. 암 예방을 위하여 하루 한두 잔의 소량 음주도 피하기

앞서 우리 몸을 시시각각 공격하는 미세먼지나 미세플라스틱의 위험성에 대해 설명한 바 있다. 암을 일으키는 다양한 문제들 가운데서

도 환경문제는 특히 더 빠르게 나빠지고 있다. 가령 미세먼지가 나쁨 수준인 날이 매년 늘어나고 있다. 특히 서울을 비롯한 수도권의 공기질은 갈수록 나빠지고 있다. 서울시 보건환경연구원의 분석에 따르면 2015년 1~2월 서울에서 발생한 초미세먼지 최고 농도는 66μg/㎥였고, 나쁨 일수는 12일에 불과했다. 그런데 2019년 1~2월 서울에서 발생한 초미세먼지 최고 농도는 129μg/㎥였고 나쁨 일수는 무려 23일에 달했다. 4년 사이 미세먼지 농도나 나쁨 일수가 2배 가까이 증가한 것이다. 앞서 설명했듯 미세먼지나 초미세먼지는 그 자체가 심각한 발암물질에 해당한다. 환경오염이 심각해지면서 암이 더 유발되기 쉬운 환경으로 변해 가고 있는 것이다. 무작정 도시를 떠나 시골에 정착한다고 해결되는 문제도 아니다. 시골 마을 전체 주민 가운데 20퍼센트 넘는 사람이 암에 걸렸다는 충격적인 사실도 보도된 바 있다. 근처 비료 공장에서 수십 년 간 뿜어 낸 발암물질이 문제였다. 시골에 살더라도 근처에 유해 물질을 마구 뿜어 대는 비료 공장이나 화학 공장이 있다면 도시에서 지내는 것보다 더 암에 걸리기 쉬운 것이다. 따라서 무작정 시골로 가는 것이 아니라 공기 중에 암을 유발하는 대기오염 물질의 농도가 얼마나 낮은지를 과학적으로 체크한 후 정착이나 이주를 고민해야 할 것이다.

그러나 환경문제만이 암 발병에서 문제가 되는 것은 아니다. 과거에 비해 암을 유발하는 환경이 늘어나는 것은 사실이지만, 사실 우리가 더 암에 걸리기 쉬워진 진짜 이유는 다른 것에 있다.

사실 암 발병과 관련해서 가장 주목해야 할 측면은 우리들의 수명이 갈수록 늘어나고 있다는 측면이다. 불과 100년이 채 되지 않는 기간 동안 한국인의 수명은 놀랄 만큼 증가했다. 통계를 확인하면 그 변화를 실감할 수 있다. 1930년대에는 평균 수명이 32세, 1940년대에는 33세, 해방을 맞은 1945년도에 35세, 1970년대로 들어오면서 63세, 그 후 30년이 흐른 2000년도에는 76세를 넘어섰고, 현재는 한국인의 평균 수명이 82세를 넘어선 상태다. 그리고 이는 어디까지나 평균에 해당하는 수치이므로 향후 개인에 따라서는 100세를 넘게 살 경우도 얼마든지 있다. 인구 1억 2천 명 정도의 일본에서는 100세 이상 노인의 수가 점점 늘어 2016년 기준 6만 5,692명으로 집계된 바 있다. 우리나라 역시 이런 일본의 추세를 따라가고 있다. 통계청의 2018 고령자 통계에 따르면 우리나라의 100세 이상 노인은 모두 3,908명이었다. 이웃 일본에 비하면 아직 적은 숫자지만 가파르게 증가하는 추세다. 누구라도 이제 100세까지 사는 것을 고려해 볼 만한 일이 된 것이다.

개인의 수명이 80세, 90세를 넘어 100세까지 길어질 때, 가장 주의해야 할 건강 문제가 바로 암이다. 평균 수명이 짧았던 과거에는 암 자체를 그리 걱정하지 않았다. 암에 걸리기 전 대부분 다른 질병이나 사고로 사망했기 때문이다. 하지만 수명이 늘면서 암은 사람들 대부분이 걱정할 수밖에 없는 문제로 대두되었다.

다음은 연령군별 암 발생률 도표다. 이 도표를 살펴보면 나이가 들면서 암 발병이 급격히 증가하는 것을 알 수 있다.

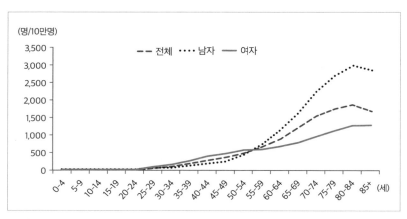

국립암정보센터 2016년

  도표에서 특히 70대 이상에서는 발병률이 10만 명당 1,000명 이상으로 급격하게 증가하는 것을 확인할 수 있다. 30대까지는 미비했던 발병률이, 점차 증가하기 시작해서 70대에 이르러서는 100중 1명 이상이 암에 걸리는 수준까지 된 것이다. 물론 그 이유는 앞서 여러 번 설명했듯 나이가 들수록 면역력이 줄어들어 암에 걸리기 쉬워지기 때문이다. 암은 노화, 그리고 장수와는 떼려야 뗄 수 없는 문제다.

  장수는 분명 우리 모두에게 대단한 축복이지만, 다른 한편으로는 거의 모든 사람들이 암 발병을 걱정할 수밖에 없는 처지에 놓인다는 것을 의미한다. 실제로 한국인 3명 중 1명은 평생에 걸쳐 한 번은 암에 걸린다. 나의 수명이 90세, 100세까지 늘어난다면 암 발병 가능성은 더 커질 수밖에 없다. 암이 가진 여러 가지 특성을 고려할 때, 위 도표에 나타나는 것처럼 그 증가세는 좀 더 가파르게 상승할 것이다.

대다수 사람들에게 이제 암은 피해 가기 힘든 질병이 되었다. 암에 걸리지 않는 것만으로도 대단한 행운이다. 그러나 그 행운은 단지 요행이나 운명의 영역만은 아니다. 건강한 장수를 위해 암이나 다른 중대 질환을 예방하는 노력이 반드시 필요하다. 건강에 대해 좀 더 체계적인 대비와 풍부한 지식이 필요해진 것이다.

무척 불안할 수 있는 이야기지만 다른 사람에 비해 암에 더 잘 걸릴 수 있는 유전자를 가진 사람이 존재한다. 암 체질인 사람이 있다. 선천적으로 타고나는 유전적 요인을 '유전적 감수성genetic susceptibility'이라고 부르는데, 이는 외부 위험 요소에 유난히 취약한 경우를 가리키는 말이다. 가령 담배를 피워도 폐암에 걸리지 않고 100세 이상 장수하는 체질인 사람도 있다. 물론 이 사람은 당연히 다른 암에도 강한 체질일 것이다. 반면 조금의 흡연 경력만으로도 쉽게 폐암에 걸리는 사람도 있다. 이런 사람을 두고, 담배로 인한 폐암 발병에 대해 유전적 감수성이 높다고 한다. 쉽게 말해 그는 폐암에 걸리기 쉬운 체질이다. 만약 친족 가운데 흡연으로 인한 폐암으로 사망한 사람이 있었다면, 이는 유전적 특성의 문제이므로 나 역시 폐암에 걸릴 가능성이 매우 높다. 물론 그럴 때 담배를 피우지 않으면 그만이라고 생각할 수 있다. 하지만 이는 조금 더 깊이 생각해 보아야 할 문제다. 앞서 우리는 대기오염의 심각성과 그로 인한 면역력 문제, 특히 암의 발병에 대해 생각해 보았다. 친족 가운데 폐암 사망자가 있다는 것은 대기 중 유해 물질에 좀 더 취약한 유전자를 가지고 있을 가능성이 높다. 따라서 단지 흡연만이 아니라 폐로 흡입할 수 있는 다양한 유해 물질에 대해서도 함께 고민해 보아야 한다. 물론 보다 정밀한 유전자 검사 등을 통해 좀 더 확실하게 체질을 확인할 수 있다면 이상적이다.

암이 워낙 무서운 질병이다 보니 암에 관한 정보들 가운데 과학적 근거가 없는 것들 역시 쉽게 유포되고 있다. 앞서 우리는 사람들이 흔히 접하지만, 완전히 틀린 건강 상식 하나에 대해 설명했다. 알레르기 질환이 있으면 암에 걸리지 않는다는 속설이다. 대개 그 이유를 알레르기 질환은 면역 과잉 때문에 생기기 때문에 암처럼 면역 결핍 때문에 생기는 병에서는 자유롭다는 논리다. 그러나 이는 과학적 사실과는 완전히 다른 속설이다.

미국 미주리 의과대학의 밤시 군투르^{Vamsi Guntur} 박사는 폐암 환자 759명과 폐암이 없는 환자들의 의료 기록을 비교 분석해 천식 환자의 46.2퍼센트가 나중에 폐암 진단을 받은 반면, 천식이 없는 환자는 그 비율이 22.5퍼센트에 불과하다는 사실을 밝혀냈다. 천식으로 인한 만성적 염증이 폐암을 일으킬 수 있음을 알려 주는 증거다. 최근에는 암에 대해 면역 과잉나 면역 결핍 문제보다는 만성 염증의 여부를 더 중요시하는 시각이 부각되고 있다. 따라서 어떤 이유에서든 몸에 염증이 만성화되는 것을 막아야 한다.

다른 연구에서는 자가면역 질환인 각종 염증성 장 질환이 대장암을 유발할 수 있고, 만성 전립선염 역시 전립선암과의 관련이 있다는 발표도 있다. 이렇게 자가면역 질환 때문에 생기는 만성 염증이 암의 발병에 선행하는 경우가 많았으며, 만성 염증이 암유전자로의 변이를 유도해 암이 생기게 하는 기전이 상당 부분 증명되었다. 결국 암 예방을 위해서는 만성 염증을 일으키는 각종 자가면역 질환의 상태를 하루 빨리 호전시켜야 하며, 동시에 암세포의 활동을 막을 수 있는 충분한 면역 능력도 갖추어야 한다. 그러니 결코 자신이 알레르기 체질이라서 암이 생기지 않을 거라고 착각해서는 안 된다.

최근에는 정밀한 암유전자 검사가 가능해졌다. 향후 머지않은 장래에 암유전자 검사 역시 보편화될 것이다. 앞서 여러 번 설명한 것처럼 우리 몸에는 수많은 종양 유전자가 존재하며, 사람마다 그 존재 여부는 제각각이다. 암유전자 검사에 대해 잘 인지하고 있고, 여건이 허락된다면 암유전자 검사를 통해 자신의 체질을 알아보는 것은 면역력 저울의 올바른 운영을 위해 반드시 고려해야 할 사항이다.

지금까지 연구를 통해 암을 유발하기 쉬운 생활 습관에 대한 가이드라인이 어느 정도 만들어졌다. 고지방식을 즐기는 것, 채소 및 과일을 자주 먹지 않는 것, 잦은 음주, 흡연, 적정 체중에서 벗어나는 것, 운동을 하지 않는 것은 암을 유발할 가능성이 매우 높다. 지속적인 수면장애, 애정 부족의 생활, 대기오염 지역에서 사는 것 등도 암 발생과 높은 상관성이 있다.

그러나 이미 알고 있는 나쁜 생활 습관 중에서도 연구를 통해 새롭게 그 위험성이 과학적으로 증명되고 있는 사실들도 증가하고 있다. 술을 마시는 것, 담배를 피우는 것은 모두 암 발병률을 높인다. 그렇다면 술과 담배를 동시에 하는 사람은 둘 다 하지 않는 사람에 비해 얼마나 암 발병률이 높을까? 최근 연구에 따르면 술과 담배 모두 하는 사람은 그렇지 않은 사람에 비해 식도암 발병 위험이 190배나 높았다. 두

가지 암 위험 요인을 다 가진 사람은 오히려 암에 걸리지 않는 것이 대단한 요행이 아닐 수 없다. 달리 말하면 두 가지 위험 요인을 다 가진 사람은 암에 걸리는 것이 거의 확실시되는 것이다.

그러나 아직도 암이 생기기 쉬운 해로운 생활 습관이 완전히 규명되지는 않았다. 우리가 일상적으로 행하는 생활 습관이나 식습관이 있다. 그중에는 암 예방에 도움이 되는 긍정적인 활동도 있지만, 암을 초래하는 습관도 부지기수다.

가령 최근 의자 등에 오래 앉아서 지내는 좌식 생활이 암 발생과 밀접한 관련이 있다는 연구가 여러 차례 발표된 바 있다. 특히 TV 시청은 현대인이 좌식 생활에 점점 더 길들여지게 만드는 중요한 원인이다. 실제로 현대인이 일상적으로 하고 있는 TV 시청은 암 발병과 매우 밀접한 연관이 있다. 매일 2시간 이상 TV를 보며 앉아 있는 사람들은 대장암 발생 위험이 70퍼센트나 증가한다. 이는 TV 시청 자체가 문제가 된다기보다는 제자리에 앉아 가만히 있는 좌식 생활이 얼마나 위험한지를 여실히 증명하는 연구 결과다. 혈류가 정체되고 운동 부족이 가중되는 생활 습관이 암을 초래할 수 있다는 사실을 깨닫게 한다. 물론 암에 대해 걱정하지 않고 TV 시청을 자유롭게 할 수 있는 방법은 얼마든지 있다. 가령 TV 시청을 러닝머신에서 뛰면서 한다면 이는 오히려 암 발병을 줄이는 효과가 있을 것이다.

암 발병을 초래하는 생활 습관도 있다. 남성에게만 생기는 전립선 암은 중년 이후 남성들이 가장 두려워하는 암종 가운데 하나다. 일단 발병하면 전이가 잘되는 편이라서 매우 조심해야 할 암종이다. 사람들은 자위를 많이 하면 전립선을 지나치게 자극하여 암이 생기기 쉬울 것이라고 착각한다. 하지만 연구 결과는 정반대다. 호주 빅토리아암위원회Cancer Council Victoria의 연구에 따르면 일주일에 5회 이상 자위를 하면 전립선암을 상당 부분 예방할 수 있었다. 조사 결과 자위를 통한 사정 횟수가 많은 남성이 전립선암 발병이 줄었다. 특히 1주일에 5회 이상 사정하는 남성의 경우, 그렇지 않은 남성보다 전립선암 발병률이 3분의 1이나 적었다. 연구진은 사정이 전립선에 발암물질이 쌓이는 것을 막아 주기 때문일 것으로 추측하고 있다. 나이가 들어서까지 풍부한 성생활을 즐기는 것이 암 예방에 도움이 된다는 연구는 많았지만, 자위가 암을 예방한다는 사실은 이례적이다. 섹스를 통한 심리적 안정이나 만족 때문이 아니라 단지 사정을 자주 하는 것이 전립선암에 도움이 되는 요인이었던 셈이다. 반대로 자위를 자주 하지 않거나 성관계를 잘 하지 않아 사정을 자주 하지 않는 남성은 전립선암에 그만큼 노출되기 쉬운 것이다.

적색육은 붉은빛이 나는 쇠고기나 돼지고기 등을 말한다. 그런데 쇠고기나 돼지고기를 그대로 먹지 않고 가공된 소시지나 햄, 각종 육가공 식품으로 섭취하면 암 발병률이 높아진다. 영국 글래스고대학 건강·웰빙연구소Institute of Health and Wellbeing에서는 26만여 명의 여성들의 7년간 건강 자료를 통해 육가공 식품이 암 발병에 미치는 영향에 대해 연구했다. 연구 결과 가공육을 매일 최소 9그램 이상 먹는 여성은 가공육을 먹지 않는 여성에 비해 유방암 발병률이 21퍼센트 더 높았다. 육식을 하더라도 가급적 가공육 대신 생고기를 조리해 먹는다면 암 발병률을 그만큼 줄일 수 있다. 유독 가공육이 유방암을 더 잘 유발하는 이유는 가공육에 포함된 일부 화학성분이 발암물질이기 때문일 것이다. 물론 이는 육식이 암과는 상관없다는 뜻은 아니다. 과도한 육식은 다양한 암의 발병과 높은 상관성이 있으므로 반드시 주의해야 한다.

한국인들이 특히 조심해야 하는 생활 습관도 있다. 짜게 먹고, 국물 음식을 많이 먹는 것이다. 이것은 위암을 일으키기 쉬운 습관이다. 짠 음식과 국물 음식이 지속적으로 위 점막을 자극해 염증을 유발하고 이것이 암을 일으키는 기전이 확인되었다.

뜨거운 음식을 자주 먹는 습관이 있는 사람도 암에 걸리기 쉽다. 특히 65도 이상의 뜨거운 음료와 음식은 식도암 발병률을 8배나 높인다.

청결하지 않는 습관도 문제다. 한국인은 오랜 기간 위암 사망률 세계 1위를 차지하고 있다. 2위 국가와는 현저한 차이가 있을 정도다. 짜게 먹기, 뜨거운 음식 먹기 등보다 더 문제가 되는 식습관은 같은 냄비에서 찌개 떠먹기, 술잔 돌리기 등이다. 이런 습관은 타인에게 헬리코박터균Helicobacter pylori을 옮긴다. 전체 암의 약 15퍼센트는 미생물의 감염 때문에 발생한다. 세균 감염에 의한 만성 염증 때문에 암이 생기는 대표적인 경우가 헬리코박터균으로 인한 위암이나 점막 임파종, 파필로마 바이러스에 의한 자궁경부암, 간염 바이러스에 의한 간암 등이다. 모두 청결하지 않는 생활 습관과 밀접한 관련이 있다.

너무 자명한 사실이겠지만, 40세가 넘었다면 암을 좀 더 각별히 조심해야 한다. 30대를 정점으로 해서 누구나 면역력 수준이 떨어지기 마련이다. 이렇게 면역력이 떨어질 때 가장 조심해야 할 것이 바로 암 발병이다. 전에는 거의 발생하지 않던 암이 40대가 되면서 10만 명당 거의 250명 수준까지 상승한다. 대략 400명 중 한 명은 벌써 암에 걸리는 것이다. 적다면 적은 확률일 수도 있지만, 백 단위까지 확률이 높아진다는 측면에서 결코 무시할 수 없는 수치다.

그러나 아직은 이르다고 할 수 있는 40대부터 암에 대해 더욱 경계 태세를 취해야 하는 데는 좀 더 특별한 이유가 있다. 몇몇 암의 경우 발병 시점이 과거에 비해 매우 빠르게 앞당겨지고 있기 때문이다. 그래서 국가에서 시행하는 5대 암 검진 사업도 거의 모두 40세부터 적용되고 있는 것인지도 모른다. 대표적인 것이 대장암이다. 과거 세대에 비해 현재 30대나 40대는 서구화된 식생활에 익숙해진 세대다. 우리나라는 2008년부터 2017년까지 10년간 대장암 발병률 세계 1위를 기록했다. 2018년에는 헝가리에 이어 2위가 되었다. 그러나 이것도 우리나라의 발병률이 줄어서가 아니라 헝가리의 발병률 증가 속도가 너무 빨라서 생긴 결과다. 1위였던 2015년 기준으로 우리나라 사람들은 인구 10만 명당 45명이 대장암에 걸렸다. 흔히 대장암은 50~60대에서 발병한다고 생각하는 사람이 많지만, 최근 통계에 따르면 발병 시기가 점점 앞당겨져 30~40대의 발병이 급증하는 것으로 나타났다. 대장 내시경 검사에서 대장암으로 발전할 수 있는 용종이 발견되는 빈도 역시 갈수록 증가하고 있다.

40대의 암 발병이 위험한 이유는 건강에 대한 지나친 자신감 때문이다. 40대는 건강에 대해 자만하는 심리가 강하기 때문에 암에 대한 경각심이 부족해 이미 암이 상당히 진행된 이후에야 암을 발견하는 경우가 많다. 그런데 젊은 대장암 환자는 암세포가 빠르게 자라고 전이가 되기도 쉬워 자칫 치명적인 상황에 이르는 사례가 적지 않다.

여성 역시 마찬가지다. 여성의 경우 유방암이나 갑상선암의 발병 시기가 점점 앞당겨지고 있다. 이 역시 대장암과 같이 서구화된 식생활과 밀접한 관련이 있다. 지난 15년간 지속적으로 유방암이 증가세를 보이는데 적어도 유방암 환자의 10퍼센트 정도는 20~30대 여성으로 나타났다. 이른 초경과 식습관 변화, 만혼, 출산 경험과 모유 수유 감소, 비만 증가, 피임약 사용 증가와 같은 다양한 문제들은 여성들의 유방암이 늘어나는 동시에 점점 더 빠른 시기에 나타나게 하는 주요 원인이다. 물론 유방암은 완치율이 다른 암종에 비해 높은 편이다. 그러나 문제는 유방암이 발병되고 치료되는 과정에서 유방을 절제하는 경우가 많아 심리적 문제, 삶의 질 문제가 동반된다는 것이다. 따라서 유방암이 생기기 전에 예방하는 것이 중요하다.

암세포를
제거하는
내 몸의 면역 시스템

우리 몸에는 원종양유전자proto-oncogene라는 것이 있다. 이는 모든 척추동물이 공통으로 가지고 있는 유전자인데, 평상시에는 세포의 성장이나 분화에 관여하는 정상적인 유전자다. 그런데 이 원종양유전자가 바이러스 감염이나 방사선, 화학물질 노출, 유전자 변이의 누적, 흡연 같은 요인들에 의해 변이가 생기면 암유전자oncogene로 변하는 것이다. 암은 외부 바이러스나 독성 물질에 의해 생기기도 하지만, 이렇게 원종양유전자의 돌연변이에 의해서도 생길 수 있다.

또 하나 우리 몸속에는 P53이라는 암 발생 억제 유전자가 존재한다. 생성되는 암세포의 약 80퍼센트는 이 P53 유전자가 변이되거나 기능을 잃으면서 만들어진다. P53이 제 기능을 다하지 못할 때는 유전자의 염기서열이 뒤바뀔 때다. 우리 몸속의 DNA 나선에는 각각 A, G, C, T

로 표시되는 특정 코드가 존재하는데, 세포가 복제될 때 어떤 원인에 의해 종종 이 코드가 잘못 복사되는 경우가 생긴다. 즉 암을 유발하는 물질에 의해 복제 과정에서 P53 유전자의 염기서열이 바뀌는 경우가 생기는 것이다. 그러면 P53 유전자는 더 이상 세포의 이상증식과 돌연변이를 막을 수 없게 된다.

어떤 세포가 암세포로 바뀔 때는 이 두 가지 변이가 모두 발생한다. 즉 원종양유전자가 암유전자로 바뀌는 것과 P53 유전자가 돌연변이에 의해 기능을 잃는 일이 한꺼번에 일어나는 것이다.

그런데 P53 유전자가 활동을 잘하는 것이 무조건 우리 몸에 이로운 것만도 아니다. P53 유전자가 지나치게 활성화되면 정상 세포들까지 공격하는 일이 생긴다. 이때 우리 장기는 큰 손상을 입고 때로는 목숨이 위태로워지는 상황에 이르기도 한다. 우리가 무척 두려워하는 뇌졸중에 의한 사망은 이 P53 유전자가 강하게 활성화되어 정상 세포를 공격하는 것을 의학적 처치를 통해 제대로 막지 못했을 때다.

즉 P53 유전자가 충분히 활성화되지 않았을 때는 암에 걸리고, 지나치게 활성화되면 정상 세포를 공격해 사망에 이를 수 있다. 유전자 수준에서 이 P53 유전자의 기능적 균형이 무척 중요한 것이다.

그리고 이미 생긴 암세포를 잡아먹는 NK세포의 역할도 대단히 중요하다. NK세포는 글자 그대로 바이러스에 감염된 세포나 암세포를 직접 죽이는 면역세포다. 최근 암 치료에서는 이 NK세포를 적극적으로 활용하는 방법들이 활발하게 연구되고 있다. NK세포는 우리 몸의 면역을 담당하는 혈액 내의 백혈구 가운데 하나다. 이들은 세포들 중에서 감염이나 암세포 변이로 인해 문제가 생긴 세포를 찾아내어 즉각 사살하는 역할을 한다. 감염된 세포나 암세포는 다른 세포와 달리 특정 단백질이 적어지는데 NK세포는 이런 변화를 귀신처럼 찾아내는 능력이 있다. NK세포가 감염된 세포나 암세포를 찾아낸 뒤에는 퍼포린 perforin과 그랜자임 granzyme이라는 독성 물질을 분비해서 제거 대상 세포를 사멸시킨다. 퍼포린으로는 제거 대상 세포의 세포막에 구멍을 내는 역할을 하고, 그랜자임으로는 대상 세포를 직접 살상한다. 특히 NK세포는 암세포를 죽이는 역할 말고도, 부가적으로 암세포가 증식되거나 전이되는 것을 막는 역할도 한다. 게다가 암을 만들어 내는 암 줄기세포가 커지는 것을 억제하는 역할까지 담당한다. 이처럼 암 발병 억제와 치료에 있어 NK세포가 차지하는 역할은 대단히 크다.

만약 현재 자신의 NK세포 활성 수준을 알고 싶다면 검사를 받아 볼 수 있다. 최근 개발된 몇몇 검사들은 개인의 NK세포 활성도를 비교적 정확하게 측정한다. 결과에 나타난 수치에 따라 지금 NK세포가 활발하게 기능을 하는지 그렇지 못한지를 판단할 수 있다.

따라서 나이가 들어갈수록 이 NK세포의 기능과 수가 줄어들지 않도록 하는 방법들을 잘 이해하고, 꾸준히 실천해야 한다. 다음에 설명하는 몇 가지 수칙만 잘 지켜도 NK세포들의 활성도를 눈에 띄게 높일 수 있다.

NK세포의 활성화를 위해 가장 먼저 알아야 할 점은 정신 건강과 NK세포의 높은 상관성이다. NK세포는 나이가 들면서 자연히 기능과 수가 줄어들지만, 그때그때의 정신 건강에 따라 기능 수준과 수가 크게 변하는 것으로 알려져 있다.

가령 자주 웃는 사람, 행복감을 자주 느끼는 사람은 NK세포의 활성도가 다른 사람들에 비해 상대적으로 높다. 전반적인 스트레스 수준과 NK세포의 활성도도 상관성이 높다. 당연히 스트레스 수준이 심할수록 NK세포의 활성도가 떨어졌다. 긍정적인 사고를 가진 사람들 역시 NK세포를 비롯한 전반적인 면역세포 활성도가 높았다. 검사를 통해 낙관성을 측정하고 혈액을 채취해 NK세포의 활성도를 비교했을 때 낙관성이 높은 사람의 NK세포 활성도가 높은 것이 확인되었다. 건강한 정신, 평정심을 갖는 것은 면역력 저울의 균형과 밀접한 관련이 있음을 다시 확인할 수 있다.

맑은 공기를 마시는 것도 중요하다. 우선 박테리아나 바이러스는 산소가 풍부한 환경을 무척 싫어한다. 맑은 공기가 있는 곳에서는 이들의 침입이 줄어들어 NK세포가 상대적으로 몸의 다른 면역 활동에 힘을 더 쏟을 수 있다. 반대로 대기오염이 심한 곳에서는 NK세포가 세균이나 유해물질을 처리하느라 다른 면역을 소홀히 할 수밖에 없다.

그런데 우리가 쉬지 않고 계속하는 호흡은 뜻밖의 독소를 만들어 낸다. 바로 활성산소다. 활성산소는 산소 호흡을 하는 모든 생물체의 호흡 과정 중 체내에 생성되는 반응성이 강한 산소유도체다.

인간은 보통 1분에 20번 정도 심호흡을 하는데, 한 번에 약 500cc 정도의 공기를 마신다. 그러니 1분이면 약 10,000cc의 공기를 마시는 것이다. 공기 속에 포함된 산소가 약 20퍼센트이므로 약 2,000cc의 산소를 마시는 셈이다. 이중 몸속에서 만들어지는 활성산소는 전체 산소의 약 2퍼센트, 40cc가량 된다. 결국 우리 몸은 하루에 약 28,800cc의 활성산소를 몸속에서 만들어 낸다.

활성산소에는 수퍼옥사이드 이온superoxide anion, O2-, 과산화수소 Hydrogen peroxide, H2O2, 하이드록시 라디칼hydroxyl radical, OH. 등이 있다. 이 같은 활성산소는 산소와는 달리 불안정한 상태에 놓여 있기 때문에 생체 조직을 공격하거나 세포를 손상시키는 산화력이 강하다. 심지어 돌연변이나 암까지도 유발할 수 있어 유해산소라고 칭하기도 한다. 따라서 면역력 저울의 건강과 균형을 위해서는 몸속에 활성산소가 너무 많아지는 것을 막고, 활성산소를 제거해 주는 항산화 물질들을 꾸준히 섭취해야 하며, 활성산소를 몸에서 내보내는 항산화 활동을 실천해야 한다. 가령 우리 몸 안에는 활성산소의 활동을 억제하거나 제거하는 '항산화 효소'들이 존재한다. SODSuperoxide dismutase, 카타라제Catalase, 글루타치온 페록시다제Glutathione peroxidase, 리덕타제reductase 등이다. 이들 효소 덕분에 활성산소로부터 우리 몸을 보호하는 것이다. 이들 항산화 효소들을 활성화하는 음식과 방법들이 있으므로 이 역시 꼭 배우고 실천해야 할 사항이다.

그렇다면 몸속에서 생긴 모든 활성산소를 말끔히 제거해야 할까? 사실 그럴 수도 없는 일이고, 그럴 필요도 없다. 활성산소가 우리 몸에 반드시 유해한 것만은 아니기 때문이다. 활성산소는 강한 살균 효과가 있어서 우리 몸속에 들어온 병원체나 이물질을 제거하는 역할을 담당하기도 한다. 활성산소가 지나치게 높아서는 안 되겠지만, 적정량의 활성산소는 우리 몸에 필요하다.

맑은 공기를 마시는 것은 활성산소를 억제하는 방법이기도 하다. 대기오염이 심한 공기 속에는 활성산소를 유도하는 CO, SOx, NOx, 재, 미세먼지, 불연소 탄화수소와 같은 유해 물질들이 포함되어 있다. 이 물질들은 모두 우리 몸속에서 활성산소를 만들어 내도록 유도한다. 맑은 공기에는 이런 물질들이 상대적으로 적게 들어 있어서 몸속에 활성산소가 생기는 것을 줄일 수 있다.

맑은 공기는 그 자체로 면역 증강제다. 실험을 통해 맑은 공기가 가득한 삼림욕장에서 몇 시간을 보낸 후 NK세포 활성도를 측정하면 평소보다 수치가 무척 높아진 것을 확인할 수 있다. 대기오염이 점점 나빠지는 현실에서 맑은 공기를 찾아 마시는 것은 매우 중요한 면역 균형 활동인 셈이다.

휴식과 숙면을 통해 피로를 잘 해소하는 것도 중요하다. 연구를 통해 피로도가 높을 때 NK세포의 활성도 역시 크게 떨어지는 것을 확인할 수 있다. 숙면을 취하면 우리 몸의 호르몬이 재생되고 밸런스를 유지할 수 있는데, 이 호르몬들 가운데는 NK세포의 활성도를 높이는 것들이 상당히 많다. 숙면은 호르몬의 균형을 맞추고 NK세포의 활성도를 높여 준다.

적당한 운동이나 충분한 수분 섭취, 고른 영양 섭취 역시 NK세포의 활성도를 높여 준다. 또한 인체의 해독을 돕는 미네랄을 충분히 섭취하는 것도 NK세포의 활성도를 높이는 데 중요하다. 세포들은 대사과정에서 암모니아와 탄산가스를 만들어 내는데 각종 미네랄이 이 독성 물질을 체외로 배출하는 역할을 담당하기 때문이다. 미네랄을 충분히

섭취하면 체내 독성이 그만큼 떨어져 우리 몸의 NK세포가 다른 면역
활동에 신경 쓸 수 있게 된다.

면역력 저울이
기울 때
암은 발병한다

지금까지 여러 가지 설명들을 통해 면역력 저울에 영향을 미치는 무척 다양한 변수들이 존재한다는 것을 알았을 것이다. 그중 아주 중요한 몇 가지 핵심 요소들만 생각해 보면 다음과 같이 나타낼 수 있다.

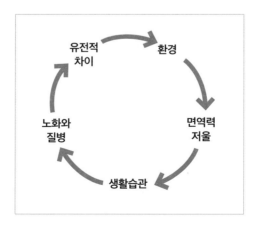

저마다의 면역력 저울은 그 사람이 가진 유전적인 특성, 현재 나이나 질병 유무, 다양한 건강 습관 등과 밀접한 관련이 있다. 물론 각 요소들에는 더 고려해 보아야 할 많은 세부 항목들이 존재한다.

환경 변수 역시 무시할 수 없다. 가령 최근 미세먼지의 공포가 극심하다. 미국 시카고대학 연구팀에 따르면 '대기질 수명지수'AQLI에서 오염된 미세먼지로 인해 인간의 평균수명이 약 1.8년가량 줄어드는 것으로 나타났다. 연구팀은 대기오염이 심한 인도와 중국에서는 최대 6~11년까지 평균수명이 단축될 것으로 예측했다. 이렇게 환경 문제는 우리 자신의 면역력 저울의 균형에 있어 점점 더 중대한 변수로 부각되고 있다.

우리 몸의 면역력은 항상 같은 자리에 있지 않다. 어떤 때는 넘치고, 어떤 때는 모자란다. 면역 활동이란 일차적으로는 우리 몸이 특정 병원체나 독소에 대해 저항해 우리 몸을 지키는 것을 말한다. 그런데 외부의 항원뿐만 아니라 몸속에서 생기는 각종 독소나 암세포 등도 제거해 내 몸이 항상성을 유지할 수 있도록 하는 것 역시 면역 활동이다.

자신이 처한 환경 자체가 면역력 저울의 시스템 자체를 좌지우지할 수도 있다. 우리 몸에는 언제나 어느 정도의 면역력이 존재하기 때문에 내 몸의 면역 활동은 죽는 순간까지 결코 멈추지 않는다. 그러나 우리 몸의 면역 시스템이 면역 활동을 제대로 펼칠 수 없는 환경에 놓일 때 우리 몸에는 적지 않은 혼선이 생길 수 있다. 앞서 지나치게 청결한 환경 탓에 우리 몸의 면역 시스템이 할 일이 부족해지면, 정상세포를 공격하는 자가면역 질환이 생길 가능성이 높아진다고 했다. 사실 이를 두고 '면역력이 넘쳐서' 그런 것이라고 말하는 것에는 어폐가 있다. 좀 더 정확하게 말하면 과거와는 환경이 크게 바뀌었기에 비록 전과 같은 수준의 면역력이라도 몸을 오히려 해치는 상황이 발생하는 것이다.

우리 건강에서 환경 변수는 생애 전체에 걸쳐 매우 크게 작용한다. 스위스 사회·예방의학연구소에서 재미있는 연구를 진행했다. 독일, 스위스, 오스트리아 지역의 6~13세 아이 812명을 대상으로 농장 지역과 도시와 같은 비농장 지역으로 나누어 아토피 피부염과 같은 알레르기 질환의 발생 빈도를 조사했다. 그런데 주거 환경에서 각종 세균이 만드는 독성물질인 내독소endotoxin가 많이 검출된 농장 지역에서 자란 아이들이 알레르기 질환에 걸리는 비율이 눈에 띄게 적었다. 내독소는 대장균을 비롯해 각종 세균들이 분비하는 독소로, 공기를 통해 우리 몸에 침투한다. 연구진은 특정 시기, 특히 유아기에 적정량의 내독소에 노출되는 것이 자가면역 질환 예방에 큰 도움이 되는 것으로 결론 내렸다. 연구에 따르면 특히 면역계가 형성되는 한 살 이전에 이런 환경에 노출되는 것이 무척 중요했다. 즉 농장 지역에서 태어나 자란 아이들은 향후 성인이 되어서도 알레르기 질환에 잘 걸리지 않았다. 그런데 그들의 면역력 수준이 태어났을 때부터 더 높거나 낮았던 것은 아닐 것이다. 우리 몸의 면역 시스템이 급격하게 구축되는 유아기 때, 보다 풍부한 미생물 환경에 노출되면서 외부 항원에 대적하는 면역 시스템이 좀 더 완벽해졌다고 표현하는 것이 적절할 것이다.

이를 조금 더 비유적으로 표현해 보면, 어떤 사람은 작은 면역력 저울을, 어떤 사람은 큰 면역력 저울을 가졌다고 할 수 있는 것이다.

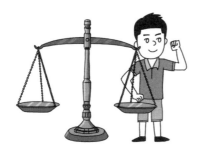
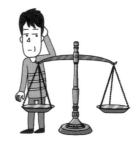

A씨가 가진 면역력 저울   B씨가 가진 면역력 저울

각종 자가면역 질환을 앓게 되면 면역억제제를 처방받아 복용하게 된다. 그러나 면역억제제를 복용하면 좋은 면역 기능 역시 억제되기 때문에 감기를 달고 사는 등의 부작용이 생기기도 한다. 당연히 암이나 각종 전염성 질병에 취약해질 수밖에 없다. 이는 자신의 면역력 저울의 사이즈를 오히려 줄이는 일이다.

청결한 환경에서 살아 면역 시스템이 자기 몸을 공격하는 자가면역 질환에 걸리고, 또 그것을 막기 위해 몸의 면역력을 낮추는 약을 먹는 과정은 어찌 보면 참으로 아이러니한 일이다.

이는 최근 미생물과 인간의 면역에 관한 체계적인 연구를 통해 상당 부분 그 실체가 해명되고 있는 분야이기도 하다.

장내세균숲 연구의 권위자인 잭 길버트Jack Gilbert가 지은《더러워도 괜찮아》에서는 책의 제목처럼 어릴 적 아이들이 조금은 지저분한 환경에서 흙장난을 마음껏 하며 각종 미생물과 세균을 충분히 접하는 것이 장차 성인이 되어 자신의 몸 안에 튼튼한 면역 시스템을 구축하는 데 무척 중요하다고 말한다. 길버트는 어릴 적 세균과 접촉하며 자신의 면역 시스템을 강하게 구축하지 못하면 나중에 갑자기 중대 질환에 걸려 위험에 처할 수 있다고 주장한다.

자연면역의 권위자인 후지타 고이치로는 그의 저서들에서 안전하게 처리된 캡슐 형태로 농축된 토양균을 매일 복용한다고 여러 차례 밝히 바 있다. 토양균은 말 그대로 흙에 사는 각종 미생물이다. 그는 지나치게 깨끗한 환경에 살고 있어서 더 이상 우리 몸이 미생물과 충분히 접촉할 수 없기 때문에 이런 방식으로 다양한 미생물과 내 몸이 교류할 수 있게 하여 면역 균형을 맞추는 일이 무척 중요하다고 주장한다.

성인이 되어서도 우리는 자신의 면역력 저울의 사이즈를 점점 늘려 나갈 수 있다. 일차적으로는 꾸준히 근력 운동, 유산소 운동을 실천하고, 숙면을 취하는 생활 습관을 유지하며, 해로운 음식을 멀리하고, 몸에 영양학적으로 증명된 이로운 음식을 적정량 섭취하면서, 체중을 잘 관리하고, 스트레스에서 멀어지도록 노력한다면, 나이가 들더라도 우리의 면역력 저울은 오히려 좀 더 커질 수 있다.

그리고 좋은 미생물이 풍부한 자연환경과 접하는 활동을 충분히 하면 그 효과는 배가 될 것이다. 깨끗한 자연환경에는 우리 몸의 면역 시스템을 좀 더 단단하게 만들어 줄 다양한 미생물 생태계가 존재한다. 예측할 수 없는 무시무시한 유해물질이 판을 치고 있는 도시의 환경과는 분명 큰 차이가 있다. 꼭 깨끗한 자연 속에서 전원생활을 누리지 못해도 주말마다 미생물이 풍부한 자연으로 나아가 여가생활을 즐긴다면 자신의 면역력 저울을 단단하고 크게 만들 수 있다.

암이 생겼을 때 나타나는 면역 반응

반드시 알아야 할 가장 중요한 의학 지식은 무엇일까? TV에서 접하는 의학 지식들 가운데는 매우 중요한 것들도 있지만, 그렇지 않은 것도 있다. 여러분이 흔히 접하는 '어떤 음식을 먹으면 다이어트에 도움이 된다더라.'와 같은 것은 장기적인 건강관리 측면에서 분명 도움이 될 수 있겠지만, 돌연사와 관련된 중대 심혈관 질환의 전조 증상이나 초기 암의 전조 증상에 비하면 그리 중요한 지식은 아니다.

그런데 일반인들과 이야기해 보면 매우 중요한 암의 전조 증상에 관한 지식이 의외로 부실하고 부정확하다는 것을 알게 된다. 어떤 음식이 어떤 작용을 하고, 몸의 어디에 좋다는 등의 지식은 박식한데 정작 꼭 알아야 할 지식은 제대로 숙지하지 못하고 있다.

돌연사와 관련된 여러 가지 전조 증상에 관한 지식, 각종 암의 초기 증상에 관한 지식, 기타 주요 질병의 예방과 대처법에 대해서만은 시간을 내어 관심을 갖고 밑줄을 쫙쫙 쳐 가며 공부해야 한다.

다음은 주요 암의 전조 증상이다.

우선 위암이 생기면 상복부에 불쾌감이 지속적으로 나타나거나 식욕부진과 소화불량이 있을 수 있다. 이런 증상이 계속 된다면 암을 포함해 위에 기능상의 문제가 있을 수 있다. 단순히 소화불량으로 여기고 방치하는 경우가 많은데, 어느 정도 나이가 있고, 전에 없던 이런 증상이 지속된다면 반드시 병원 진단을 받아 보아야 한다. 위암은 초기 증상이 다른 암에 비해 비교적 경미하기 때문에 많이 진행된 후 병원을 찾는 경우가 많다. 따라서 1년에 한 번 정기 암 검진을 받고 평소에 자신의 위 상태를 면밀하게 체크하도록 한다. 특히 가족력이 있거나 평소 짜고 뜨거운 음식을 즐긴다면 더 주의를 기울여야 한다.

자궁암은 발생 부위에 따라 자궁경부암과 자궁체부암 등으로 나뉜다. 고위험군은 사람유두종바이러스에 감염된 경우다. 자궁에서 이상 분비물이 나온다거나 이유 없이 출혈이 나타난다면 늦추지 말고 검사를 받아야 한다. 암에 의한 경우 이런 증상은 시간이 갈수록 심해진다. 암이 진행되면서 주변 장기인 직장이나 방광, 골반벽까지 침범하면 혈뇨나 직장 출혈, 체중 감소를 동반하기도 한다.

간암이 발병하면 오른쪽 복부 위쪽에 통증이 있으면서 황달이 생기고 갑자기 체중이 줄고 식욕부진이 심해진다. 이때 둔하고 무지근한 둔통이 느껴지는데 평소에 잘 느낀 적이 없는 통증일 것이다. 문제는 이런 전조 증상 없이 간암은 경과가 상당히 진행될 수 있다는 점이다. 심지어 거의 전조 증상을 느끼지 못하다가 사망하기 직전에 병증을 느껴서 병원을 찾았다가 발견하기도 한다. 담도암이나 췌장암, 간암 등은 전조 증상이 잘 나타나지 않는 것으로 악명이 높다. 이런 암의 경우에는 주기적인 간이 검사와 1년 1회 이상의 암 검진을 통해 발견하는 수밖에 없다. 좀 더 신경을 쓰고 관심을 가져야 할 대상이다.

폐암은 전조 증상이 비교적 뚜렷하다. 마른기침이 계속 이어지거나 가래에 피가 섞여 나온다면 곧바로 폐암 검사를 받아야 한다. 그러나 폐암 역시 초기에는 증상이 거의 나타나지 않는 경우가 많다. 흡연 경험이 있거나 흡연 중인 사람은 물론이고, 대기오염이 심한 곳에서 작업을 하거나 요리를 자주 하는 주부와 같이 폐암 위험에 많이 노출된 사람들은 유심히 자신의 호흡 상태를 관찰할 필요가 있다.

유방암은 특별한 통증이 없는 경우가 대부분이다. 그러나 암이 생기면 유방에 덩어리가 만져지거나 유두 출혈이 생길 수 있다. 그런데 유방암은 평소 자가 점검으로 그리 어렵지 않게 초기에 발병을 알아낼 수 있다. 다음 표를 보면서 자가 검진 방법을 잘 익혀 두자.

혈변을 본다면 대장암이나 직장암을 의심해 보아야 한다. 물론 혈변이 나오는 이유는 워낙 다양하기 때문에 대장암이나 직장암 때문이 아닌 경우도 허다하다. 만약 혈변의 색깔이 진한 검붉은 색이라면 가능성이 높다. 설사 검사를 해서 대장암이나 직장암이 아니라는 소견이 나오더라도 혈변 자체는 반드시 치료를 받아야 한다. 다른 병이 있을 가능성이 높기 때문에 항상 자신의 변 색깔에 관심을 갖도록 한다.

유방암 자가 검진 3단계

1단계 거울을 보면서 육안으로 관찰
평상시 유방의 모양이나 윤곽의 변화를 비교

①   ②   ③

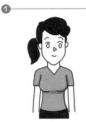 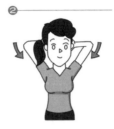 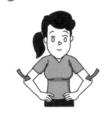

양팔을 편하게 내려놓은 후 양쪽 유방을 관찰한다.

양손을 뒤로 깍지 끼고 팔에 힘을 주면서 앞으로 내민다.

양손을 허리에 짚고 어깨와 팔꿈치를 앞으로 내밀면서 가슴에 힘을 주고 앞으로 숙인다.

2단계 서거나 앉아서 손으로 만져보기
로션 등을 이용해 부드럽게 검진

①   ②   ③

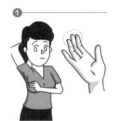 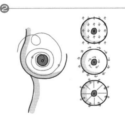 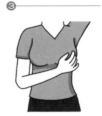

검진하는 유방 쪽 팔을 머리 위로 들어올리고 반대편 2, 3, 4번째 손가락 첫 마디 바닥면을 이용해 검진한다.

유방 주위 바깥쪽 상단 부위에서 원을 그려가면서 안쪽으로 반드시 쇄골의 위, 아래 부위와 겨드랑이 밑에서부터 검진한다. 동전크기만큼씩 약간 힘주어 시계 방향으로 3개의 원을 그려가면서 검진한다. 유방 바깥쪽으로 원을 그리고 좀 더 작은 원을 그리는 식으로 한 곳에서 3개의 원을 그린다.

유두 주변까지 작은 원을 그리며 만져 본 후에는 유두의 위·아래와 양옆에서 안쪽으로 짜보아서 비정상적인 분비물이 있는지 확인한다.

3단계 누워서 손으로 만져보기
2단계를 보완. 자세를 바꿈으로써 문제 조직을 발견

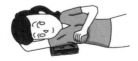

편한 상태로 누워 검사하는 쪽 어깨 밑에 타월을 접어서 받친 후 검사하는 쪽 팔을 위쪽으로 올리고 반대편 손으로 2단계의 방법과 같이 검진한다.

발췌: 한국유방건강재단

3부 면역력을 높여 조기에 암을 진압하라

너무 늦지만
않다면,
암 극복할 수 있다

암은 한국에서 부동의 첫째 사망 원인이다. 2017년 기준 전체 사망자의 27.6퍼센트가 암으로 사망했다. 특히 남성의 경우 암으로 인한 사망자가 10만 명 당 191명으로 2위인 심장 질환의 10만 명 당 58명에 비해 대단히 높다. 여성 역시 10만 명 당 116명으로 다른 질환으로 인한 사망자보다 현저히 높았다.

하지만 무조건 두려워할 필요는 없다. 암의 완치율도 점점 높아지고 있기 때문이다. 가령 위암의 경우 국내에서 매년 약 3만여 명이 발병하지만 완치율은 95퍼센트에 이른다. 각종 암 검진이 보편화되면서 조기 발견이 용이해졌고, 치료 기술도 나날이 발전해 치료 예후 역시 좋아지고 있기 때문이다. 이런 추세는 점점 더 공고해질 것으로 전망된다.

아직 선부른 예측이지만, 많은 의학자가 머지않아 다른 질병들처럼 암 역시 거의 정복될 것이라는 희망적인 예언을 하고 있다. 21세기 들어 첨단의학이 눈부시게 발달하고 있고, 암 치료와 관련된 연구 역시 대단히 활발하게 진행되고 있기 때문이다.

게다가 한국의 의료 기술은 이미 세계적인 수준이다. 예전 드라마나 영화에 나오는 것처럼 어느 날 자신에게 암에 걸렸다고 해서 다른 나라로 떠날 필요도 없다. 한국이 암 치료와 요양에 있어서는 선진국이기 때문이다. 특히 주요 암의 치료에 관해서는 다른 국가들을 크게 앞질러 최첨단을 걷고 있다고 해도 과언이 아니다. 설사 다소 암이 진행되어 발견되더라도 특이한 암종이거나 악성 암이 아닌 경우에는 완치율이 높다.

현재 국내 암 완치율은 세계 최고 수준이다. 가톨릭대 서울성모병원 위암센터가 최근 하버드대 매사추세츠 종합병원과 위암 수술 치료 결과를 비교 분석한 결과, 한국에서 수술을 받은 환자가 미국에서 수술을 받은 환자보다 생존율이 5년 더 높은 것으로 나타나기도 했다.

게다가 여러분이 건강에 대해 충분한 관심이 있다면, 아니 조금만 경각심이 있어도, 그래서 만약 1년에 한 번 암 검진을 빠뜨리지 않는다면, 암으로 인해 심각한 수준에 이를 가능성은 거의 없다고 해도 과언이 아니다. 주기적으로 암 검진을 받는 사람이라면 비록 암이 발병하더라도, 거의 대부분 초기 단계에서 발견할 가능성이 높기 때문에 완치에 이르는 일 역시 결코 어려운 일이 아니다.

가령 대장암은 한국인의 암 발병 중에서 두 번째로 많지만, 암 검진을 통해 조기에 발견되면 얼마든지 완치될 수 있다. 물론 치료를 늦추어 3기 이상 진행된 후에는 생존율이 절반 이하로 떨어진다. 비교적 초기인 선종 단계에서 발견한다면 90퍼센트 이상 완치가 가능하다. 따라서 주기적인 대장 내시경검사를 통해 선종 단계에서 용종을 발견, 제거하는 것이 대장암 완치에 있어서 관건이다.

이렇게 완치율이 높아지고 있으니 암이 발병했어도 결코 희망을 버리지 말라. 암 치료와 사후 관리에 대한 의학지식은 날로 발전을 거듭하고 있다. 설사 조금 방심하고 있다가 암에 걸렸다고 해도, 실망하지 않고, 치료 효과가 검증된 다양한 치료법을 적극적으로 따르고, 또 연구를 통해 효과가 입증된 여러 가지 사후 관리 수칙을 철저하게 따른다면 오히려 그것이 질병 없는 장수의 삶을 다시 살게 해주는 계기가 될 것이다. 그러니 만약 암이 생겼다면 절망 대신 지금 실천해야 할 다양한 면역력 증강 실천법들을 배우고 철저하게 따라 암을 기어이 정복하기 바란다.

다양한
방법으로
심부 체온을 높이라

암세포는 저체온과 저산소 상태를 좋아한다. 특히 체온이 저체온 상태인 35도 이하는 암세포가 증식하기에 최적의 조건이다. 저체온과 저산소 상태는 밀접한 연관이 있다. 몸이 저체온 상태에 이르면 혈관이 수축하면서 혈액순환이 나빠지고 우리 몸도 저산소 상태에 빠지기 때문이다. 또 정상 세포는 대사 과정에서 산소를 필요로 하지만, 암세포는 산소가 없어도 필수 영양소만 공급받으면 증식할 수 있다. 그래서 암세포의 특성을 '산소를 기피한다', '필요로 하지 않는다'는 의미에서 혐기성嫌氣性, anaerobic이라고 칭하는 것이다. 체온이 1도가 떨어지면 면역력은 약 30퍼센트, 대사 능력은 12퍼센트 가까이 떨어진다. 또 저체온 상태에서는 우리 몸의 중요한 면역 체계인 림프구 수치가 떨어지고 몸을 빠르게 산화시켜 노화를 촉진한다. 또 저체온 상태가 계속되면 우리 몸의 유전자는 오작동이 더 많아지고 각종 감염병이나 암에 걸리기 쉬워진다. 또 저체온으로 면역 기능이 떨어지면 장내 유해균이 급격히 증식하면서 면역력이 급감한다. 반대로 체온이 1도 올라갈 때 면역력은 최대 5~6배까지 올라가기도 한다.

인간의 체온은 대략 36.5도에서 37도 사이이다. 그런데 현대인 중에는 체온이 36도가 채 안 되는 경우도 많다. 현대인에게 암이 더 많이 생기는 이유 중 하나가 여기에 있다. 꼭 수명이 늘어서가 아니라 저체온 때문에 암에 걸리는 현대인이 적지 않다. 과거에 비해 생활환경이 편해지고 신체 활동이 줄어 평균 체온이 낮아지면서 면역력 역시 떨어지고 암 발병 가능성도 그만큼 높아지는 것이다.

암세포는 열에 매우 약하다. 체온이 39도 정도가 되면 급격히 활동성이 떨어지고 41도 이상이면 점차 소멸하기 시작한다. 반면 우리 몸의 정상세포는 45도에 가까운 고온에서도 활발하게 움직인다. 우리가 온천이나 반신욕을 유쾌하게 즐기는 것도 이런 신체적 특성 덕분이다. 고열로 해당 부위의 암을 죽이는 '고주파온열 치료'는 이런 원리에 근거해 이루어지는 치료다.

따라서 암을 예방하기 위해서, 또 이미 발병한 상태에서 치료와 암 요양을 제대로 하기 위해서는 반드시 체온을 높이고, 몸의 심부 온도가 높게 유지되도록 다양한 방법들을 강구해야 하는 것이다. 그런데 우리의 면역력을 떨어뜨리고 암을 유발하는 문명의 이기들이 있다. 우리 몸의 체온 시스템을 끊임없이 교란시키는 냉난방 장치는 면역력 저울을 흔드는 적이다. 도시의 건물과 실내 거의 모든 곳에 냉난방기가 떡 버티고 있으니 도시 전체가 적의 소굴이라고 해도 과언이 아니다.

특히 여름철 냉방기가 큰 문제다. 열사병이나 일사병에 걸리는 수준이 아니라면, 여름에 우리 몸이 더위에 적절하게 노출되는 것은 결코 나쁜 일이 아니다. 어쩌면 여름철 더위 덕분에 수분 섭취가 늘어 신진대사가 활발해지고, 땀과 각종 분비물을 통해 몸속 독소들이 충분히 배출된다. 높은 열로 몸속 암세포를 깨끗하게 청소할 수 있다. 그러나 여름인데도, 더위를 느끼지 못하게 하는 에어컨 앞에 계속 머무르다 보면 이런 유익을 거의 누리지 못한다. 되레 면역력의 급격한 저하를 경험하게 된다.

여름철에 흔히 걸리는 질병이 소위 '냉방병'이다. 이는 별것 아닌 것으로 치부되지만, 면역력 저울을 대단히 위협한다. 직장인을 대상으로 한 조사에서 직장인의 49.8퍼센트가 냉방병으로 고생하는 것으로 나타났다. 남성이 39.2퍼센트인데 비해 여성이 59.6퍼센트로 더 높았다. 냉방병은 현대인이라면 누구나 한 번쯤은 겪게 되는 질병이다. 냉방병은 우리 몸이 여름철 더운 기온에 적응한 상태에서 갑자기 냉방기를 접했을 때, 고온에서 저온 환경으로 급격하게 이동하는 과정에서 우리 몸이 여기에 잘 적응하지 못해 생기는, 일종의 자율신경계 변조 현상이다. 더운 실외에 있다가 갑자기 차가운 실내로 들어서는 일을 반복하면, 비록 몸은 시원함을 느끼겠지만, 우리 몸의 자율신경계는 이런 급격한 변화를 잘 따라잡지 못한다. 다시 말해 말초혈관이 급격히 수축되는 등의 일이 반복되면서 자율신경계가 서서히 지치게 되고 결국 기능이 떨어지게 되는 것이다. 그러면 혈액순환에 문제가 생기고 뇌 혈류량도 부족해지기 쉽다. 이렇게 혈압 조절이 힘들어지면서 두통, 어지럼증, 집중력 저하, 손발냉증 같은 증상이 동반되는 냉방병이 생긴다. 또 냉방병으로 인해 소화불량, 복통이 생기거나 근육통, 생리통이 심해지기도 한다. 몸이 체온을 유지하기 위해 애쓰면서 쉽게 피로해지기도 한다. 당연히 면역력이 떨어져 세균, 바이러스 감염 위험이 높아지고 당뇨병이나 고혈압 같은 만성질환이 있는 경우는 증상이 급격히 나빠져 위험할 수도 있다.

오전 10시경 체온을 쟀을 때 36.5도 미만이면 저체온이라고 판단할 수 있다. 저체온 상태가 지속되는 사람은 자율신경계를 구성하고 있는 교감신경과 부교감신경이 현재 불균형 상태에 있음을 의미한다. 우리 몸의 자율신경계는 저절로 체온을 높이고 낮추는 역할을 수행한다. 그런데 저체온이 개선되지 않고 지속되는 사람은 자율신경계의 기능이 이미 상당히 떨어진 것이다. 당연히 이런 상황이 지속되면 면역력 또한 떨어지고 다양한 건강상의 위험이 초래된다.

우리 몸의 자율신경계는 말초신경계통에 속하는 신경계로 신체 내장 기능을 조절하는 신경계 영역이다. 이 신경계통은 우리 몸의 장기와 심장, 외분비샘, 내분비샘을 통제해 혈압 유지, 위장 운동, 분비선의 분비, 배뇨와 배설, 땀 분비, 체온 조절 등 우리가 미처 의식하지 못하는 많은 일을 하면서 몸의 환경을 일정하게 유지하는 역할을 한다. 자율신경계는 교감신경과 부교감신경으로 나뉜다. 교감신경은 위급한 상황에서 빠르게 대처하는 역할을 하고, 부교감신경은 위급한 상황에 대비해 에너지를 저장하기 위해 몸을 이완시키는 역할을 한다. 이런 자율신경계가 균형을 상실했다는 것은 향후 다양한 건강 문제들을 초래할 수 있다는 점에서 매우 위험한 징조다. 우리 몸의 체온은 37도가 이상적이다. 이때가 가장 면역력이 높고 소화효소도 잘 나와서 영양소의 체내 흡수도 잘 이루어진다. 저체온 문제를 해결하는 효과적인 방법 가운데 하나가 바로 반신욕이다. 반신욕할 때 욕탕 온도는 38~41도가 적당하다. 41도 이상이 되면 뜨거움을 느껴 다시 교감신경이 활성화될 수 있기 때문이다. 미지근하게 느껴지는 38~41도에서 자율신경계의 부교감신경이 활성화되어 심박동이 편안해지고 내장 기능이 상승하고 근육 이완과 몸의 휴식이 잘 이루어진다. 그러니 저녁마다 반신욕을 하는 일은 흐트러진 나의 면역력 저울의 균형을 맞추는 이상적인 실천 방법이다.

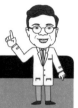

냉방병 예방 수칙

- 하루 동안 집에서 쉬면서 에어컨 없이 지낸다.

- 하루에 따뜻한 물을 2리터 이상 마신다.

- 사무실 출근 후 2시간에 한 번씩 바깥바람을 쐰다.

- 하루 한 번은 옥상에 있는 정원에 올라가서 심호흡을 한다.

- 더워도 2시간에 한 번씩 환기를 시킨다.

- 한 정거장 정도 미리 내려 걸어가는 등 가까운 거리는 걷는다.

- 아이스커피와 같은 찬 음식을 가급적 피한다.

- 저녁에 30분 이상 반신욕을 한다.

- 냉방기를 켰을 때는 긴 옷을 입어 체온을 유지한다. 한기를 느낄 때는 여벌 옷을 준비했다가 껴입는다.

- 좀 덥더라도 실내외 온도차가 5도 이상 나지 않도록 한다. 평균 실내 온도를 25도 정도로 유지한다.

- 체온을 올려 주는 과일, 견과류, 마늘, 파, 찹쌀, 갈치, 새우. 식초 등의 섭취를 늘린다.

수면
습관을
바꿔라

질 낮은 수면은 암 발병과 직접적인 관련이 있다. 우리는 앞서 NK세포에 대해 배웠다. NK세포는 우리 면역의 파수병과 같은 존재이다. 그런데 잠을 적게 자면 NK세포가 줄어든다. 건강한 성인 남성을 대상으로 실험한 결과, 잠을 4시간 잔 사람의 경우 8시간 잔 사람에 비해 NK세포가 70퍼센트나 적었다. 유럽에서 2만 5,000명을 대상으로 조사한 바에 의하면 매일 6시간도 못 자는 사람은 7시간 이상 숙면을 취하는 사람에 비해 암이 40퍼센트나 많이 발생했다.

질 낮은 수면을 유발하는 수면무호흡증 역시 위험하다. 스웨덴 예테보리대학 연구팀이 1만 9,556명을 대상으로 진행한 연구에 따르면 수면무호흡증으로 인한 수면장애를 가진 사람들은 암 진단을 받을 위험이 높은 것으로 나타났다. 코를 골거나 수면무호흡증이 있으면 잠을 자는 동안 체내 산소 농도가 떨어지고, 이는 암이 생기기 좋은 신체 조건이 되기 때문으로 추측된다. 따라서 잠을 자는 동안 편안하게 숨을 쉴 수 있는 호흡 상태를 유지하는 것은 대단히 중요하다.

숙면을 취하는 동안 우리 몸에서는 호르몬 균형이 맞춰지고 활성산소가 제거되는 등 암을 예방하는 중요한 신체 작용이 일어난다. 따라서 수면장애가 지속되는 것이 암 발병과도 밀접한 연관이 있음을 잊지 말아야 한다.

수면의 양이나 질만이 문제는 아니다. 밤과 낮의 변화에 따른 신체 리듬이 흐트러지는 것 역시 암을 초래한다. MIT 연구팀은 쥐 실험을 통해 생체리듬이 깨지면, 두 종의 종양억제유전자를 손상시켜 암세포의 성장이 빨라지는 것을 확인했다. Bmal1, Per2 유전자는 생체시계 조절을 담당하는 유전자로 세포 분열과 대사 등과 같은 각종 생리현상을 조절한다. 정상 수면 패턴을 유지한 쥐들에 비해, 인공적인 자극을 통해 수면 패턴을 깨트린 쥐들에게서는 두 종양억제유전자가 손상되어 암 유발 단백질이 빠르게 축적되는 것을 확인할 수 있었다. 야간 근무나 주야간 교대 근무 등으로 수면 패턴이 흐트러졌을 경우 암이 유발되는 기전을 설명해 주는 실험 결과다. 그동안 여러 차례 확인된 바 대로, 야간 근무자나 주야간 교대 근무자들에게 암 발병률이 높게 나타나는 것은 바로 이 생체리듬의 파괴와 관련이 있음을 증명하는 실험이다.

수면 습관도 암 발병과 관련이 있다. 영국에서 이루어진 한 연구에 따르면 잠자리에서 일찍 일어나는 이른바 '아침형' 여성이 '올빼미형'

여성보다 유방암에 걸릴 확률이 낮은 것으로 확인되었다. 수십만 명의 여성들의 건강 데이터를 활용한 연구에서 아침형 여성은 100명 가운데 1명꼴이었던 반면, 올빼미형 여성은 100명 중 2명꼴로 유방암이 발병하는 것으로 확인되었다. 그러나 이는 후천적인 습관보다는 수면 패턴을 결정짓는 유전자와 더 상관이 있을 것으로 판단된다. 인간의 수면에 관한 연구에 따르면 '아침형' 인간과 '올빼미형' 인간은 유전적인 특성과 관련이 컸기 때문이다. 다만 이는 수면 습관을 결정하는 유전자와 유방암 발병 유전자 사이에 모종의 연관성이 있을 것으로 추측되는 연구다. 따라서 자신이 '올빼미형' 수면 습관을 가졌다면 유방암에 좀 더 주의를 기울여야 할 것이다.

잠이 부족한 것도 문제지만, 8시간 이상 잠을 자는 수면 습관 역시 건강에 대단히 위험하다는 것이 많은 수면 연구에서 밝혀졌다. 평균 8시간 이상 잠을 자는 사람은 그렇지 않은 사람에 비해 뇌졸중 확률이 46퍼센트나 높다는 연구가 있다. 또 심장 질환의 위험도 눈에 띄게 증가한다.

거듭된 통계 조사를 통해 가장 적정한 수면 시간, 건강에 이득이 되는 수면 시간이 좀 더 좁게 압축되고 있다. 미국 질병통제예방센터[CDC]는 적정 수면 시간을 정하는 프로젝트를 진행 중이다. 그동안 다수의 수면 연구 기관에서는 7시간에서 8시간 사이를 적정 수면 시간으로 권장해 왔다. 그러나 여러 연구를 통해 8시간보다는 7시간이 적정 수면 시간에 가까운 것으로 확인되었다. 캘리포니아대학교 샌디에이고캠퍼스 정신의학과의 다니엘 크립케[Daniel F. Kripke] 교수팀은 암 연구에 참여한 110만 명을 대상으로 추적 조사한 결과 하루에 6.5~7.4시간을 자는 사람들이 이보다 더 적게, 혹은 더 많이 자는 사람들보다 사망률이 훨씬 낮은 것으로 나타났다. 결국 암에 걸리지 않는 수면 시간은 우리의 예상과는 달리 매우 좁은 범위 안에 존재하는 것이다. 좀 더 면밀한 연구가 따라야 하겠지만, 최근의 여러 연구를 종합하면, 7시간 내외(6시간 30분~7시간 30분)가 가장 적절한 수면 시간일 것으로 판단된다. 따라서 7시간 내외의 적정 수면 시간을 지키면서도, 수면의 질을 높은 수준으로 유지하는 것이 암 예방과 건강관리에 있어 관건이다.

앞서 설명했던 여러 사실들을 종합하면 다음과 같은 결론에 도달할 수 있다.

1. 대기오염이 적고 산소가 풍부한 잠자리가 마련되어야 한다.
2. 잠을 자는 동안 호흡이 잘 이루어져야 한다.
3. 각종 수면의 질을 떨어뜨리는 건강 문제나 주거 문제를 해결해야 한다. (자동차 소음, 잠을 방해하는 각종 야간 조명 등)
4. 7시간 내외의 적정 수면 시간 동안, 숙면을 취할 수 있어야 한다.
5. 부부가 함께 자기보다는 떨어져 자는 편이 건강에는 더 이롭다. 캐나다 라이어슨대학 수면·우울증연구소의 연구에 따르면 부부가 한 침대에서 함께 잠을 잘 경우 상대의 움직임이나 소리 때문에 깊은 수면 단계로 진입하는 것이 어려워 수면의 질이 떨어졌다.
6. 아침에 해가 뜰 때 기상하는 것이 바람직하다. 이를 기준으로 잠드는 시간도 정하는 것이 바람직하다.

7. 숙면하기 가장 좋은 온도는 22~24도이고, 습도는 40~60퍼센트
   다. 각종 냉난방기와 가습기를 통해 이 조건을 맞추는 것이 좋다.

너무 많아도, 너무 적어도 안 되는 운동량과 운동 시간

운동은 100세 건강의 주춧돌이다. 건강을 지키기 위해 다른 어떤 것보다 중요한 것이 운동이다. 건강의 핵심은 노화 방지에 있다. 노화를 최대한 늦추어 병과 죽음에서 멀어지는 것이다. 한편으로는 노화를 방지한다는 것은 세포를 최대한 젊은 상태로 유지한다는 것을 의미한다. 그런 의미에서 세포를 늙게 만드는 활성산소나 오염 물질로부터 몸을 지키는 디톡스detox는 항노화의 핵심이다. 디톡스는 글자 그대로 인체 내에 쌓인 독소를 제거하는 것이다. 유해물질이 몸 안에 들어오는 것을 최대한 막고 장이나 신장, 폐, 피부 등을 통한 노폐물의 배출을 촉진하는 것이 디톡스의 기본이다. 현대인은 수많은 독소에 노출되어 살아간다. 그런데 연구를 통해 지금까지 검증된 디톡스 방법 가운데 가장 효과적인 것이 운동이다. 혈액을 순환시키는 운동은 가장 기초적이면서도 효과적인 독소 제거 방법이다.

그런데 사람들은 운동을 많이 하면 많이 할수록 좋다고 착각한다. 운동은 꼭 해야 하는 것이지만, 어디까지나 자신의 몸이 감당할 수 있는 수준이어야 한다. 소위 말해 적정 수준의 운동이어야 한다. 자신의 몸이 감당할 수 있는 수준이라는 말은 단지 피로감이나 에너지 문제에 국한된 것이 아니다. 오히려 겉으로는 보이지 않지만 신체 내부에서 운동의 강도를 감당할 수 있어야 한다는 뜻이기도 하다.

자신의 몸이 감당하기 힘든 수준으로 운동을 하거나 운동 후 적절한 휴식을 취하지 못할 때, 몸에서는 다량의 활성산소가 발생해 오히려 운동을 하지 않은 것만 못한 결과를 가져온다. 활성산소를 제거하는 몸의 효소는 분비되는 양이 개인마다 항상 일정하기 때문에, 지나친 운동 탓에 그 처리 능력 이상으로 체내에 활성산소가 발생하면 처리되지 못한 활성산소가 몸 곳곳에서 문제를 일으킬 수 있다. 따라서 유산소 운동이든, 근력 운동이든 적정 시간, 적당한 수준으로 해서 체내 활성산소가 급격히 상승하거나 배출되지 못하게 해야 한다.

다시 말해 좀 더 체계적이고 과학적으로, 또 적정 운동을 해야 운동이 가진 독소 배출 효과를 충분히 누릴 수 있다. 따라서 전반적인 몸의 디톡스를 위해서는 과격한 운동보다는 요가나 스트레칭과 같은 정적인 운동을 주로 하는 것이 조금 더 효과적이라고 할 수 있다.

또 운동을 할 때는 항상 운동 시간과 운동 강도를 고려할 필요가 있다. 이는 개인마다 또렷한 차이가 존재하므로 비교적 긴 시간을 두고 관찰하면서, 자신만의 최적의 운동 스케줄을 마련하는 것이 필요하다.

수개월 이상 매일 운동 강도를 조금씩 조절해 가면서 건강 증진 효과가 가장 큰 운동 스케줄을 짜야 하는 것이다.

운동을 할 때 적절하게 수분을 섭취하면 디톡스 효과가 더 커진다. 번거롭더라도 운동 20~30분 전에 300~500ml 정도 수분을 섭취하고 운동 중에는 10~15분마다 100~150ml 정도 섭취하자. 30분 운동이라면 300~500ml 정도 마시는 것이 기본이다. 운동 중에 물을 잘 마시지 않으면 체내에 활성산소를 필요 이상으로 발생시키고 몸의 기능을 오히려 떨어뜨린다.

또 근육의 소실을 막고 근력을 유지하기 위해서라도 운동은 꼭 필요하다. 운동은 뼈와 근육을 건강하게 유지하게 해준다. 운동은 크게 스트레칭, 유산소 운동, 근력 운동으로 나뉜다. 스트레칭과 근력 운동은 근육을 중심으로 이루어진다는 공통점이 있다. 스트레칭은 요통이나 관절통, 염좌 등의 부상을 방지하고 근육을 활성화시키며 기초대사량을 높여 체중을 잘 유지하게 돕는다. 또 젊었을 때는 땀을 흘리는 근력 운동을 주로 하고 나이가 들수록 차차 유산소운동의 비율을 늘리는 것이 바람직하다.

기초대사량 증진을 위해 무엇보다도 중요한 것이 근육 강화다. 기초대사량은 개인의 근육량과 비례한다. 그러나 지속적이면서도 충분한 운동을 하기 어려운 현대인 대다수는 나이가 들수록 근육이 소실되어 근력이 떨어지는 경우가 많다. 사실 어떤 운동이나 일상적 활동도 근육을 이용해야만 한다. 근육량이 부족한 사람은 당연히 근육을 쓰는 일을 최소화하기 위해 일상에서 갖가지 회피책을 쓴다. 그리고 근육량과 근력이 부족해 피로를 자주 느끼니 근육 활동을 더욱 줄여 나가는 악순환이 만들어지기 쉽다. 나이가 들수록 줄어드는 근육량을 그대로 방치하면 면역력 저울의 균형을 맞추는 일 역시 요원해진다.

근력 운동이 꼭 필요한 이유가 한 가지가 더 있다. 근력 운동이 나이가 들면서 점차 줄어드는 남성호르몬인 테스토스테론의 분비를 유지하고 늘려 주는 데 중요한 역할을 한다는 것이다. 나이가 들수록 줄어드는 남성호르몬은 남성이나 여성 모두에게 매우 중요한 호르몬이다. 면역력 저울을 지키는 핵심 역할을 하는 테스토스테론은 성기능 유지는 물론 긍정적 정서, 탈모 방지, 근육의 성장과 골밀도에 관계하며 몸의 활력을 좌우한다. 각종 호르몬 요법으로 남성호르몬 감소를 대체하는 의학적 방법들이 늘고 있지만, 아직 위험 요소가 많아 건강한 식생활과 적절한 근육 운동을 실천하는 것이 가장 안전하고 효과적이다. 게다가 근력 운동은 수퍼호르몬이라 불리는 성장호르몬을 만들어 내는 가장 효과적인 방법이다. 성장호르몬은 아이들뿐만 아니라 어른에게도 필요하다. 성장호르몬은 성인의 결체조직(인대), 콜라겐(교원질) 등을 증가시켜 근력을 높이고 지방 분해를 촉진해 날씬한 몸매를 유지하게 해준다. 또 골밀도를 높여 주어 골다공증을 예방한다. 결국 면역력 저울의 균형과 노화 방지를 위해, 근력을 유지 및 강화하는 데 필수적인 것이 바로 적절한 근력 운동이다.

근력을 효과적으로 증가시켜 기초대사량을 높이는 운동법으로, '천천히 숨깊이 트레이닝'을 추천한다. 많은 사람이 시간이 없어, 운동할 장소가 없어 운동하기 어렵다고들 하는데, 짧은 시간에 근육 강화 효과를 얻을 수 있다.

일본의 이시이 교수가 고안한 슬로우 트레이닝, 즉 천천히 숨깊이 트레이닝은 지금껏 나온 근육 강화 운동 가운데 운동이 부족한 초보자나 평소에 따로 운동할 시간을 내거나 공간을 찾기 어려운 현대인들에게 매우 적합하다. 천천히 숨깊이 트레이닝은 동작은 최대한 천천히, 들숨과 날숨을 정확히 구분하여 호흡해서 코어^{Core} 근육을 강화시키는 스트레칭과 근력 강화 운동을 결합한 운동 방법이다.

천천히 숨깊이 트레이닝은 몸이 일으키는 일종의 착시를 이용한 근육 단련법이다. 천천히 다소 적은 부하의 운동을 하면 근육은 마치 강한 부하의 운동을 하는 듯한 착각에 빠진다. 천천히 숨깊이 트레이닝은 근육 내 혈액의 흐름을 느리게 만드는 원리에 기초한다. 천천히 숨깊이 트레이닝을 하면 근육은 쉬지 않고 움직이며 저혈류 상태에 이른다. 이 저혈류 상태는 근세포가 늘어나기 위한 이상적인 환경이다. 그러면 이어지는 휴식 시간에 우리 몸은 더 강한 근육을 만들기 위해 애쓴다. 또한 적은 부하로 운동하기 때문에 관절에 무리가 거의 가지 않는다. 특히 초보자들이 따라 하기 쉽다. 연구를 통해 다른 격렬한 웨이트트레이닝보다 천천히 숨깊이 트레이닝을 한 후에 근육이 더 많이 만들어지는 것이 확인되었다.

천천히 숨깊이 트레이닝은 윗몸일으키기, 무릎 굽혔다 펴기, 팔굽혀펴기, 아령 들기 등 다양한 영역에 적용 가능하다.

이시이 박사가 제안하는 대표적인 천천히 숨깊이 트레이닝의 방법 중 무릎 굽혀 앉았다 일어서기가 있다. 방법은 아래와 같다.

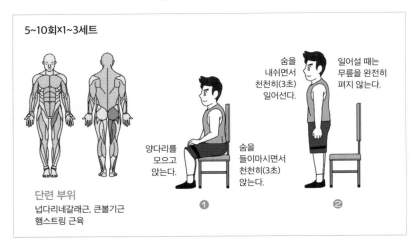

무릎 굽혀 앉았다 일어서기

5~10회X1~3세트

숨을 내쉬면서 천천히(3초) 일어선다.

일어설 때는 무릎을 완전히 펴지 않는다.

양다리를 모으고 앉는다.

숨을 들이마시면서 천천히(3초) 앉는다.

단련 부위
넙다리네갈래근, 큰볼기근
햄스트링 근육

① ②

다음은 필자가 이 천천히 숨깊이 트레이닝을 한국인에 맞게 변형한 내용이다. 1~4단계 운동까지 총 5분이 걸리며 3세트 반복하면 15분 정도로 충분하다.

1단계 '제자리에서 천천히 걷기' 1초에 한 걸음씩 걸으며 왼쪽 다리와 오른쪽 팔을 크게 움직인다. 다리를 90도로 올려서 허벅지가 바닥과 수평이 되도록 한다. 동작을 천천히 하고 호흡은 자연스럽고 천천히 한다. 바닥에 발이 닿을 때 반동을 이용하여 바닥을 차지 않도록 하고 한쪽 발이 바닥에 확실히 닿은 후에 다른 쪽 다리를 들어올린다. 천천히 50회 정도 하며 약 1분간 실시한다.

2단계 '제자리에서 빨리 걷기' 운동의 최고 비법은 연령과 성별, 건강 상태에 따른 근력 운동과 유산소 운동의 적절한 비율이다. 모든 운동은 근력 운동과 유산소 운동을 함께할 때 효과가 높아진다. 천천히 제자리 걷기로 근력 운동을 마무리 한 뒤 1~2분 동안 빨리 걷기로 유산소 운동을 실시한다.

3단계 '누워서 다리 들어올리기' 중심 근육 즉 코어 근육인 윗배(복직근), 아랫배(대요근), 허벅지 앞쪽(대퇴사두근)을 강화하기 위한 운동이다. 등을 대고 누워서 다리를 살짝 들어 1초 정도 멈춘다. 그다음 양 무릎을 굽혀 가슴 쪽으로 당기듯 들어올린다. 이때 엉덩이를 살짝 든다. 천천히 5초 동안 동작을 이어 하다가 잠시 1초간 멈춘 뒤 다시 처음 상태로 천천히 내려간다. 다리를 올릴 때 숨을 내쉬고 다리를 내리면서 숨을 들이마신다. 5~10회 정도 실시하고 익숙해지면 점차 횟수를 늘려간다.

4단계 '누워서 자전거 타기' 누워서 자전거 페달을 돌리듯이 다리를 빠르게 움직인다. 약 1~2분 정도 숨이 찰 정도로 가볍게 유산소 운동을 한다.

다시 1단계로 돌아가서 총 3세트를 반복한다.

슬로우 트레이닝의 원리

근육을 부드럽고 유연하게 하는 동시에 근육 속에 숨어 있는 호흡 기능을 강화시켜 체지방을 효율적으로 분해하고 중심 근육을 강화시킨다. 슬로우 트레이닝은 동작을 천천히 해서 근육을 계속해 수축시키는 전략을 쓰는데, 이때 우리 근육은 마치 큰 부하가 주어진 것으로 착각해서 다량의 젖산을 만들게 되고, 그 젖산이 근육에 축적되면서 성장호르몬 분비가 늘어난다. 적은 노력으로 근육을 단련하고 보다 많은 지방을 소비하는 운동법이다. 바른 자세로 천천히 하는 것이 좋고, 운동할 때 꼭 자연스럽게 호흡해 주어야 한다. 반동을 이용하지 않고 반드시 정지 동작을 한다.

'4단계 천천히 숨깊이 트레이닝'은 아침 일과를 시작하기 전에 하면 효과가 좋다. 근력 운동을 하면 성장호르몬이 최대 6시간까지 지속적으로 분비가 된다. 집안일을 하기 전에, 기왕이면 아침 시간에 하면 그 이후 집안일 하거나, 출퇴근 등 일상 활동을 유산소 운동으로 인식하기 때문에 나잇살을 효과적으로 줄일 수 있다.

제2의 심장, 종아리 근육이 몸을 따뜻하게 한다

평소 시간이 없어서 운동을 못한다고 변명하는 사람들이 많다. 그러나 앞서 설명했던 천천히 숨깊이 트레이닝처럼 짧은 시간에 실천하더라도 그 효과는 상당히 큰 운동법들이 적지 않다. 따라서 이런 운동법들을 꾸준히 섭렵해서 틈틈이 운동하는 것이 좋다.

나중에 좀 더 자세히 설명하겠지만 원활한 혈액순환은 면역력 저울을 맞추는 매우 중요한 요소다. 운동, 특히 유산소 운동이 이 문제를 해결하는 가장 좋은 방법이다. 그러나 좁은 사무실에 앉아서 하는 각종 스트레칭으로 러닝머신을 뛰는 정도의 운동 효과를 기대하기는 어렵다. 이런 현실적인 한계를 고려해 만들어진 운동법이 있다. 바로 발목 관절 운동이다.

우리 몸의 혈액은 중력 탓에 약 70퍼센트가 하체에 집중되어 있다. 종아리 근육은 위에서 아래로 내려오는 혈액을 다시 심장으로 보내는 펌프 역할을 하는 매우 중요한 신체기관이다. 그런 면에서 종아리를 '제2의 심장'이라고 부르기도 한다.

종아리 근육이 약하면 우리 몸 전체의 혈류가 정체될 뿐만 아니라 종아리를 비롯한 하체 혈관 전체에 압력이 가해진다. 이 압력을 견디지 못하고 혈관이 피부 밖으로 불거지는 질환이 바로 하지정맥류다. 심장에서 가장 멀리 떨어진 하체의 혈액이 다시 심장으로 돌아오기 위해서는 종아리 근육의 도움이 반드시 필요하다. 종아리가 제대로 움직여 강한 펌프 작용을 해야 우리 몸의 혈액 순환도 정상화된다.

동맥에 비해 압력이 낮은 정맥은 통상 혈액의 절반 정도가 정체 상태에 있다. 심장의 펌프 작용만으로 이 혈액을 순환시키려면 심장에 엄청난 부담이 가해지고, 이런 상태가 오래 지속되면 심장 근육의 노화로 인해 심부전이 생기거나, 그로 인해 비대해진 심장을 감당하지 못해서 협심증이나 심근경색과 같은 급성 혈관 질환이 생기기 쉬운 상태가 된다. 또 종아리 근육이 혈액 순환을 제대로 돕지 못하면, 오로지 심장의 펌프 작용만으로 혈액이 퍼지기 때문에 고혈압이 생기게 된다. 신체 말단에 혈액이 잘 흐르지 못하면, 이를 해결하기 위해 혈압이 높아질 수밖에 없기 때문이다.

종아리 근육의 수축 기능은 헌혈할 때 주먹을 쥐면 생기는 현상을 떠올리면 잘 이해할 수 있다. 헌혈할 때 주먹을 쥐면 팔뚝 근육이 수축해 정맥이 압박되고 이로 인해 혈액이 순환되는 힘이 생긴다. 종아리도 마찬가지다.

종아리 근육은 팔뚝 근육보다 훨씬 더 굵고 근육량이 많기 때문에 제대로 수축되면 팔뚝 근육보다 몇 배 이상의 힘을 발휘해 심장의 부담을 덜어 주고 혈액의 흐름을 원활하게 만들어 준다.

종아리 근육을 살리는 발목 관절 운동

종아리 근육 기능이 떨어지는 사람들의 공통적인 특징은 다음과 같다.

1. 근육량이 전체적으로 작다. 종아리 근육이 가늘다. 종아리 근육의 둘레는 펌프 기능과 대체로 비례한다.
2. 하지정맥류가 관찰된다. 튼튼하고 유연한 혈관이 종아리 속에 안정적으로 자리 잡는 것에 비해, 하지정맥류 혈관은 피부에 거미줄 모양으로 나타나기도 하고, 늘어난 정맥이 피부 밖으로 돌출해 뭉쳐 있으며, 만지면 부드럽지만 어떤 곳은 통증이 느껴진다. 피부가 검게 변하기도 하고 피부 궤양이 관찰되기도 한다.
3. 다리에 자주 쥐가 난다. 밤에 쥐가 나서 일어나기도 하고 발을 쭉

뻗으면 쥐가 자주 난다.

4. 종아리를 만지면 아프다. 종아리 근육이 경직되었다는 증거다.
   혈액순환이 원활하지 않으면 허혈상태가 되어 종아리 쪽에 염증
   이 많이 생긴다.
5. 종아리가 부어 있다. 이는 근육의 증가 때문이 아니라 피하지방
   층의 부종 때문에 생긴다.

종아리 근육의 기능 수준을 살펴보는 간단한 방법은 발목이 움직일
수 있는 각도를 재어 보는 것이다.

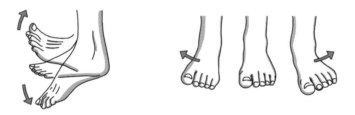

발끝을 최대한 아래쪽으로 떨어뜨린 각도와 몸 쪽으로 최대한 끌어
당긴 각도가 크면 클수록, 즉 발목의 최대 활동 각도가 클수록 종아리
근육의 능력이 뛰어난 것이다. 종아리 근육의 기능 역시 발목 관절 운
동을 통해 개선할 수 있다.

종아리 근육 기능이 떨어지는 주된 이유는 한 자세로 지나치게 오래
서 있거나 앉아 있기 때문이다. 같은 자세로 오래 있으면 종아리 근육
의 기능도 감퇴한다.

종아리 근육을 살리는 3대 생활 수칙

1. 하루 7,000보 이상 걸으라.

종아리가 가장 싫어하는 것이 잘 움직이지 않는 습관이다. 종아리를 위한 바른 걸음걸이의 원칙을 들자면 다음과 같다. 우선 곧은 자세로 걸어야 한다. 구부정한 자세로 걷는 것은 목뼈에 무리를 가해 디스크의 원인이 될 수 있다. 걸을 때는 정수리가 뒤로 당겨지는 듯한 느낌을 받으며 목과 가슴, 배와 허리 모두를 똑바로 세운 채 걷는다. 어깨의 높이가 같아야 하며, 허리의 중심이 상하로 움직여서는 안 된다. 팔은 리듬을 타듯 자연스럽게 흔들고 엄지손가락을 앞쪽으로 나오게 하는 것이 좋다. 보폭을 넓히는 것도 중요하지만 발바닥이 공중에 떠 있는 시간이 늘도록 신경 써야 한다. 무게중심이 양쪽 엉덩이를 번갈아 이동하도록 리듬을 타는 연습을 반복해야 한다. 또 발뒤꿈치가 먼저 닿는 착지 방법이 중요하다.

2. 중심 체온을 따뜻하게 유지하라.

몸의 체온이 정상적으로 유지되어야 종아리에 부담도 덜 가고 혈액순환도 원활해진다. 몸의 중심 체온을 높이는 방법은 앞 장을 참조하기 바란다.

3. 발목 관절 운동을 꾸준히 실천하라.

앉아서 일을 하거나 TV나 스마트폰을 볼 때 종아리 근육을 자주 움직이는 습관을 들이라. 우선 발목을 전후좌우로 움직이라. 발끝을 몸에서 최대한 멀리 쭉 뻗은 상태를 10초간 유지하고 다시 몸 쪽으로 발끝을 최대한 당겨서 10초 동안 유지한다. 다음에는 발끝을 왼쪽으로 최대한 구부려 10초, 다시 오른쪽으로 구부려 10초를 유지한다. 이때 제일 중요한 원칙은 하지중심축을 쭉 뻗어서 움직이지 않은 채 발목으로만 방향을 전환해야 한다는 것이다. 전후좌우가 끝나고 하면 시계방향으로 10초 동안 한 번, 반시계방향으로 10초 동안 한 번 회전시킨다. 이때는 발목 회전을 원활하게 하기 위해 아래 다리도 함께 회전하게 된다. 이렇게 발목 관절 운동의 한 세트를 실시하는 데 대략 1분이 걸린다. 하루에 적어도 5세트를 하면 된다.

연령별 운동법으로 건강하게

연령별로는 어떤 운동이 좋을까? 생애주기별 건강 목적에 부합하는 운동법은 다음과 같다.

10대는 한창 성장하는 시기이므로 무리가 가지 않을 정도로 성장판을 적당히 자극하는 운동이 좋다. 농구나 배구와 같은 뛰기 동작이 많은 구기 종목, 줄넘기, 텀블링, 댄스 등이 성장판 자극에 좋다. 장시간의 구기 운동이나 근육을 많이 사용하는 운동은 키 성장에는 좋지 않으므로 피해야 한다. 특히 최근 여학생의 경우 초경이 빨라져 가급적 일찍 성장 운동과 스트레칭을 시작하는 것이 좋다.

20대까지는 항산화 능력이 뛰어난 때이므로 종목을 가리지 말고 다양한 운동을 즐기는 것이 좋다. 하루 20~30분씩, 1주일에 3일 이상 조깅으로 근육 기능, 폐 기능, 순환계 기능을 향상시키는 것이 좋다. 운동의 쾌감을 잘 전달하는 활동적인 전신 운동 위주로 운동 계획을 짜기 바란다. 추천 운동으로는 자전거, 농구, 테니스, 스쿼시, 뛰기 등이 있다. 주당 2회 이상의 근육 강화 운동도 빼놓지 말아야 한다.

축구 풀타임 뛰기, 마라톤 하프 코스 도전이나 자전거 하이킹과 같은 다소 힘든 종목이나 운동일지라도 큰 성취감을 가져다준다는 측면에서 시도해 보는 것도 좋다.

30대에는 체력이 점차 떨어지는 시점이므로 전에 했던 무리한 종목은 삼가고, 운동 전후에는 반드시 스트레칭을 한다. 운동을 처음 시작했다면 매일 20분간은 꾸준히 걷고, 2개월 이후에는 40분 정도로 운동 강도를 높여 걷기 운동을 한다. 1주일에 1~2회 테니스, 축구, 배드민턴 등 좋아하는 구기 운동을 즐기는 것도 추천한다.

40대가 되면 체내의 항산화 능력이 쇠퇴해 무리한 운동이나 노동은 노화의 직격탄이 될 수 있다. 따라서 이전까지 해 왔던 운동 강도와 시간을 몸에 맞도록 조정해야 한다. 축구, 농구, 야구나 조깅, 테니스, 수영처럼 다른 종목에 비해 강도가 높은 편인 운동을 즐기고 있다면 더욱 운동과 자신의 신체 정합성을 따져 취사선택해야 한다. 이때는 새로운 운동 종목을 접하고 기존 종목들을 정리해야 할 시기다.

요가나 태극권 등도 좋다. 특히 요가는 명상을 겸하기 때문에 그동안 건강을 해쳤던 스트레스와 생각 과잉에서 벗어나는 계기가 될 수도 있다. 특히 요가, 태극권, 필라테스와 같은 스트레칭 중심의 운동은 신체에 대한 친밀도를 높여 몸에 대한 사고를 전환하거나 내 몸에 대한 애착심을 높여 주는 장점이 있다.

건강을 좀 더 생각할 나이가 되었다면 이런 스트레칭형 운동을 한 종목 정도 하는 것이 바람직하다. 단 운동 종목을 바꾸는 것보다도 더 중요한 것은 운동 시간과 강도를 조절하여 '내 몸에 맞는 운동 스케줄'을 만드는 것이다.

또 40대는 각종 성인병이 서서히 시작되는 시기다. 여성은 골다공증이 발생하는 시기이므로 골절을 일으킬 수 있는 운동은 주의하고, 체중을 지지해 주는 운동을 많이 실시하도록 한다. 수영이나 빨리 걷기, 등산 등을 추천한다. 실내 운동이나 주 2~3회 골프연습장에서 골프 연습을 하는 것도 좋다.

50대가 되면 심혈관계 질환 발생률이 높아지므로 심장과 혈관을 강화할 수 있는 조깅이나 자전거 타기 등 유산소운동이 좋다. 또 관절의 유연성을 강화하기 위한 걷기나 스트레칭을 충분히 해 준다. 관절에 질병이 있다면 아쿠아에어로빅을 통해 관절에 부담을 줄이는 운동을 할 수 있다. 과격한 운동은 인체 면역계나 노화에 오히려 악영향을 끼칠 수 있기 때문에 삼가는 것이 좋다.

60대에 이르면 근육이나 각종 운동 능력, 뼈 건강이 떨어지므로 운동 역시 부상의 위험이 적은 안전한 운동을 선택하는 것이 좋다. 유산소 운동인 가볍게 걷기, 5분 내의 가볍게 달리기, 가벼운 에어로빅, 수영, 관절을 많이 꺾지 않는 체조, 가벼운 등산, 게이트볼, 배드민턴, 스포츠댄스 등을 추천한다.

습관만 바꿔도 암을 줄일 수 있다

오랜 연구를 통해 암을 유발하는 물질과 음식, 암을 유발하는 행위 등에 대한 폭넓은 연구가 이루어졌고, 과학적으로 규명된 사실도 많다. 여러분들이 알아야 할 것은 연구를 통해 밝혀진 암과 관련된 검증된 지식들이다. 즉 발암물질, 암을 유발하는 음식, 암을 일으키는 생활 습관을 정확하게 알고 그것을 피하는 일이 필요하다.

반대로 암을 예방하는 생활 습관, 음식을 정확하게 알고, 그것을 생활과 식사에 적극적으로 적용하는 일도 매우 중요하다. 사실 몇 가지만 바꾸어도 여러분의 기대수명, 암 발병 가능성은 획기적으로 줄어들수 있다.

담배를 피우고 있는가? 흡연을 하고 있다면 폐암이 생길 확률이 20배 이상 높아진다. 반대로 담배를 끊으면 지금 당장 폐암 발병 가능성을 80퍼센트 이상 낮출 수 있다.

술을 마시는가? 술을 끊으면 식도암 발병 가능성을 30퍼센트 이상 낮출 수 있다.

혹시 비만인가? 비만인 경우 암에 걸릴 확률이 남성은 33퍼센트, 여성은 55퍼센트나 증가한다. 비만에서 벗어나기만 하면 암에 걸릴 확률은 그만큼 줄어드는 것이다.

운동을 하고 있는가? 직장암과 대장암의 경우 하루 1시간 정도의 신체 활동만으로도 43퍼센트 정도 발병률을 낮출 수 있다.

조금 복잡하지만 꼭 해야만 하는 암 예방 실천도 있다.

새롭게 대두된 강력한 발암물질은 바로 미세먼지다. 전에 없이 대기오염이 심해지면서 미세먼지와 대기오염 물질을 피하는 것은 건강한 삶을 위한 수칙이 되었다. 많은 의학 보고서들이 향후 미세먼지와 대기오염으로 인한 폐암 사망자의 수가 급격히 증가할 것으로 예측하고 있다.

미세먼지가 나쁜 날은 가급적 야외 활동을 자제하는 것, 외출 시에는 반드시 마스크를 착용하는 것, 집이나 사무실에 공기정화기를 설치해 잘 관리하는 것, 공기 정화 식물을 많이 키우는 것 등은 사소해 보이지만 암 예방에 있어 무척 중요한 건강 습관이 되었다.

암을 예방하는 생활 습관은 발암물질을 피하고, 암을 유발하는 생활습관을 버리는 것이다. 공신력 있는 기관에서 제공하는 발암물질이나 발암 행위를 숙지해, 이를 적극적으로 피하도록 한다. 국가암정보센터의 정보부터 꾸준히 섭렵할 것을 제안한다. 여러 번 강조했듯 술을 마시지 않고, 담배를 끊는 것은 기본 중에서도 기본이다. 또 기름에 오래 튀긴 음식을 멀리하고, 소금에 절인 식품을 가급적 먹지 않으며, 육가공 제품, 과자류, 청량음료, 통조림 식품을 가까이 하지 않으며, 숯불에 고기를 구워먹는 식습관을 줄이는 것도 중요한 암 예방 실천이다.

그밖에도 암을 유발하는 것으로 알려진 야근 교대 근무에서 벗어나는 것, 라돈 가스와 같은 각종 방사능 오염 물질을 차단하는 것도 있다. 2시간 이상 한자리에 가만히 앉아서 지내는 좌식 습관을 바꾸는 것도 암을 예방하는 중요한 실천이다. 적어도 한 시간에 한 번 이상 스트레칭이나 요가 동작을 하거나 가벼운 체조를 해야 한다.

앞서 배웠듯이 저체온이나 체온 저하는 암을 유발하는 건강 문제다. 따라서 몸의 심부 체온을 높이는 다양한 활동들, 유산소운동을 비롯해 따뜻하게 옷 입기, 냉방기 사용 줄이기, 반신욕, 식사에 몸을 따뜻하게 해 주는 식재료를 활용하는 것 등도 암 예방을 위한 중요한 실천이 된다.

이후 지면을 할애해 자세하게 설명하겠지만 활성산소를 만드는 생활 습관을 줄이고, 활성산소를 줄이는 습관을 실천하고, 활성산소를 제거해 주는 음식을 적극적으로 식사에 활용하는 일 역시 매우 중요하다. 암을 예방하는 식품들을 자신의 식사에 적극적으로 활용하는 것 역시 중요한 암 예방 활동이 될 것이다.

사실 지금까지 살아왔던 자신의 생활방식과 적잖이 차이가 나 마음이 불편한 사람도 있을 것이다. 하지만 여러분은 아주 가까운 사람이 암으로 고통스러워하다가 죽음을 맞이하는 모습을 보았다고 해도, 막상 나 자신에게 암이 생기지 않은 이상 그 심각성이나 중대성을 간과하고 살아가기가 쉽다. 따라서 어느 정도 불안한 상상력이 필요하다.

60세도 되지 않은 어느 날 치명적인 암이 생긴 나를 한 번 상상해 보라. 그리고 그것이 여러분이 간과하고 무시했던 나쁜 생활 습관과 밀접한 관련이 있었다고 가정해 보라. 여러분이 지금 안이한 생각에서 벗어나 좀 더 적극적으로 암 예방 활동에 나서야 하는 충분한 동기가 될 것이다.

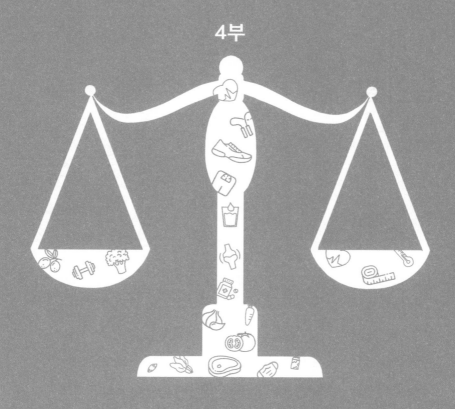

4부

대상포진과 알레르기 비염은
치료법이 다르다

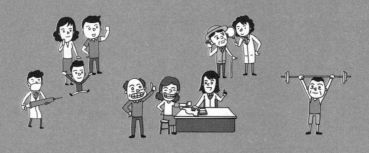

대상포진,
남의 일
아니다

40세 D씨는 대상포진 때문에 한 달 가까이 고생했다. 바늘로 찌르는 듯한 통증 때문에 몇 날 며칠을 잠을 이룰 수 없었다. 보름 가까이 약을 먹고서야 겨우 회복되었다. D씨는 나이가 든 사람이 대상포진에 걸릴 수 있다는 이야기는 가끔 들었지만, 40세밖에 되지 않은 자신이 대상포진에 걸릴 줄은 꿈에도 생각하지 못했다고 했다.

대상포진은 누구나 어렸을 적 앓는 수두를 일으키는 수두-대상포진 바이러스VZV가 완전히 소멸되지 않고 몸속 신경 속에 잠복해 있다가 우리 몸의 면역력이 떨어졌을 때 다시 활동하면서 발병하는 질병이다. 대상포진에 걸리면 두통, 호흡곤란, 복통, 팔다리가 저린 근육통 등의 증상이 나타난다. 처음에는 수포 병변 없이 통증을 일으키지만, 이후 붉은 물집이 잡히고 이어서 고름이 생기고 딱지가 앉는다.

D씨는 새로운 프로젝트 때문에 여러 날 야근을 반복하면서 면역력이 크게 떨어졌고, 그 틈을 타 대상포진이 발병한 케이스였다. 마침 환절기여서 일교차가 컸던 점도 병이 생기는 데 한몫했다.

대상포진은 그 자체로도 심한 통증을 유발하지만, 이후 무서운 후유증까지 동반할 수 있다. D씨의 경우에는 다행히 안면에 나타나지는 않았지만, 안면에 대상포진이 나타난 경우에는 만성적인 안질환이나 시력 저하, 시력 상실까지 겪을 수도 있다. 또 나이가 많을수록 후유증으로 대상포진 후 신경통을 앓기 쉬운데, 이는 단기간 내에 치료가 어려우며 상당 기간 심한 통증으로 인해 어려움을 겪을 수 있고, 심지어는 그로 인한 정신질환으로까지 이어질 수 있다.

또 D씨는 마약성 진통제를 써야 할 정도로 통증이 극심하지는 않았는데, 상당수의 대상포진 환자들이 출산통이나 암 통증에 버금가는 통증에 시달리는 경우도 허다하다. D씨는 이런 설명을 듣고서 가슴을 쓸어내리며 앞으로는 건강관리에 각별히 유의하겠다는 다짐을 거듭했다. 건강을 자신하며 단 며칠간의 야간으로 잘 쉬지 못했을 뿐인데, 이렇게까지 위험하고 어려운 상황을 초래했다는 점에서 많이 반성하게 되었다고 했다.

사실 대상포진에 걸렸던 D씨의 사례는 극단적인 사례에 속하지는 않는다. 우리는 30대 가장이 과로로 인해 돌연사 했다거나, 무척 건강했던 연예인이 갑자기 암에 걸려 활동을 중단했다는 소식을 심심찮게 듣는다. 그런데 문제는 이런 치명적인 사례가 대단히 예외적인 경우라고만 치부할 수 없다는 것이다. 최근 발표된 의학 통계들을 한 번만이라도 눈여겨본다면 이같이 치명적인 건강 위기에 빠지는 사례들이 더 빈번하게 발생하고 있고, 점점 증가하고 있다는 것을 쉽게 확인할 수 있을 것이다. 치명적인 건강 위기는 결코 남의 일이 아니다.

젊은 사람들에게 대상포진이 급증하는 이유

대상포진은 '통증의 왕'이라고 불릴 만큼 극심한 통증을 동반한다. 방심하다가 대상포진에 걸려 이루 말하지 못할 고통에 시달리는 사람들을 나는 자주 만났다. 대상포진에 걸리기 전에는 통증이 이 정도일 줄 상상도 못했다고 하는 사람들이 대부분이다.

대상포진은 과로나 심한 스트레스 상황에서 쉽게 발병하고, 또 쉽게 재발한다. 처음에는 피부에 발진과 수포 없이 심한 통증이 나타나기 때문에 다른 질환으로 착각하기도 쉽다. 그러다 바로 몸의 특정 부위에 발진과 수포가 띠를 두른 모양으로 나타나는데, 대상포진을 앓고 난 뒤 생기는 신경통은 최소 1개월 이상 계속되기도 한다.

약물 치료를 시작하면 피부 병변은 2~4주 안에 흉터나 색소 침착 등을 남기고 낫게 된다. 그러나 그 후에도 통증이 사라지지 않고 오히려 심해지는 것이 일반적이다. 예리하고, 찌르는 듯한, 전기가 오는 듯한, 화끈거리는 듯한 통증에서 시작해, 시간이 지나면 옷깃만 스쳐도 몹시 아픈 통증까지 느끼게 된다. 통증 척도에 따르면 대상포진으로 인한 통증 강도는 산통이나 암 통증보다 높은 것으로 알려져 있다. 다시 말해 이 세상에 존재하는, 가장 끔찍한 통증을 동반하는 질병에 속한다. 그런데 아이러니하게도 이 병이 너무도 흔하다는 것이다.

통증보다 더 심각한 문제는 대상포진이 발병 부위에 따라 심각한 합병증을 동반할 수 있다는 점이다. 대상포진은 수두바이러스가 어디에서 처음 활성화되느냐에 따라 거의 모든 신체 부위에 발병할 수 있다. 가장 흔한 합병증은 수주에서 수개월까지 통증이 이어지는 신경통으로, 60대 이상 환자의 70퍼센트 이상에서 나타난다. 또 많은 경우 대상포진을 앓은 후 만성피로, 수면장애, 식욕부진과 같은 신체적 문제와 우울증 등 정신적 문제가 나타나기도 한다. 특히 안구 대상포진에 걸렸을 경우, 눈과 관련된 다양한 문제가 생길 수 있어 위험하다. 눈과 관련된 후유증으로는 각막염, 결막염, 녹내장 등이 대표적이다. 심한 경우에는 실명할 수도 있다. 게다가 대상포진을 앓은 경험이 있는 사람은 그렇지 않은 사람에 비해 치매(2.97배)와 뇌졸중 발병 위험(4.28배)도 매우 높은 것으로 알려져 있다.

흔히 대상포진은 중장년층이나 노년층에게 자주 생기는 질병으로 생각하기 쉽다. 실제로 50세 이상 발병률이 40대 이하 젊은 층에 비해 8~10배 이상 높긴 하다.

하지만 최근 통계에 따르면 해마다 젊은 연령층의 대상포진 환자가

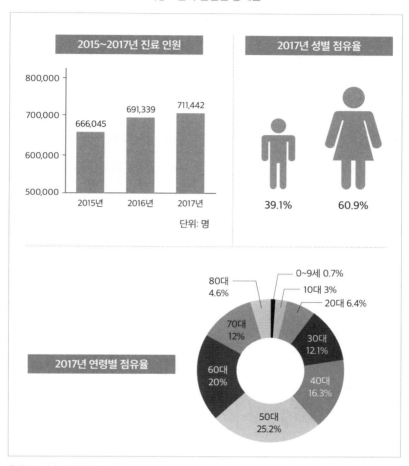

통계자료: 건강보험심사평가원

크게 늘고 있다.

　건강보험심사평가원의 통계를 살펴보면 우선 해마다 전체 대상포
진 환자 수가 증가하고 있다. 극심한 통증을 동반하기 때문에, 환자가

아예 병원을 찾지 않을 가능성이 희박해 총 환자 수 통계가 정확한 편이다. 다른 질병에 비해 환자 수가 전반적으로 증가하는 추세라는 것을 확인할 수 있다. 추측하건대 고령화로 인해 노년층과 중장년층 환자의 비율이나 수가 점점 늘어나는 것이 주요 원인일 것이다.

먼저 연령별로 살펴보면 50대(25.2%)가 가장 많다. 다음은 60대(20%), 40대(16.3%), 30대(12.1%) 순이다. 성별로 보면 여성(60.9%)이 남성(39.1%)보다 약 1.5배 높다. 중장년층 여성에게 대상포진이 많은 이유는 폐경 이후에 다양한 이유로 면역력이 급격히 떨어지기 때문이다.

어쨌든 가장 많이 발병하는 연령대가 50~60대인 것은 분명하나, 좀 더 세심하게 살펴보면 20대나 30대의 발병률도 적지 않음을 확인할 수 있다. 40대를 포함하면 전체에서 35퍼센트를 상회한다. 대상포진은 질병 부담이 큰 병으로도 악명이 높다. 대부분 입원 치료를 받아야 하고, 일상생활이나 일에도 지장을 주는 경우가 많기 때문이다. 당연히 이로 인한 경제적 부담도 무시할 수 없다.

그런데 유의해서 봐야 할 점이 30대나 40대에서도 적지 않은 수가 대상포진을 앓는다는 사실이다. 어째서 점점 더 젊은 층의 대상포진 발병이 증가하는 것일까? 세부적인 이유가 어떻든 분명한 것은 젊은 층의 개인 면역력 관리가 전에 없이 허술해지고 있기 때문이다. 중장년층이나 노년층에 비해 젊은 층은 자신의 체력이나 면역력을 과신하고 과로를 하거나 무리한 활동을 할 때가 많다. 또 이는 대상포진의 질병 특성상 여러 가지 사회적 여건 때문에 과로와 스트레스에 노출되는 사람의 수가 점점 늘고 있다는 보건사회학적인 증거라고도 할 수 있다. 아울러 영양이나 운동, 휴식, 수면 문제를 제대로 챙기지 못하는 사람들의 수도 늘어난다는 증거일 것이다. 결론적으로 젊은 층의 복잡한 라이프 스타일과 환경오염, 스트레스 등 여러 원인들이 합쳐져 젊은 층의 면역력을 떨어뜨리고, 이로 인해 대상포진의 발병률이 점점 더 증가하는 것이라고 짐작할 수 있다. 이를 단지 지엽적인 현상으로 치부할 수도 있지만, 젊은 층 전반에 나타나는 면역력 관리의 문제점을 드러내는 단서로 볼 여지도 충분하다.

아무튼 아직 젊고 팔팔하다고 대상포진이 남의 일인 것은 아니라는 사실만은 분명하다. 대상포진에 걸리고 난 후 상상하기 힘든 끔찍한 고통에 시달릴 수도 있으니 잘 예방해야 한다.

대상포진 예방접종이 발병을 100퍼센트 막을 순 없지만, 합병증 발병 위험을 크게 떨어뜨릴 수 있고, 발병 후 통증도 많이 줄일 수 있다. 또 만성 통증으로의 진행을 예방하기 위해서는 발병 초기에 좀 더 적극적으로 약물 치료를 실시하고 신경차단 요법을 병행하는 것도 중요하다. 즉 신속한 응급 치료가 중요하다는 뜻이다. 특히 통증 치료는 최대한 빨리 시작할수록 효과가 크다는 사실을 잊지 말아야 한다.

만약 대상포진이 비교적 젊은 나이에 발병했다면 이를 일시적이고 우연한 일이라고 생각하지 말고, 내 면역력 관리 전반에 대해 다시 한 번 진지하게 고민하는 계기로 삼기 바란다.

대상포진에
걸리지 않는
최적의 방어 전략

앞서 암이나 뇌졸중처럼 치명적인 질병은 아니나, 일단 걸리면 막대한 심신의 손상을 가져다주는 병인 대상포진에 관해 설명했다. 이 책에서 강조하는, 자신의 면역력 저울의 균형과 관련해 척도가 될 만한 질병이 바로 대상포진이다. 만약 여러분이 50~60대 이상인데도 아직 대상포진을 한 번도 앓지 않았다면 이는 면역 관리를 비교적 잘해 왔다는 근거가 될 수 있다. 반대로 여러분이 한 번이라도 대상포진을 앓았다면, 자신의 면역력 관리에서 빈틈이 무엇인지 잘 고찰하여 그 경험을 소중한 교훈으로 삼아야 한다.

이는 자신의 면역력이 급격히 떨어진 적이 있음을 시인하는 일이고, 그것이 암을 비롯한 다양한 중대 질환이 생기기 전에 내 몸이 보내는 경계경보로 겸허하게 받아들일 필요가 있는 것이다.

그런데 유독 대상포진 환자가 급증하는 나이, 급증하는 달이 있다. 우선 대상포진이 급증하는 나이는 50대 이후다. 앞서 설명했듯 대상포진의 최고 위험군은 50대 이상의 여성이다.

홍역이나 수두 같은 누구나 걸리는 전염병을 앓고 나면 우리 몸에는 항체가 생긴다. 바이러스나 세균과 같은 항원이 몸에 침투하면 이를 막는 과정에서 항체가 생기는 것이다. 이렇게 생긴 항체는 이후 같은 항원이 침투했을 때마다 이를 무력화시키고 면역세포를 자극해 항원을 살상하도록 유도한다. 이와 같은 항체를 면역항체라고 부른다.

하지만 대상포진 바이러스(수두균)에 대한 항체는 50세가 넘어가면 점점 약해져, 자신의 척추 신경 깊숙이 남아 있는 대상포진 바이러스가 활성화되는 것을 막지 못하는 일이 생긴다. 이것이 바로 대상포진으로 발병하는 것이다. 특히 폐경을 맞으면서 호르몬 균형이 급격히 무너지는 50대 갱년기 여성에게서 대상포진이 가장 잘 발병하는 것도 바로 이 항체의 힘이 급격히 떨어졌기 때문이다.

대상포진의 발병에는 계절적 요인도 있다. 한 해 중 가장 면역력이 떨어지는 때가 바로 한여름인 7~8월이다. 아니나 다를까 이때 대상포진 환자 수는 다른 시기 평균보다 무려 20퍼센트 가까이 증가한다. 여름철이면 누구나 쇠진하고 기력이 떨어지면서 면역력 저하를 경험하는데, 이를 놓치지 않고 대상포진 바이러스가 우리 몸을 공격하는 것이다.

전에는 꼼짝 못하던 대상포진 바이러스가 어느 순간 내 몸을 덮쳐 대상포진을 일으키는 것은 이 책이 말하는 면역력 저울 개념이 가장 잘 설명할 수 있다. 균형을 유지하던 면역력 저울이 나이에 따라, 또 내 몸의 건강 수준에 따라 한쪽으로 기울었기 때문이다.

따라서 대상포진을 예방하는 원칙은 어떤 면에서 내 면역력 균형을 유지하는 것과 궤를 같이 한다. 충분한 휴식, 스트레스 예방, 고른 영양과 적당한 식사량, 무리하지 않는 선에서 이루어지는 적절한 운동, 하루 7시간 이상의 숙면, 그리고 주치의와의 주기적인 건강 상담 등은 그중에서도 가장 기본적인 원칙이다. 그러나 대상포진을 더 잘 예방하기 위해서는 이와 더불어 몇 가지 핵심 수칙이 꼭 필요하다.

첫 번째, 나이가 듦에 따라 자연스러운 면역력 감퇴가 일어난다는 사실을 충분히 인지하고 건강 수칙들을 자신의 일상에 적용해야 한다. 대개 우리는 어제와 같은 방식으로 오늘, 그리고 내일을 살아간다. 하지만 앞서 충분히 살펴보았듯이 나이가 들면 면역력은 점차 떨어질 수밖에 없다. 그러니 어제와 같은 일정으로 내년, 내후년을 사는 것은 절대 합당하지 않다. 아울러 나이가 들수록 근력 운동, 영양 섭취, 충분한 휴식을 늘려야 한다.

나는 기회가 될 때마다 사람들에게 나이가 들수록 '10퍼센트 더 건강 챙기기'를 제안한다. 40대 초반에 일주일 동안 아무것도 하지 않는 완전 휴식 시간이 10시간이었다면, 40대 중반이나 후반에는 완전 휴식 시간을 1시간 정도 더 늘려야 한다. 근력 운동 역시 충분한 근력과 근육이 있는 30대에 주당 5시간 정도 했다면, 40대에는 6시간으로 늘릴 필요가 있다. 소화력이 뛰어난 20대에는 10분 안에 식사를 마쳐도 큰 무리가 없었을지 모르나 50대에 이렇게 짧은 시간에 식사를 마친다면 필연적으로 건강과 면역력에 큰 위해가 된다. 나이가 들수록 꼭꼭 씹는 횟수를 늘리고, 식사 시간도 점차 늘려가도록 한다. 그래야 자신의 떨어진 소화력과 영양 흡수 능력을 보완할 수 있다.

같은 맥락에서 나이가 듦에 따라 우리 몸, 특히 위장은 섭취한 음식에서 영양을 뽑아내는 영양 흡수 능력이 떨어진다. 따라서 전에 먹었던 식품보다는 좀 더 영양을 치밀하게 고려해 식단을 구성해야 할 것이다.

그러나 식사량은 늘리지 않아야 한다. 나이가 들면 대체로 기초대사량이 떨어지고, 호르몬 분비량도 줄기 때문에 전에 먹었던 식사량을 계속 유지한다면 과체중이나 비만을 초래하고, 위에도 부담을 준다. 따라서 나이가 들수록 아주 조금씩, 매우 정밀하게 식사량을 줄일 필요가 있다. 결국 나이가 들수록 자신의 식사와 식단 구성은 대단히 정교하고 과학적으로 설계해야 한다.

이런 변화를 잘 설계하고 또 적용하기 위해서는 주치의를 찾아 내 몸에 일어나는 다양한 변화를 살피는 것도 잊지 말아야 한다. 가령 성장호르몬이나 성호르몬이 얼마나 줄었는지, 장내세균숲의 변화는 어떤지 등을 검사를 통해 점검할 필요가 있다.

두 번째, 기력이 쇠하기 쉬운 시기에는 좀 더 각별한 주의를 기울이는 것이다. 앞서 말했듯 가장 요주의 시기는 7~8월이다. 그러나 최근 봄마다 급증하는 미세먼지도 우리의 면역력을 심각하게 훼손할 수 있으며, 일교차가 매우 커지는 환절기나 겨울철 혹한기에도 면역력 밸런스가 쉽게 무너질 수 있다. 이런 시기에는 좀 더 쉬고, 좀 더 주의를 기울여 면역력이 떨어지는 것을 막아야 한다.

　세 번째, 대상포진 예방주사를 맞는 것이다. 일반적으로 60대에게는 반드시 대상포진 예방주사를 맞을 것을 권고한다. 50대나 40대에도 대상포진 예방주사를 맞는 것은 결코 무의미하지 않다. 물론 예방접종을 한다고 모두가 항체가 생기는 것은 아니다. 보통 예방접종을 했을 때 60~70퍼센트 정도에서 면역 획득이 일어난다. 예방접종으로 대상포진의 발생을 모두 막을 수는 없지만, 대상포진 후 신경통과 같은 심각한 후유증을 60퍼센트가량 줄일 수 있다. 격무에 시달리거나 피로를 자주 느끼는 40~50대라면 예방접종을 하는 것이 바람직하다.

알레르기 질환, 히스타민 신드롬부터 잡아라

꽃가루가 심하게 날리는 계절이 오면 재채기나 콧물이 심해져 일상생활이 어려울 정도로 고생하는 사람들이 있다. 이런 신체 변화를 일으키는 몸속 물질이 바로 히스타민Histamine이다. 히스타민은 외부 자극원(스트레스)에 대해 신체가 신속하게 방어하는 과정에서 분비되는 유기물질 가운데 하나다. 아미노산의 일종으로 히스티딘histidine에서 생성되며 강력한 혈관 확장 작용을 일으키고 기관지, 위장 등 내장 근육을 급격히 수축시켜 외부 물질을 체외로 배출시키는 역할을 한다. 또 외부 물질과 접촉한 부위에 염증을 일으킨다. 이런 히스타민 작용이 만성적으로 과도하게 일어나는 것이 바로 우리가 알고 있는 알레르기 질환이다. 알레르기 질환은 일반적으로 만성피로, 마른기침, 코막힘, 가려움증, 두드러기 등의 증상을 동반하는데, 이는 모두 히스타민의 생리작용과 직간접적으로 연결되어 있다.

히스타민은 우선 내장 근육을 급격히 수축시킨다. 먼저 심장 근육을 수축시켜 가슴을 두근거리게 하고(부정맥), 위장 근육을 수축시켜 위경련, 장 경련 등을 유발한다. 또한 기관지 근육을 수축시켜 천식이나 만성 기침을 일으키고, 자궁을 수축시켜 월경통을 유발한다.

또 히스타민은 혈관을 확장하는 작용을 한다. 뇌혈관을 확장해 어지러움, 편두통을 일으키고 혈관이 확장되어 체액이 더 많이 빠져나오기 때문에 눈물, 콧물, 가래의 분비량이 증가하는 것이다. 꽃가루가 많이 날리는 봄날에 기침과 콧물이 멈추지 않아 괴로운 것도 이 때문이다. 또 히스타민은 정맥 혈관을 확장시켜 하지 부종이나 정맥류, 항문 치핵이 생기게 하고, 다리 가려움증과 저림, 멍이 잘 드는 증상, 눈 아래가 까매지는 다크서클을 만들기도 한다. 또 위산이 많이 분비되게 하여 위염, 위궤양을 일으키고, 불면증과 만성피로 증상을 야기하기도 한다.

다음 도표는 히스타민으로 인해 우리 몸에서 일어날 수 있는 다양한 변화들을 요약한 것이다.

히스타민으로 나타나는 우리 몸의 변화

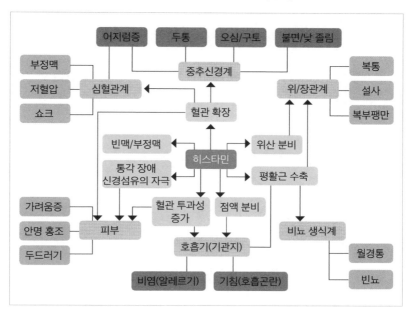

이렇게 히스타민은 복잡하면서도 다양한 신체 증상을 초래한다. 어떤 증상은 질병 수준에 해당 되는 것도 있다. 이 중에는 매우 치명적인 결과를 가져오는 아나필락시스Anaphylactic shock도 있다. 아나필락시스는 특정 물질에 대해 우리 몸이 매우 과민하게 반응하는 상황인데, 극소량의 해당 자극원과 접촉하는 것만으로도 전신에 걸쳐 급격하고 치명적인 증상들이 발생하는 알레르기 반응이다. 우리 몸이 외부에서 들어온 자극원인 알레르겐을 인식해 면역 반응이 일어났던 경험을 하면 우리 몸이 이 알레르겐을 기억하고, 이 특정 알레르겐에 대해 '면역글로불린 E immunoglobulin E, IgE'라는 항체를 만들어 낸다. 그 후 다시 이 특정 알레르겐이 몸에 들어와 염증 세포에 붙은 IgE와 결합하면 곧바로 히스타민을 비롯한 다양한 염증 화학물질을 분비한다. 아나필락시스 경우 이 화학물질의 영향으로 급성 호흡곤란, 혈압 감소, 의식 소실 등 쇼크 증세와 같은 심각한 전신 반응이 일어나는 것이다. 이 전신 반응은 매우 빠르면서도 심하게 일어난다. 즉시 치료가 이루어지면 회복되지만, 자칫 의학적 조치가 지연되면 생명마저도 위태로울 수 있다.

히스타민 증상과 관련해 환자들이 취하는 가장 문제적인 행동은 몸에서 히스타민이 과도하게 분비되는 상황을 오랫동안 특별한 조치 없이 내버려 두는 것이다. 그런데 이렇게 히스타민이 과잉 분비되는 조건에 빈번하게 노출될 때, 더러 우리 몸이 이런 노출에 둔감해지는 예도 있지만, 더 많은 경우는 체내 히스타민 분비 체계가 굳어져 아주 작은 자극원에도 더 심하게 히스타민이 분비되는 이른바 '히스타민 신드롬'이 만들어지고 만다. 이 역시 특이점(구조적, 질적인 변화가 일어나는)이라고 할 수 있는 지점이 있어서 몸이 이미 이 특이점을 넘어서면, 그후에는 약물이나 철저한 기피로도 히스타민 작용을 좀처럼 진정시키기 어려워진다. 따라서 일단 히스타민 증상이 나타났다면 좀 더 경각심을 갖고, 신속하게 히스타민 분비를 진정시키거나 최소화하는 노력을 기울여야 한다.

지금까지 과도한 히스타민 작용을 다스리기 위해 주로 사용했던 방법은 항히스타민제 복용이었다. 사람들이 많이 복용했던 콧물약, 기침약이 바로 그것이다. 그러나 이는 장기적이고 근본적인 방안이라고 하기 어렵다. 항히스타민제를 계속 사용하면 이 역시 내성이 생기거나 다른 신체 증상으로 쉽게 전환되기 때문이다. 가령 콧물약을 자꾸 먹으면 졸음이 쏟아지는 증상이 나타난다. 또 내성이 생기면 더 많은 약물을 투여해도 쉽게 히스타민 과분비를 줄일 수 없는 상태가 되기 쉽다. 게다가 최근에는 항히스타민제의 장기적인 사용이 남성 불임을 비롯해 다양한 합병증을 일으키는 원인으로 지목되고 있어 각별한 주의가 필요하다.

그렇다면 항히스타민제 외에는 다른 대안이 없을까? 일단 히스타민 작용이 활성화된 사람이라면 주변 환경 통제를 엄격하게 하는 것이 매우 중요하다. 가령 일교차가 큰 날씨에는 반드시 마스크를 착용해 몸의 기온 변화를 최소화하는 것이다. 또 만약 음식 알레르기의 원인을 알고 있다면 가급적 항원이 되는 음식을 피하고, 또 그 자체로 히스타민 분비량을 늘리는 음식 역시 피해야 한다. 앞서 배운 알레르기 음식을 알아내는 방법을 철저하게 실천하기 바란다.

발효나 숙성 과정을 거치는 음식 중에는 히스타민 분비를 늘리는 음식들이 많다. 치즈, 수제 소시지, 식초, 간장 등은 히스타민 분비를 늘리는 대표적인 식품들이다. 생선 역시 히스타민이 많이 들어 있는 음식이다. 히스티민은 주로 생선의 내장에서 만들어지기 때문에 내장을 제거하고 먹어야 한다. 조개류나 새우와 같은 갑각류 역시 히스타민이 많이 포함되어 있다.

또 히스타민 분비를 촉진하는 음식으로 귤, 파파야, 딸기, 파인애플, 토마토, 생선, 계란 흰자 등이 있다. 식품 보존제 계열의 식품 첨가물 역시 히스타민 분비량을 늘리는 주된 원인이다. 건강 상태가 좋을 때 이런 음식들을 앞서 알려 준 음식 알레르기 식별법으로 차례대로 판별해 보고 섭취 여부를 정할 필요가 있다.

체내 히스타민 분비를 줄이는 가장 중요한 원칙 역시 다른 건강 원칙들과 일맥상통한다. 먼저 물을 충분히 마시는 것, 스트레스를 최소화하는 것, 적절한 운동, 특히 전신 마사지와 같은 림프액 순환을 돕는 활동이 가장 큰 도움이 된다. 또 초록색 채소를 충분히 먹는 것 역시 많은 도움이 된다.

비정상적인 히스타민 분비와 장내세균숲의 불균형 사이에는 중요한 인과관계가 존재하므로 장내세균숲의 균형을 맞추기 위한 다각적인 노력을 기울일 필요가 있다. 특히 이는 히스타민 신드롬을 진정시키는 데 있어 가장 근원적인 방법 가운데 하나이기 때문에, 정확한 방법들을 잘 숙지하고 익혀 지속적이면서도 적극적으로 실천하기 바란다.

알레르기 질환, 평생 고통스럽다

많은 사람이 알레르기 질환은 나이가 들면 자연스레 낫는다고 믿는다. 물론 이는 완전히 틀린 이야기는 아니다. 앞서 설명했듯 알레르기 질환은 면역 과잉이 주된 원인이므로, 면역력이 전반적으로 떨어지는 중장년기가 되면 심했던 알레르기가 진정되는 경우가 많은 것도 사실이다. 하지만 나이가 들어도 알레르기 증상이 개선되지 않거나 오히려 악화되는 경우도 얼마든지 있다.

앞서 알레르기 체질인 사람들에게는 알레르기 행진이 자주 나타난다는 사실에 대하여 설명했다. 알레르기 체질을 가지고 태어난 사람에게 가장 먼저 나타나는 것은 유아 시절의 아토피 피부염이다. 그런데 이 아토피 피부염 증상이 어느 정도 개선된 뒤에, 다시 알레르기성 비염, 천식, 알레르기성 결막염으로 이어질 때가 많으며 성인이 될 때까지 알레르기 질환을 연이어 앓기도 한다. 체질이 바뀌지 않으니 질환의 종류만 달라질 뿐, 알레르기 증상에서 벗어나지 못하는 것이다.

그런데 최근 연구에서는 이 알레르기 질환이 성인이 되면서 자가면역 질환으로 이어질 가능성이 매우 높다는 사실이 역학조사를 통해 밝혀지고 있다. 가령 음식 알레르기가 있는 사람은 다발성경화증 등과 같은 자가면역 질환이 더 발병하기 쉽다는 것이다. 영국 브리그험여성병원 연구팀의 연구에 따르면(〈Neurology, Neurosurgery & Psychiatry〉 저널에 실림) 음식 알레르기가 있는 사람은 음식 알레르기가 없는 사람에 비해 다발성경화증이 두 배 이상 많이 나타났다. 연구팀은 알레르기 질환이 다발성경화증의 염증을 더 악화시키고, 이는 다발성경화증과 같은 다른 자가면역 질환과 알레르기 질환이 유전적 연관성이 있기 때문일 것으로 그 이유를 분석했다.

그리고 그 주요 원인으로 가장 주목받는 것이 앞서 설명했던 '장누수증후군'이다. 알레르기 체질은 장에서도 염증 반응이 빈번하게 일어난다. 알레르기 체질을 가진 사람은 술, 음식, 약물, 스트레스 등의 각종 알레르기 자극원에 대해 더 심하고 빈번하게 반응하고 그것이 장점막 세포의 치밀한 결합 조직을 약화시켜 세균이나 독소가 쉽게 우리 몸속으로 침투하게 만든다는 것이다. 다른 사람들보다 지속적이고 빈번한 염증 반응으로 인해, 원래 촘촘하고 강력하게 방어막을 이루고 있는 장 세포의 치밀 결합이 느슨해지고, 그 틈 사이로 독소들이 쉽게 오가면서 각종 알레르기 질환과 자가면역 질환을 일으키고 또 심화시키는 것이다.

그러니 알레르기 체질을 가진 사람들은 체질 개선과 장 건강 회복과 같은 근본적인 문제 해결 없이는 평생 이러한 질병들에서 자유롭기가 힘들다.

알레르기 질환과 자가면역 질환은 당장 죽음을 맞게 하거나 치명적인 장애를 입히지는 않지만 당사자에게 몹시 고통스러운 신체적, 정신적 고통을 준다.

입적하신 대선사 법정 스님은 평생 알레르기성 천식으로 고통을 받았다. 옆에서 스님 곁을 지켰던 후학들은 스님이 천식으로 몹시 큰 고통받았다고 증언한다. 천식이 심해지면서 구토와 헛구역질이 너무 심해져 50일 가까이 거의 식사를 하지 못하고 단식 상태에 있었던 적도 있다고 한다. 스님은 밤에 기침이 심해 잠을 이루지 못하고 자주 깼다. 물론 대선사답게 스님은 자신의 지병인 천식과 천식으로 내뱉는 기침마저도 즐길 수 있는 경지에 이르렀던 것 같다. 정신적인 교류를 나눈 이해인 수녀에게 보낸 편지에는 심한 기침 때문에 새벽에 깨서는 "기침이 아니면 누가 이런 시각에 나를 깨워 주겠어요."라며 자신의 기침에 고마움을 표하고 있기 때문이다.

많은 사람이 법정 스님이 폐암으로 돌아가신 것을 의아해한다. 평생 담배라고는 피우지 않았고, 언제나 청정한 공기 속에서 수도했던 스님이 폐암에 걸렸다는 사실을 믿지 못하겠다는 반응들이 많았다. 심지어 촛불과 향의 연기 때문이라고 추측하는 사람들마저 있었다. 하지만 우리는 앞서 천식으로 인해 폐에 지속적으로 염증 반응이 일어나면 폐암으로 이어질 수 있다는 사실을 알게 되었다. 물론 스님이 폐암에 걸린 정확한 이유를 알 수는 없지만, 심한 천식이 폐암을 일으킬 수 있다는 것은 자명한 의학적 진실이다. 일찍이 도를 깨우친 법정 스님이 아닌 보통 사람에게 자신의 알레르기 질환에 고마워하는 일은 도무지 상상하기 어려운 것이다. 따라서 이 책이 전하는 면역 균형을 이루는 근본적인 치유법을 잘 실천해 병에서 자유로운 삶을 추구해야 할 것이다.

알레르기가
갑자기
생긴 이유

전에는 알레르기를 모르고 살았는데, 갑자기 알레르기 증상이 나타나 몹시 당황스럽고 걱정스럽다고 말하는 환자를 진료실에서 빈번하게 만난다. 어릴 적 알레르기가 없었다면 이 책에서 말한 알레르기 체질이 아닐 가능성이 높은데, 갑자기 알레르기가 찾아왔다면 몹시 당황스러울 것이다. 실제로 문진을 해 보면 자신은 어릴 적에는 알레르기가 없었는데 이렇게 뒤늦게 알레르기 질환이 왜 생겼는지 그 이유를 묻는 경우가 적지 않다. 전에는 없었던 알레르기 반응이 생기는 것을 '후천적 알레르기'라고 할 수 있다.

나는 후천적 알레르기의 원인으로 대기오염, 토양오염, 그리고 그로 인한 먹거리 오염을 강하게 의심한다. 특히 각종 발암성 미세먼지를 비롯한 심각한 대기오염은 어느 날 갑자기 생긴 알레르기의 중요한 원인으로 지목된다. 이는 우리 환경의 균형을 심각하게 깨뜨리는 현상 가운데 하나다. 우리는 단 한 순간도 숨을 멈추지 않고 호흡하는데, 공기가 전에 없이 오염되었다면 우리 몸에는 그로 인한 적지 않은 악영향이 일어나는 것이 자명한 일이다.

앞서 우리 각자가 거대한 장내세균숲이라는 작은 우주를 몸에 지니고 있음을 배웠다. 그리고 우주, 지구, 내가 살고 있는 지역의 강과 들, 대기는 모두 이 장내세균숲의 체계와 유기적으로 단단하고 치밀하게 결속되어 있다. 그러나 최근 이 장내세균숲에 심각한 균열을 초래하는 변화들이 폭넓게 감지된다. 많은 사람이 살고 있는 도시 환경은 장내세균숲의 균형과 조화가 더 깨지기 쉬운 공간이다. 여기에 각 개인이 운동, 충분한 수면, 바른 식생활, 충분한 휴식과 같은 필수적인 균형 활동을 실천하지 않고 있다면, 몸의 균형과 조화를 더 빠르고 급격하게 상실하고 말 것이다.

나는 매우 오랫동안 비만 환자들을 진료해 왔다. 살이 찌면 당뇨나 고지혈증, 고혈압을 비롯한 각종 심장 질환이 일어나는 것은 이제 일반인들도 익히 알고 있는 사실이다. 그런데 나는 최근 이들의 몸 내부에서 일어나는 균형과 조화의 상실에 좀 더 주목하고 있다. 비만 환자 대부분은 외부 환경의 변화와는 상관없이 신체 균형과 조화를 잃은 상태에 있다. 최근 나는 다양한 프로젝트를 통해 그들의 신체 곳곳에 일어난 불균형의 실태를 의학적 검사를 통해 면밀하게 살펴볼 기회가 여러 번 있었다. 특히 비만 환자들의 대변 검사를 통해 장내세균숲의 상태를 살펴보게 되었다.

우리 장 속에는 100여 종의, 총 100조 개 이상의 세균이 서식하고 있다. 크게 영양소 합성, 영양 흡수 증진, 외래균 증식 억제, 면역 기능 증진에 도움이 되는 유익균과 장내 부패, 발암성 물질 생산, 독소 생산, 그로 인한 설사 및 변비, 저항성 감퇴, 암, 발육 장애 등을 일으키는 유해균으로 이루어져 있다. 장내세균숲은 결코 유해균만으로도, 또 유익균만으로 구성되어 있지 않다. 물론 유익균이 유해균보다 더 많아야 건강에 유리하다. 그 비율은 대략 유익균, 중간균, 유해균이 2:7:1을 이루고 있어야 한다.

여기서 중간균은 유익균이 우세하면 유익균으로, 유해균이 우세하

건강한 성인의 장내세균의 비율

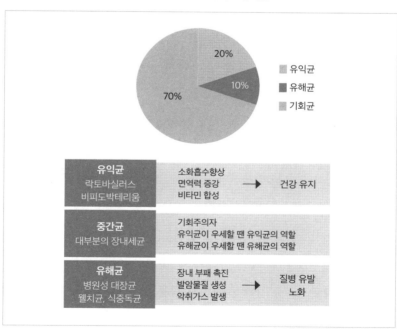

215

면 유해균으로 변하기 때문에 중간균이라고 칭하며, 혹은 두 세균의 세력 사이에서 기회를 엿본다고 해서 기회균이라고 부르기도 한다.

그런데 대변검사를 통해 비만 환자의 장내세균숲의 비율을 살펴보면 균형이 깨어진 경우가 많았다. 비만 환자들이 일반인에 비해 더 살이 잘 찌는 이유 역시 유해균의 일종인 비만 세균이 증식해 영양분을 에너지보다는 지방세포로 더 많이 전환시키기 때문이다. 페르미쿠테스 속 세균이라고 알려진 비만 세균이 비만 환자의 경우에는 전체 세균의 90퍼센트를 차지하기도 한다. 비만이었던 사람도 살이 정상 체중 수준으로 빠지면 페르미쿠테스 속 세균이 73퍼센트 이상 줄어든다.

나는 비만 환자들 가운데 알레르기 질환을 함께 앓는 사람을 무척 많이 보았다. 그런데 신기하게도 비만 환자가 다이어트 치료를 통해 살을 빼면 알레르기 질환이 함께 사라지는 것을 빈번하게 목격했다. 비만, 장내세균숲, 알레르기 질환 사이에 유기적인 인과 법칙이 존재한다는 증거다.

이제 여러분도 눈치 챘을 것이다. 알레르기가 갑자기 생겼다면 가장 먼저 장내세균숲의 균형 상실 문제를 의심해야 한다는 것을. 우리 몸에서 면역 물질과 호르몬의 생산을 70퍼센트 담당하고 있는 곳이 바로 장이다. 이 장에 이상이 생긴다면 면역 기능은 물론이고, 각종 호르몬과 관련된 질병이나 증상이 나타날 수 있다. 장내세균숲 파괴로 세로토닌 생산에 문제가 생기면 우울증이 생길 수도 있다. 최근에는 대변 검사를 통해 나의 장내세균숲 상태를 쉽게 알아볼 수 있다. 장 건강이 의심된다면 꼭 검사를 받아 보기 바란다.

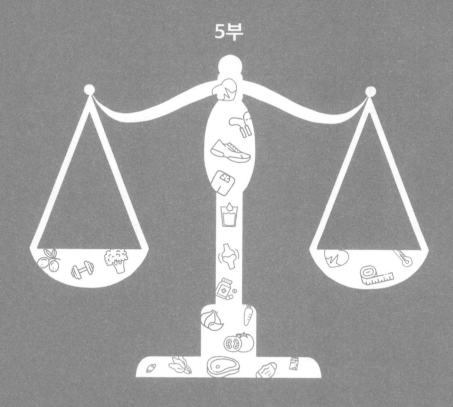

5부

혈관이 잘 통해야
면역력이 사통팔달한다

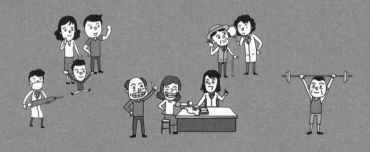

혈관을
병들게 하는
원인들

나이가 들면 혈관도 따라 늙는다. 젊을 때는 혈관 역시 탄력성이 있고 혈액순환도 원활하지만, 나이가 들면 노화라는 자연현상과 함께 스트레스, 음주, 흡연, 식사습관 같은 여러 원인들이 합쳐지면서 점차 혈관이 딱딱해지고 탄력성이 떨어져 혈액순환이 악화되면서 중대한 혈관 질환에 이르는 경우가 많다.

혈관의 노화 역시 지극히 자연스러운 일이다. 이미 망가진 혈관은 회복하기 힘들다. 혈관의 노화 및 장애로의 진행을 멈추게 하거나 현 상태를 유지하는 일마저도 상당히 어려운 일이다. 그런데 간혹 50대가 되어서도 20대만큼 건강한 혈관을 유지하는 사람도 있다. 이는 자연 노화라는 지극히 힘든 난관을 넘어서는 일이기 때문에 극히 소수에게 만 허락되는 특별한 사례다.

| 20대의 혈관 | 30대의 혈관 | 40대의 혈관 | 여러 문제가 생긴 50대 이상의 혈관 |

누구나 50대에도 70대에도 20대의 팔팔한 혈관을 원할 것이다. 어떻게 하면 나이가 들어서도, 20대처럼 팔팔한 건강, 20대만큼 튼튼한 혈관을 유지할 수 있을까? 그 비밀을 알기 위해서는 혈관을 늙고 병들게 하는 주된 원인부터 알아야 한다.

나이와 성별, 유전자와 같은 자연적인 원인 외에도 혈관을 늙게 만들고 병들게 하는 원인은 다양하다. 지금까지 과학적으로 그 기전이 명백하게 밝혀진, 혈관을 병들게 하는 주 원인은 다음과 같다.

1. 담배

흡연자는 심근경색, 뇌졸중에 걸릴 위험이 비흡연자에 비해 2배 정도 높다. 금연을 하고 1년만 지나도 심뇌혈관 질환의 위험이 절반 이하로 떨어진다. 담배를 피우면 자신의 건강에만 문제가 생기는 것이 아니다. 가족 중에 흡연자가 있으면, 가족 구성원이 심혈관 질환에 걸릴 확률이 1.3배, 뇌혈관 질환에 걸릴 확률은 2배 이상 높아진다.

2. 음주

음주 역시 혈액 내의 중성지방 수치를 높이기 때문에 피해야 할 일이다. 술을 먹으면 혈중 지질 성분을 분해하는 효소가 잘 분비되지 않아, 킬로미크론(chylomicron: 혈액 중 분자량이 낮은 지질운반체)을 제대로 분해하지 못한다. 유럽 심장학회·동맥경화학회가 발표한 가이드라인에 따르면, 이상지질혈증dyslipidemia을 가진 사람은 절대 과음을 해서는 안 되며 (하루 알코올 섭취량은 남성이 20~30g, 여성이 10~20g), 고중성지방혈증 환자는 완전히 금주할 것을 권고하고 있다.

3. 이상지질혈증

국내 30세 이상 성인의 절반 정도인 47.8퍼센트가 흔히 고지혈증, 고콜레스테롤혈증으로 불리는 이상지질혈증이 있다. 조사 때마다 30대 이상 성인의 사망 원인 가운데 2~3위를 차지하는 대단히 흔한 질환이다. 2015년도에 발표한 '국내 이상지질혈증 실태' 분석에 따르면 30세 이상 성인의 47.8퍼센트인 1,608만 명이 이상지질혈증인 것으로 나타났다. 여성과 남성의 편차도 심해서 남성은 57.6퍼센트가, 여성은 38.3퍼센트가 해당되었다. 남성의 유병률이 매우 높다. 또 연령이 높아질수록 환자 수가 급격히 증가해 30대는 34.4퍼센트였지만 50대는 55.4퍼센트였다. 특히 여성의 경우 폐경인 50대 이후의 환자가 급격히 늘어나고 있다. 이는 폐경 이후의 호르몬의 급격한 변화 때문이다. 이상지질혈증이 무서운 이유는 심뇌혈관 질환을 일으키는 가장 큰 원인이기 때문이다. 이미 이상지질혈증이 나타났다면 혈관 건강에 중대한 문제가 생겼다고 생각해도 과히 틀린 것이 아니다. 국내 이상지질혈증의 환자수는 최근 5년간(2011년~2015년) 25퍼센트 이상 늘고 그 증가세가 꺾이지 않고 있다.

4. 비만

비만 역시 다양한 연구에서 고혈압, 당뇨병, 이상지질혈증의 위험을 높인다고 밝혀졌다. 또 그에 따른 심혈관 질환의 발병이나 그로 인한 사망률도 크게 높인다. 따라서 적정 체중을 유지하는 것은 혈관 건강뿐만 아니라 만병을 다스리는 절대 원칙이다.

5. 운동 부족

운동 부족 역시 혈관을 병들게 한다. 많은 연구에서 유산소 운동이 중성지방을 감소시키며, HDL 콜레스테롤은 증가시키는 것으로 밝혀진 바 있다. 다만, 유산소 운동이 LDL 콜레스테롤 수치를 낮추는지에 대해서는 확실하게 밝혀지지 않았다. 또 근력 운동 역시 혈관을 건강하게 한다는 확실한 증거는 없다. 하지만 운동을 통해 얻는 다양한 건강 유익들이 직간접적으로 혈관을 건강하게 한다는 점은 분명하다.

6. 스트레스

스트레스는 우리 몸의 자율신경계의 교감신경을 활성화시킨다. 교감신경이 활성화되면 혈압이 높아지고 혈관 내 혈당도 함께 상승한다. 혈당의 상승은 그 자체로 혈관에 가해지는 물리적 스트레스라고 할 수 있다. 또 교감신경이 항진되면 혈관이 좁아지고 경직된다. 스트레스가 높을 때 분비되는 아드레날린이 혈관을 좁히고, 심장박동을 높여 혈압을 상승시키는 주원인이다. 그런데 체내 아드레날린 농도가 높아지면, 혈액의 흐름이 빨라지면서 체내 활성산소의 양도 급증한다. 활성산소 역시 혈관을 노화시키는 주범이다.

7. 불건강한 식사

혈관의 건강을 증진하는 식사가 있다면, 혈관 건강을 망치는 식사도 있다. 또는 목숨까지 위협할 수 있는 치명적인 식습관도 존재한다. 여러 연구에서 건강한 식사를 하는 사람은 그렇지 않은 사람에 비해 혈관 노화를 크게 늦추고, 각종 심혈관 질환의 위험성도 크게 떨어뜨릴 수 있다. 여기에 대해서는 뒤에서 따로 자세히 설명하겠다.

혈관이 잘 통해야 면역세포가 강해진다

우리는 혈관이 막힐까 걱정하지만, 혈관은 그렇게 금방 막히지 않는다. 혈관은 서서히 막힌다. 혈관이 점차 막혀 좁아져 가는 동안에도 혈액은 흐르고, 특별한 증상을 느끼지 못하는 경우가 대부분이다. 하지만 어느 순간 갑자기, 좁아졌던 혈관이 막혀 치명적인 순간에 다다르고 만다.

동맥은 심장에서 신체의 근육과 장기로 혈액이 흐르는 혈관이다. 동맥벽은 탄력성이 높고 표면이 매끈해 혈액이 잘 흐른다. 그런데 나이가 들고, 여러 원인으로 동맥의 탄력도가 떨어지고, 동맥벽에 콜레스테롤이 침전하고 이상조직이 생기면 동맥 혈관이 좁아지는 동맥경화가 일어난다. 이렇게 동맥이 좁아지면 동맥에 혈액이 제대로 흐르지 못해 순환 장애가 생긴다. 그리고 어느 순간 완전히 막히면 치명적인 순간에 이른다. 사실 동맥경화는 병명이 아니라 동맥의 비정상적 상태를 지칭한다. 동맥경화증이 특정 장기에 생기면 뇌경색, 심근경색 등과 같은 구체적 병명이 붙는다.

동맥경화로 인해 나타날 수 있는 대표적인 심혈관 질환이 협심증이다. 협심증은 심장 주변을 통과하는 관상동맥에 지방이 쌓이면서 혈관이 좁아지고, 심장근육으로 가는 혈액이 부족해지는 질환이다. 동맥경화가 심해지면, 심장 근육 자체가 기능을 잃어 치명적인 상황에 이르는 심근경색으로 발전한다. 관상동맥이 약 70퍼센트 이상 막혀야 흉통등의 증상이 나타나기 때문에 관상동맥 질환의 위험도가 높은 경우 예방 및 조기 발견을 위해 철저한 사전 검진이 필요하다.

.동맥류는 동맥의 일부분이 국소적으로 늘어난 질환이다. 동맥벽의약화가 이런 변화를 가져오는데 대부분 노화와 관계가 있다. 또한 동맥경화와도 관련이 있다. 동맥류는 주로 복부대동맥에 발생한다. 복부대동맥은 신체 외부에서는 만질 수 없는 배 뒤편의 후복강이라는 비교적 넓은 공간에 위치해 동맥류가 어른 주먹만큼 커질 때까지도 특별한증상이 없는 경우가 많다. 동맥류가 어느 정도 커지면 터지는데 이때많은 출혈로 사망에까지 이를 수 있다.

혈관은 혈액이 지나는 통로다. 젊었을 때는 이 혈액 통로가 튼튼하고 깨끗해 혈액 역시 막힘없이 순조롭게 돌아다닌다. 하지만 나이가들어 혈관이 노화하면서 혈관이 좁아지고, 딱딱해지고, 또 막히면서혈액이 돌아다니기 힘들어진다. 동시에 심장의 기능과 근력도 떨어져피를 온몸으로 순환시키는 것이 힘들어진다. 사실 만병이 생기는 시초가 바로 여기에 있다고 해도 과언이 아니다.

혈관 건강을 떠올릴 때 가장 먼저 무엇을 생각해야 할까? 혈액이 온 몸에 잘 도는 것이다. 다시 말해 혈액이 혈관을 잘 돌 수 있도록 혈관 의 여러 조건을 최상으로 만드는 것이다. 만약 혈관 건강이 최상이 아 니라면, 다음과 같은 몇 가지 대원칙을 세우고 혈관 건강 회복에 돌입 해야 한다.

1. 우선 이 책에서 제시하는 심장 기능의 회복, 심장 강화를 위한 여 러 가지 실천을 잘 따라야 한다.
2. 혈관의 나이를 되돌릴 수 있는 여러 가지 활동과 음식에 관해서 충분한 지식을 습득해야 한다.
3. 혈액의 건강도도 중요하다. 혈액이 좀 더 맑고, 혈액 내 독소들이 사라지도록 여러 가지 실천을 잘 따라야 한다.
4. 특히 혈관에 들어찬 콜레스테롤을 제거하는 방법들을 제대로 알 고 실천한다.
5. 혈관, 혈액, 심장을 손상시키는 각종 요인들에 대해 제대로 알고, 나쁜 습관을 최대한 신속하게 교정해 나간다.
6. 주기적으로 혈관 건강을 체크해 자신의 상태를 잘 파악하고, 위 험 행동이나 상황을 피한다. 특히 40대 이상이라면 1년에 1~2회 의학적인 정밀 진단을 받도록 한다.

만성 염증이
혈관을
망가뜨린다

앞서 혈관을 병들게 하는 여러 위험 요인에 관해 이야기했다. 그런데 혈관을 망가뜨리는 좀 더 직접적인 원인, 의학적인 기전이 있다. 바로 혈관 염증이다. 혈관 건강이 나빠지는 데는 다양한 원인이 복합적으로 작용하는데, 가장 큰 위해를 가하는 것이 혈관 염증이다. 혈관 염증은 만성 염증이 혈관에 나타난 것을 말한다. 우선 만성 염증에 관해 이해가 필요하다. '염증'의 '염炎'이라는 한자에서 알 수 있듯이 염증은 우리 몸에 큰불이 난 것과 같은 상태다. 염증이 생겼을 때 나타나는 다섯 가지 증상으로 통증pain, 발적redness, 기능 저하immobility, 부종swelling, 열감heat이 있다. 이 증상들을 살펴보면 왜 염증을 큰불이 난 것이라고 표현했는지 쉽게 알 수 있다.

원래 염증은 특정 조직의 손상 또는 감염 때문에 자연스럽게 발생하는 생체반응이다. 인체는 이 염증 덕분에 조직이 손상되는 것을 억제하고, 감염을 막을 수 있다. 그러니 염증은 우리 몸에 없어서는 안 될 필수 기능이다. 상처에 생기는 염증은 우리 몸의 면역세포에 의해 만들어진다. 즉 우리 몸의 면역 시스템이 외부의 적으로부터 자신을 지키기 위해 일으키는 자연스러운 방어 증상인 것이다. 상처 난 부위에 염증이 생기면서 조직의 손상이 최대한 억제되고, 외부 감염체를 차단하며, 파괴된 조직이나 괴사된 세포를 제거하고, 손상된 조직은 재생하도록 돕는다.

염증 반응은 크게 두 가지로 나눌 수 있다. 하나는 방금 설명한 손상된 부위나 감염 부위에 즉각적으로 생기는 급성 염증acute inflammation이고, 하나는 염증 반응이 장기간 지속되는 만성 염증chronic inflammation이다. 문제는 만성 염증이다. '착한 염증'인 급성 염증은 우리 몸이 질병과 싸울 때 나타나는 자연스러운 현상이다. 별다른 자각 증상 없이 각 장기와 혈관에서 장기간 지속되는, '나쁜 염증'인 만성 염증은 노화와 질병을 일으키는, 우리를 서서히 죽이는 주범이다. 우리 몸은 손상 부위나 감염 부위가 작고 일시적일 때는 급성 염증으로 해결할 수 있지만, 염증 부위가 크고 만성적 감염 상태에 놓일 때는 염증 반응이 장기간 지속되면서 만성 염증 상태에 이를 수 있다. 그리고 이 만성 염증은 많은 경우 고질적인 염증성 질환으로 진행될 수 있다.

만성 염증은 급성 염증과는 달리 경과가 길다. 염증의 일반적인 통증, 발적, 기능 저하, 부종, 열감이 없기도 하다. 게다가 만성 염증의 폐해는 우리 건강에 치명적이다. 만성 염증은 혈관을 타고 곳곳을 돌아다니며 신체 각 부위를 손상시킨다. 세포에 노화와 변형을 일으키고, 면역 반응을 지나치게 활성화해 면역계를 교란한다. 만성 염증은 비만, 당뇨병 같은 대사 질환부터 습진, 건선 같은 피부 질환, 류마티스 관절염, 천식 같은 자가면역 질환까지 유발한다.

최근 연구에 따르면 만성 염증은 암의 주요 발병 원인으로도 지목되고 있다. 염증 수치가 높은 사람은 낮은 사람보다 암 발생 위험이 남성은 38퍼센트, 여성은 29퍼센트 증가하는 것으로 보고되었다. 또 만성 염증은 정신 건강에도 위해를 가한다. 우울증이나 알츠하이머성 치매의 원인으로도 지목되고 있다.

특히 문제가 되는 것이 혈관 염증이다. 혈관 속의 염증은 상처나 외부에서 침투한 세균과 바이러스 때문에 유발되기도 하지만, 나쁜 콜레스테롤LDL이 체내에 쌓이면서 발생하기도 한다. 혈관 내 콜레스테롤 수치가 상승하면 콜레스테롤이 동맥 내벽으로 스며들 수 있다. 동맥 내벽에 스며든 콜레스테롤을 없애기 위해 우리 몸은 단핵세포라는 것을 혈관벽으로 가져온다. 단핵세포는 면역세포의 일종인 거식세포巨食細胞로 변해 콜레스테롤을 잡아먹는다. 이 과정에서 우리 몸에 다량의 염증이 발생하는 것이다. 혈관 염증 때문에 특정 부위의 혈관 벽이 두꺼워지면, 혈관이 점차 좁아지고, 그때 미처 제거하지 못한 콜레스테롤이 죽처럼 이 부위에 침착되면서 죽상동맥경화를 만든다. 죽상동맥경화가 지속되면서 혈관이 아예 막히거나 터지면 치명적인 심뇌혈관 질환이 생기는 것이다.

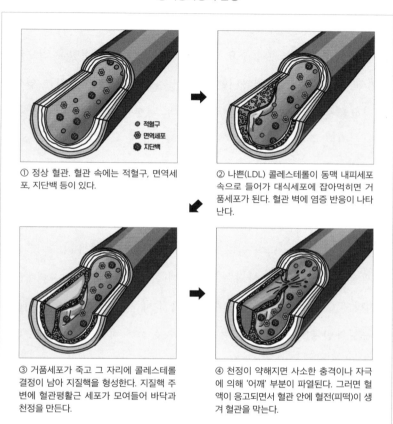

① 정상 혈관. 혈관 속에는 적혈구, 면역세포, 지단백 등이 있다.

● 적혈구
● 면역세포
● 지단백

② 나쁜(LDL) 콜레스테롤이 동맥 내피세포 속으로 들어가 대식세포에 잡아먹히면 거품세포가 된다. 혈관 벽에 염증 반응이 나타난다.

③ 거품세포가 죽고 그 자리에 콜레스테롤 결정이 남아 지질핵을 형성한다. 지질핵 주변에 혈관평활근 세포가 모여들어 바닥과 천정을 만든다.

④ 천정이 약해지면 사소한 충격이나 자극에 의해 '어깨' 부분이 파열된다. 그러면 혈액이 응고되면서 혈관 안에 혈전(피떡)이 생겨 혈관을 막는다.

사람들은 심뇌혈관 질환으로 돌연사가 일어나는 것을 보고, 이 질환이 급작스럽게 생기는 것으로 착각한다. 그러나 사실은 이렇게 만성 염증 단계에서 시작해 서서히 진행되다가 한순간 심각한 지경에 이르는 것이다. 또 만성 염증은 혈관 벽에 계속 상처를 입혀 혈전을 만든다. 만성 염증은 마치 못처럼 혈관 내벽에 상처를 입히는데, 그 상처 부위에서 미처 제거하지 못한 콜레스테롤이 빠져나와 혈액과 만나면 피떡(혈전)이 생긴다. 혈전은 혈관을 타고 몸 전체를 떠돌다가 특정 주요 신체기관(뇌, 심장, 폐)의 주요 혈관을 막아 치명적인 질병을 일으키는 것이다. 즉 우리 몸을 떠다니는 혈전이 혈관이 좁아져 생기는 협심증과 혈관을 아예 막아 일어나는 심근경색, 뇌경색, 뇌졸중, 폐색전증 등을 일으키는 주요 원인이다.

그렇다면 만성 염증을 유발하는 나쁜 LDL 콜레스테롤을 만드는 주범은 무엇일까? 혈액 내의 중성지방이다. 체내 지방은 우리 몸의 에너지로 쓰이는 중성지방과 유리지방, 세포나 조직을 구성하는 콜레스테롤과 인지질로 구성되어 있다. 중성지방은 쉽게 말해, BMI 측정 기계로 체질량을 쟀을 때 표시되는 체지방이라고 생각하면 된다. 왜냐하면 체지방의 90퍼센트가 바로 중성지방이기 때문이다. 육고기나 기름진 식사를 하면 위에서 흡수된 지방이 간으로 옮겨져 중성지방으로 변한다. 이렇게 만들어진 중성지방은 혈액을 따라 이동하며 각종 신체대사 에너지로 사용된다. 중성지방은 피하지방에 저장되어 체온을 유지하고, 내장에 쌓여 장기를 보호하는 등의 역할을 한다. 따라서 중성지방도 우리 몸에서 없어서는 안 될 필수 요소다.

그런데 중성지방이 체내에 너무 많아지면 문제가 된다. 정확하게 표현하면 에너지로 사용되지 못하고 남아서 우리 몸을 떠돌거나 쌓이는 중성지방이 문제다. 에너지로 사용되지 못한 중성지방은 남성은 내장에 여성은 하복부에 주로 저장된다.

특히 혈관을 타고 흐르는 중성지방은 나쁜 LDL 콜레스테롤을 만드는 핵심 재료가 되고, 반대로 좋은 HDL 콜레스테롤은 분해하는 역할을 한다. 따라서 혈중 중성지방 수치가 높으면 나쁜 LDL 콜레스테롤이 높아지고 동맥경화 정도 역시 심해질 수밖에 없다. 중성지방 수치가 높으면 혈관 내벽에 이상지질이 쌓이는 동맥경화를 유발하고, 심장혈관이나 뇌혈관 등 주요 혈관을 좁고 딱딱하게 만들어 협심증, 심근경색 등 심장혈관 질환이나 뇌혈관 질환을 일으키는 핵심 원인이 될 수 있다. 연구에 따르면 혈중 중성지방이 88mg/dL 증가할 때마다 심혈관 질환의 위험도가 22퍼센트씩 증가한다.

활성산소를 제거하는 비타민과 미네랄의 비밀

건강을 위해 비타민과 미네랄 섭취가 중요하다는 사실을 모를 사람은 없다. 비타민과 미네랄 섭취는 거의 모든 건강 문제에 관여하고 있다고 해도 과언이 아니다. 당연히 혈관 건강을 위해서도 충분한 비타민과 미네랄 섭취는 중요하다.

그런데 혈관 건강을 위해서 비타민과 미네랄을 좀 더 열심히 섭취하라는 처방을 하면 거의 모두가 영양제 복용을 떠올린다. 하지만 종합영양제 복용이 건강에 도움이 되는지 여부에 대해서는 여전히 의견이 극명하게 갈린다. 어떤 연구에서는 영양제 섭취가 오히려 건강을 해친다는 결과도 있기 때문이다. 따라서 혈관 건강을 위해 비타민과 미네랄을 적극적으로 섭취하는 법은 최대한 가공되지 않은 자연 상태의 곡물, 채소, 과일 등의 식품을 통해 천연 비타민과 천연 미네랄을 먹는 것으로 생각하는 것이 바람직하다.

비타민, 미네랄은 혈관 건강에 어떤 영향을 미칠까?

심장과 동맥, 정맥, 그리고 모세 혈관 등 순환계는 '내피 세포'라는 편평 세포로 덮여 있다. 이 내피 세포는 혈관으로 공급되는 영양분을 체내에 공급하고, 노폐물을 제거하는 등 우리 몸을 보호하는 중요한 역할을 한다. 그런데 이 내피 세포는 활성산소나 만성 염증, 산소 부족, 흡연, 바이러스 등 다양한 원인에 의해 손상된다. 내피 세포가 손상되면 영양 공급과 노폐물 제거와 같은 기본적인 순환 기능이 어려워지면서 전신적인 손상을 일으킨다.

그런데 손상된 내피 세포를 복구하는 역할을 담당하는 주요한 영양소가 비타민D이다. 비타민D는 내피 세포의 항산화 과정을 도와 심장과 혈관의 손상을 막아 준다. 연구에 따르면 적절한 비타민D를 섭취한 그룹과 그렇지 않은 그룹 사이에는 심장 질환 발병률이 현저하게 차이가 났다. 즉 비타민D 결핍이 심장 질환을 일으키는 주요한 원인인 것이다.

우리가 자주 접하는 항산화antioxidant 작용이라는 말은 말 그대로 산화oxidant의 반대말이다. '산화'란 우리 몸이 금속처럼 녹이 스는 것이다. 못이 녹슬 듯이 우리 몸 역시 산화된다. 이 산화를 일으키는 물질이 우리 몸에서 만들어지는 활성산소다. 세포가 노화하는 주요 원인이 바로 활성산소에 의한 산화 작용이다. 항산화는 활성산소에 이루어지는 산화 작용을 막아 주는 것이다. 녹황색 채소와 과일에는 항산화 능력이 뛰어난 다양한 영양소가 있다. 비타민C·E 역시 혈관 손상을 일으키는 활성산소 제거에 도움이 된다. 비타민C는 강력한 항산화제인데, 물이 흡수되는 세포에만 영향을 미친다. 따라서 물이 흡수되지 않는 세포의 항산화를 위해서는 비타민E를 함께 섭취해야 한다. 비타민C는 하루에 500mg, 비타민E는 200IU 정도가 적정하다. 이는 과일과 채소를 하루 약 400g 정도를 섭취하면 얻을 수 있는 양이다.

만병의 근원, 활성산소를 줄이는 방법

앞서 우리는 활성산소의 위험성에 대해 배웠다. 그러나 활성산소가 우리 몸에 꼭 필요하다는 사실도 아울러 알게 되었다. 활성산소가 가진 강한 살균작용 덕분에 우리 몸속에 들어온 병원체나 이물질을 제거할 수 있다는 사실도 알게 되었다. 지나치게 활성산소가 높아지는 것은 문제지만, 적정량의 활성산소는 있어야 한다.

최근 연구에 따르면 호흡 과정에서 생성되는 활성산소뿐만 아니라 외부 자극에 의해 세포막 수용체에서 일시적으로 생성되는 활성산소가 있다는 것이 확인되었다. 호흡 과정에서 생긴 활성산소는 세포 내에서 독성 물질로 작용하지만, 이렇게 외부 자극에 의해 일시적으로 생긴 활성산소는 오히려 세포의 성장과 사멸, 면역 등과 같은 긍정적인 역할을 한다. 이를테면 활성산소에도 좋은 것과 나쁜 것이 존재하는 것이다.

문제는 나쁜 활성산소이다. 나쁜 활성산소를 만들어 내는 요인은 앞서 배웠듯이 다양하다. 대기오염, 화학물질, 자외선, 혈액순환 장애, 스트레스 등이 주요 원인이다. 활성산소가 체내에 지나치게 늘어나면 우리 몸에는 다양한 문제가 발생한다. 세포막, DNA, 세포구조가 활성산소로 인해 손상되고, 이는 암을 일으키는 주된 원인이 된다. 따라서 면역력 저울의 균형을 맞추기 위해서는 나쁜 활성산소를 막는 것이 관건이다. 과학적으로 검증된 활성산소를 줄이는 방법에 대해 알아보자.

1. 각종 오염물을 피한다. 오염된 공기, 담배, 가스레인지의 유해가스, 생활 전반에 산재한 유독성 화학물질, 각종 중금속을 피한다.
2. 가급적 유기농산물로 된 음식을 섭취한다.
3. 항산화 음식을 좀 더 섭취한다. 비타민C · E와 베타카로틴, 셀레늄은 대표적인 항산화 물질이다. 이를 위해서는 폴리페놀, 카테킨, 비타민이 함유된 제철 과일과 채소를 항상 즐겨야 한다. 과일과 채소 섭취량을 좀 더 늘린다.
4. 가공하거나 많이 익히지 않은 음식을 먹는다. 조리 과정에서 음식은 산화되기 쉬운데, 이런 음식들이 활성산소를 만든다. 신선한 1차 식품, 조리 과정이 길지 않은 음식을 즐겨 먹는다.
5. 스트레스를 줄인다. 스트레스호르몬은 체내 활성산소를 늘린다.
6. 지나친 음주나 과식을 피한다. 알코올 역시 활성산소를 만드는 주범이다. 과식하면 활성산소가 더 많이 만들어진다.

7. 더 자주 웃는다. 웃을수록 스트레스호르몬의 양은 줄고 세로토닌과 같은 몸을 살리는 호르몬 양은 증가한다.

8. 운동을 반드시 하되 적정 강도, 적정 시간을 지킨다. 앞서 설명했듯 지나친 운동 역시 활성산소를 만든다. 평균 중강도 이상의 운동을 하루 2시간 이상 하면 좋지 않다. 주말의 야외 트래킹이나 등산은 시간이 조금 늘어나도 괜찮다. 다만 무리하지 않는 선에서 한다. 유산소 운동과 근력 운동도 대개 7:3 비율 정도로 맞춘다. 주 3~5회 정도 규칙적으로 운동하되, 30분 정도는 유산소 운동으로 10~20분 정도는 근력 운동을 한다. 특히 강도 높은 운동 후에는 활성산소가 급격히 증가하므로 운동 후에 반드시 항산화 물질을 섭취해 활성산소를 낮추도록 한다.

9. 수분 섭취를 충분히 하는 것도 중요한 항산화 활동이다. 물은 디톡스 효과가 탁월하다.

10. 맑은 공기를 최대한 가까이하라. 여가 시간에는 자연으로 나가 맑은 공기를 자주 들이 마시자. 집에서는 자주 환기하고, 공기 청정기 등으로 공기를 깨끗하게 유지하라.

혈관의
3대 적을
방어하라

많은 사람이 본인의 혈당과 혈압 수치를 알고 있을 것이다. 최근에는 간이 검사 기기나 검사 장소가 많아져서 혈당과 혈액을 체크하기가 더욱 편리해졌다. 간이 혈당계로 측정하는 것도 나쁘지 않으나, 병원에서 혈액검사를 통해 좀 더 정밀하게 재어 보는 것을 권한다. 혈액검사는 거의 모든 병의원에서 별다른 절차 없이 간단하게 할 수 있다. 혈액검사를 하면 혈당을 비롯해, 콜레스테롤 수치, 간 기능 등 다양한 건강 요소들을 한꺼번에 알 수 있다. 지금 자신의 혈당이나 혈압, 콜레스테롤 수치에 문제가 있다면, 그 원인까지도 어느 정도 가늠할 수 있다.

혈액검사 상에서 정상인의 공복 혈당은 110mg/dL 이하이고, 식후 2시간 후에는 140mg/dL 이하다. 공복 시 혈당 농도가 140mg/dL 이상이거나, 식후 2시간 혈당 농도가 200mg/dL 이상이면 당뇨병으로 진단한다. 그런데 이 정도 수치에 이르렀다면, 의학적인 치료가 필요하다. 이미 자신의 인슐린 기능은 물론이고, 여러 장기에서 기능적인 장애가 발생했을 가능성이 높다. 최대한 빨리 의학적 치료를 시작하는 것이 바람직하다.

문제는 아직 당뇨병이라 진단되지 않는 수치가 나왔을 때다. 당뇨 전 단계란 혈당이 당뇨병을 진단할 정도로 높지는 않으나 정상 혈당보다는 높은 경우다. 당뇨 전 단계는 공복 혈당만 정상 혈당보다 높은 경우도 있고, 식후 혈당만 정상 혈당보다 높은 경우도 있다. 당뇨병 수준은 아니나 공복 혈당, 식후 혈당이 모두 정상 혈당보다 높은 경우도 있다. 당뇨 전 단계라고 할 수 있는 정상 혈당과 당뇨 수준 혈당 사이에 놓인 경우에는 25~40퍼센트 정도가 5년 이내에 당뇨병으로 진행된다고 알려져 있다. 수치가 높거나 나이가 많고, 고혈압, 비만 등 다른 기저 질환이 있다면, 가능성은 더 높다. 그러나 당뇨 전 단계라면 당뇨와는 달리 본인의 노력 여하에 따라 어느 정도 개선이 가능하다.

당뇨 전 단계 역시 정상 혈당을 벗어난 것이므로 주치의와 함께 긴밀한 협력하에 여러 가지 사항을 실천해야 한다. 먼저 자신의 상태를 주치의와 면밀하게 상의한 뒤 치료 전략을 체계적으로 짜고, 시일을 두고 치료 효과와 회복 상태를 함께 살펴야 한다. 콜레스테롤 수치도 면밀하게 살펴야 한다. 혈당만큼 콜레스테롤 수치를 잘 관리하는 것이 중요하다. 콜레스테롤 수치는 혈액 내 콜레스테롤 양을 수치로 나타낸 것이다. 콜레스테롤 항목은 총 콜레스테롤, 중성지방, HDL 콜레스테롤 및 LDL 콜레스테롤 네 가지다.

콜레스테롤 수치는 LDL 콜레스테롤 수치가 130mg/dL 미만, 총 콜레스테롤 수치가 200mg/dL 미만, 중성지방 수치가 150mg/dL 미만, HDL 콜레스테롤 수치가 40mg/dL 이상이면 정상이다. 이 수치를 벗어났다면 수치를 줄이거나 높이기 위해서 노력해야 한다.

흔히 고지혈증이라고 하면 콜레스테롤 수치가 높은 것만 생각하지만, 좋은 콜레스테롤이라고 하는 HDL 콜레스테롤의 경우는 높을수록 좋다. 그래서 최근에는 '고지혈증'이라는 용어 대신 콜레스테롤 수치에 이상이 생겼다고 해서 '이상지질혈증'으로 부르고 있다.

앞서 언급했듯 바람직한 총 콜레스테롤 수치는 200mg/dL 미만이다. 200~239mg/dL은 경계 수준, 그리고 240mg/dL 이상은 고콜레스테롤혈증이라고 부른다. 또 중성지방 수치가 200mg/dL을 초과하면 고중성지방혈증이라고 부른다. LDL 콜레스테롤은 130mg/dL 미만이어야 바람직하며 130~159mg/dL이면 경계 수준, 그리고 160mg/dL 이상이면 높은 것이다. 좋은 HDL 콜레스테롤은 40mg/dL 이하가 되면 좋지 않다.

콜레스테롤 수치가 높다고 걱정할 필요는 없다. 간단한 건강 실천만으로도 변화가 생긴다. 습관 변화를 통해 얼마든지 바꿀 수 있기에 걱정과 불안보다는 적극적인 실천이 필요하다.

혈압은 직접 재어 보지 않으면, 그 심각성이나 위험성을 감지하기 어렵다. 혈압은 앞서 언급했듯 수축기 혈압, 이완기 혈압을 모두 살펴야 한다. 수축기 혈압이 140mmHg 이상인 경우 고혈압, 120~129mmHg는 주의 혈압, 130mmHg 이상인 경우 고혈압 전 단계에 해당한다. 정상은 120mmHg 이하여야 한다. 이완기 혈압은 90mmHg 이상인 경우 고혈압, 80mmHg 이상인 경우 고혈압 전 단계를 의심한다. 정상은 80mmHg 이하여야 하고, 정상 혈압이 되기까지 최대한 노력해야 한다.

그런데 한국인의 혈압을 높이는 몇 가지 주요한 원인이 있다. 바로 식습관과 스트레스다. 한국인의 경우 짜게 먹는 식습관이 혈압을 높이는 주된 원인 가운데 하나다. 최대한 싱겁게 먹고, 몇 달 후 다시 재면 혈압이 눈에 띄게 떨어지는 경우가 많다.

국물 음식을 최대한 먹지 않고, 간이 짠 음식 대신 과일, 채소를 주로 먹는 식습관을 실천해 보고, 다시 혈압을 재어 보기 바란다.

혈압 120/80mmHg 수치는 절대적인 마지노선이다. 정상 범위를 벗어날 때 혈관은 물론이고 혈관으로 연결된 거의 모든 장기에 치명적인 손상이 가해지기 때문이다. 단 혈압을 너무 자주 재지 않도록 한다. 자신의 혈압이 걱정되어 매일 재면, 오히려 혈압이 더 높아질 수도 있다. 스트레스와 혈압의 연관성이 크기 때문이다. 그러니 다양한 건강 습관을 실천한 후, 두세 달에 한 번 정도 재서 변화 양상을 체크하는 것이 혈압 관리나 정신 건강에 이롭다. 달력에 혈압 재는 날을 정해 놓고, 체계적인 건강 계획을 세워 열심히 실천한 뒤 그때 혈압을 재기 바란다.

고혈압은 '소리 없는 살인자'라는 악명이 있다. 나는 고혈압은 혈관을 쉬지 않고 망치로 두드리는 위험 상황이라고 자주 표현한다. 그런데 혈압이 상당히 높아도 별다른 자각증상이 없기 때문에 방심하기가 쉽다. 하지만 장기간 이어지는 고혈압은 각종 장기를 서서히 손상시키고, 다양한 합병증을 불러일으킨다. 우리 몸의 모든 장기가 혈관이 제공하는 영양분과 산소로 살아가기 때문에 혈압이 높으면, 혈관이 서서히 망가지는 동시에 뇌, 심장, 신장, 간, 대장 등 주요 장기도 되돌릴 수 없는 상태로 망가진다.

혈압은 심리적 요인들과도 밀접하게 관련되어 있다. 상대적으로 혈압이 더 오르는 성격이 있고 걱정과 스트레스만큼 혈압을 올리는 단일 요인도 없기 때문이다. 혈압이 오르는 이유가 위기 상황, 대처 상황으로 인식한 우리 몸에서 스트레스 호르몬을 분비해 몸을 각성 상태로 만들기 때문이다. 아드레날린 같은 스트레스 호르몬은 위기 상황을 대처하기 위해 몸을 전투 태세로 만든다. 이런 상태에서는 혈압이 높아지면서 체내에 다량의 활성산소가 만들어진다.

혈압을 자주 재지 말라고 하는 것은 건강 염려증과도 관련이 깊다. 매일 혈압을 재는 사람들이 있다. 이들에게는 혈압 재는 일 자체가 적지 않은 스트레스로 작용한다. 연구에 따르면 혈압을 자주 재는 사람이 혈압이 더 자주 오르고, 더 높은 것으로 알려져 있다. 혈압은 교감신경계의 영향을 받는데, 이는 불안과 걱정에 의해 더욱 자극되는 신경계다. 따라서 자신의 혈압에 대해 지나치게 예민하고 하루에 한 번 이상 혈압을 잰다면 '혈압민감증'에 빠지기 쉽다. 그리고 그 때문에 혈압이 더 오르기도 쉽다.

고혈압은 스트레스와 성격적 영향을 무시할 수 없다. 혈압민감증 환자들은 오히려 혈압을 무시하고, 무심하게 대하는 혈압둔감법 훈련을 통해 자신의 혈압을 정상화하는 노력을 해야 한다.

혈압이 높다면 운동, 규칙적인 수면, 충분한 휴식, 건강한 식습관 외에도, 자신의 성격에 해당하는 스트레스 관리법을 반드시 익히고, 꾸준히 실천해야 한다.

혈관 건강을 좌우하는
예상 밖
생활 습관

지금까지 혈관이 나빠지는 여러 원인과 그 과정, 그리고 그로 인해 생길 수 있는 치명적인 상황까지 알아보았다. 그렇다면 이제 나빠진 혈관 건강을 회복하는 방법을 알아보자.

앞에서 우리는 흡연, 음주, 운동 부족, 스트레스, 나쁜 식습관, 그리고 자연스러운 노화와 함께, 이런 원인이 쌓여 만들어지는 비만과 이상지질혈증이 혈관을 망치는 주된 원인이라는 사실을 알게 되었다. 건강한 혈관으로 돌아가려면 무엇보다 생활 습관을 건강하게 바꾸어야 한다. 과체중, 비만 문제를 체계적으로 해결하고, 이상지질혈증이 생겼다면 이 역시 차츰 개선해야 한다.

그러기 위해서는 앞서 언급했듯 자신의 혈당, 혈압, 콜레스테롤 수치가 조금씩 정상 범위가 되도록 개선해 나가야 한다. 앞서 지적했듯 혈당, 혈압, 콜레스테롤 수치를 주기적으로 체크하면서, 꾸준히 건강 습관을 실천하며, 개선 여부를 면밀하게 관찰해야 한다.

만약 담배를 피우거나 음주가 잦다면, 이 문제부터 해결해야 한다. 어떤 다른 건강 실천을 잘 지킨다 해도 흡연과 음주 문제를 해결하지 못한다면 혈관 건강, 나아가서는 자신의 생명을 안전하게 담보할 수 없다. 그러나 담배를 끊거나 금주, 혹은 절주를 실천하는 것은 생각보다 쉬운 일은 아니다. 특히 담배의 경우는 중독 증상과 밀접한 관련이 있어 결심과 개인의 노력만으로 성공하기 힘들다. 담배를 끊겠다는 결심이 섰을 때, 주치의나 금연 전문가의 조력을 좀 더 체계적으로 받아보는 것이 좋다.

충분한 수면, 적절한 운동, 건강한 식사가 혈관 건강을 돕는다는 사실을 모를 사람은 없다. 각각에 대해서는 이 책 곳곳에 상세하게 설명하고 있으므로, 그 내용을 잘 참조하기 바란다. 그런데 이 외에도 혈관 건강을 해치는 의외의 생활 습관이 있고, 이와 반대로 건강에 도움이 되는 의외의 생활 습관이 존재한다.

혈관 건강을 망치는 대표적인 습관 중 하나가 바로 같은 자세로 오래 있는 것이다. 연구에 의하면 미국의 암 발병 사례 가운데 17만 건 이상이 오래 앉아 있는 생활과 밀접한 관련이 있었다. 또 당뇨병, 비만 등의 질병 발생 위험도 높이는 것으로 나타났다. 또 각종 심뇌혈관 질환 발병 위험도 증가한다. 장시간 앉아서 일하거나 생활하는 사람들은 심장마비 사망률도 매우 높다.

심지어 오래 앉아 생활하거나 일하는 사람은 하루 1시간 이상 운동을 하더라도 이런 위험에서 벗어나기 어렵다는 연구도 있다. 하루 8시간 이상 꼬박 앉아서 일하는 대부분의 좌식 근무자들은 이런 위험에서 안전할 수 없다. 대중교통을 이용하고, 일주일에 10시간 이상 운동하더라도 일과 중 빈번하게 2~3시간 이상 꼼짝하지 않고 앉아서 일한다면, 어떠한 건강 실천도 무용지물이 될 수 있다.

따라서 앉아 있는 시간이 절대로 3시간 이상 넘어가지 않도록 해야 한다. 직업이나 생활 습관 탓에 오래 앉아 있을 수밖에 없다면 반드시 핸드폰을 이용해 한 시간에 한 번씩 알람이 울리도록 하고, 그때마다 5분 이상 스트레칭을 하거나 걸으라.

오래 앉아 있기가 혈관 건강에 치명적이라면 오래 서 있기도 문제가 된다. 2012년 한국노동사회연구소 조사에 따르면 백화점이나 면세점의 판매직 종사자 3,132명 중 85.7퍼센트가 근육계 질환을 앓고 있었고, 80.7퍼센트는 발 질환을 겪고 있었다. 장시간 서서 일하는 사람의 경우 혈액순환 장애와 혈관 부종 등으로 인해 하지정맥류 등과 같은 혈관 질환 발병률이 현저히 높았다. 특히 오래 서서 일하는 경우에는 심장의 판막에 과부하가 걸려 이상이 생기는 경우가 많다. 오래 서서 일하는 사람들 역시 한 시간에 한 번 이상 스트레칭, 걷기를 해야 한다. 이와 더불어 누울 수 있는 공간을 마련해 하루에 여러 차례, 다리를 심장 위로 들어 주는 스트레칭이나 체조를 하는 것이 바람직하다. 오래 서서 일하는 것과 오래 앉아서 일하는 것 중 더 나쁜 쪽은 당연히 오래 앉아 있는 것이다.

수면 역시 혈관 건강에 지대한 영향을 미친다. 그래서 7시간 이상 숙면을 취하는 일의 중요성은 앞서도 여러 번 강조했다. 따라서 숙면을 방해하는 나쁜 수면 습관은 혈관 건강에 치명적인 영향을 미치므로 반드시 고쳐야 한다.

가령 잠자리에 불빛이 있으면, 우리 뇌는 온전히 쉬지 못하고 지속해서 각성 상태에 있게 된다. 작은 핸드폰 불빛조차 문제가 될 수 있다. 교감 신경계가 충분히 안정화되지 못하면 이 역시 지속적으로 심장, 혈관에 과부하가 걸리도록 만든다. 최근에는 나쁜 수면 자세, 코골이, 수면무호흡증이 혈관과 심장 건강에 치명적인 악영향을 미친다는 사실이 속속 밝혀지고 있다.

코골이와 수면무호흡증이 있으면 우리 몸은 이를 대단한 위기 상황으로 인식한다. 부족해진 체내 산소포화도를 높이기 위해 심장에 과부하가 걸린다. 수면 고혈압이 생기는 이유다. 자는 동안에도 정상 혈압을 유지하지 못한다면 혈관에도 이상이 생길 수밖에 없다. 따라서 코를 골거나 수면 중 무호흡 증상이 아주 짧게라도 존재한다면 이를 치료하기 위해 적극 노력해야 한다.

당장 문제를 일으키지 않으나 서서히 혈관 건강을 망가뜨리는 것이 바로 나쁜 수면 자세다. 가족이나 자신과 함께 잠을 자 본 사람에게 자신의 수면 자세가 어떤지 한 번 물어보라. 만약 다음과 같은 자세에 가깝다면, 가급적 빨리 교정해야 한다.

피해야 할 수면 자세

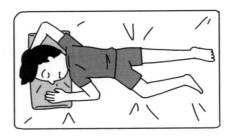

엎드려 자는 자세

엎드려서 잠을 자게 되면 얼굴과 가슴을 압박하여 소화기와 호흡기계에 부담을 주고, 등뼈가 위로 치솟고 허리는 아래로 내려가서 정상적 척추 형태의 변형을 가져온다. 또한 목을 한쪽으로 돌리게 되므로 목의 양쪽 근육이 불균형하게 긴장되어서 통증이 발생하고 피로감도 증가할 수 있다.

위와 같이 엎드려 자고 있다면 자는 동안 지속적으로 심장에 무리가 될 수 있다. 이런 자세로 잔다면 수면 고혈압을 유발하게 되고, 당연히 숙면을 취할 수 없게 만든다. 오래 자고 일어나도 개운한 기분을 느끼지 못할 것이다.

다음은 몇 가지 바람직한 수면 자세다. 가족이나 배우자에게 자신의 잠자리 자세를 물어본 뒤, 다음과 같은 자세로 잘 수 있도록 수면 자세를 교정해 보자.

똑바로 자기보다는 바르게 자는 것이 중요!

수면시 바른 자세는 깨어있을 때와 마찬가지로 척추가 구부러지지 않고 S라인의 만곡을 유지할 수 있게 등을 펴고 자는 것이다.

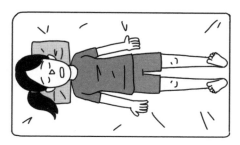

천장을 보고 똑바로 누워서 자는 자세

일자 허리나 척추 후만인 경우만 제외하면 가장 좋은 수면 자세다. 척추의 정상적인 만곡을 유지하고 좌우대칭으로 균형을 이루는 데 효과적이고 안정적인 자세다. 이 자세가 편안하다면 몸에 특별한 이상이 없을 가능성이 높다. 그러나 여러 이유로 이 자세가 불편하다면 최대한 척추에 무리가 가지 않도록 이를 보완해야 한다.

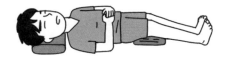

요통이 있는 경우 : 천장을 보고 바로 눕되, 그것이 불편하다면 낮은 베개를 이용한다. 무릎 아래에는 다른 베개나 쿠션을 놓아서 척추(허리) 근육의 긴장을 완화시켜주는 것이 좋다.

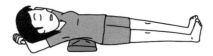

일자 허리일 경우 : 얇은 베개를 허리에 받치고 잔다. 일자 허리를 앞으로 휘게 해 정상적인 허리 곡선을 만들어주는 효과를 볼 수 있다.

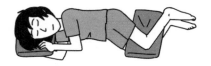

옆으로 누워서 자는 자세
척추 후만, 요통이 있는 경우 무릎 사이에 베개나 쿠션을 끼고 잔다. 오른쪽으로 모로 누워 어깨 높이의 베개를 배고 다리를 포개어 구부리고 자도 좋다.

혈관을 튼튼하게 하는 슈퍼푸드

우리 몸 곳곳에 퍼져 있는 혈관을 건강하게 하려면 올바른 식습관이 필수적이다. 특히 천천히 15분 이상 식사하기, 꼭꼭 씹어 먹기, 탄수화물 중심의 식사 피하기, 패스트푸드 제한하기 등은 반드시 지켜야 할 식사 원칙이다.

특히 혈관 건강에 도움을 주는 음식과 영양소, 식사 방법을 간단하게 살펴보도록 하겠다. 혈관 건강에 도움이 되는 음식들은 다른 건강 증진 효과도 함께 가진 것도 많다. 최근에 그 효과가 밝혀진 음식들도 있다.

앞서 혈관 건강과 비타민, 미네랄의 상관성에 관해 이야기했다. 혈관 건강을 위해서는 혈관 건강을 해치는 음식을 피하고, 비타민과 미네랄이 풍부한 음식을 고루 섭취하는 것이 식사의 기본 원칙이다.

혈관 건강을 생각한다면, 비타민, 미네랄, 식이섬유가 많은 채소와 과일, 등푸른생선, 해조류를 충분히 섭취하도록 식단을 짜야 한다.

현미나 보리가 들어간 밥으로 소식하고, 고등어, 꽁치 같은 등푸른 생선과 미역, 다시마 같은 해조류가 빠지지 않는 식단을 짜고, 후식으로 칼로리를 넘지 않는 선에서 사과나 토마토 등의 약간의 과일을 먹는다면 훌륭한 식사다. 그중에서도 특별히 혈관 건강을 눈에 띄게 개선하는 음식과 영양소도 있다.

우선 폴리코사놀이라는 천연 지방 알코올 추출물이 있다. 사탕수수에서 추출하는 폴리코사놀은 좋은 콜레스테롤 수치는 높여 주고, 나쁜 콜레스테롤 수치는 낮추는 것으로 알려져 있다. 칼슘 역시 좋은 콜레스테롤 수치를 높이는 데 도움을 주는 영양소다. 우유와 멸치, 브로콜리와 무화과, 아몬드 등과 같은 천연 칼슘이 풍부한 음식들을 식단에 전진 배치하면 혈관 건강을 지키는 데 도움이 된다. 홍삼 역시 여러 실험에서 나쁜 콜레스테롤 수치를 낮추는 것으로 입증되었다.

그리고 지구상에서 가장 오래된 해조류라고 알려진 스피룰리나는 이상지질혈증 환자를 대상으로 한 실험에서 혈중 콜레스테롤을 낮추는 것이 입증되었다. 보이차 역시 나쁜 콜레스테롤 수치를 떨어뜨리는 데 효과가 크다. 그밖에도 양파, 현미, 보리 역시 혈중 콜레스테롤 수치를 개선하고 혈압을 떨어뜨린다. 각종 해조류, 토마토 같은 음식도 혈관 건강에 도움이 된다.

이런 좋은 음식을 충분히 섭취하는 것만 중요한 게 아니다. 나쁜 음식들을 줄이거나 제한하는 것 역시 무척 중요하다. 가장 문제가 되는 것은 탄수화물 음식들이다. 우리가 흔히 접하는 밥, 빵, 면, 과자와 같은 음식 외에도 탄수화물의 비중이 높은 음식은 무척 많다. 자주 먹는 감자, 고구마, 바나나 등도 탄수화물 비율이 높다. 감자, 고구마, 바나나는 정제된 밀이나 쌀보다는 영양소가 풍부하지만, 기본적으로는 과잉 섭취해서는 안 된다. 심지어 과일에도 상당량의 탄수화물이 포함되어 있다. 이런 이유 때문에 식이섬유 섭취를 위해 다양한 채소와 과일을 균형 있게 먹더라도 과일은 그 양이 하루 야구공 크기 이상은 먹지 않는 것이 바람직하다. 하루 총 탄수화물 섭취가 자신의 하루 필요 칼로리를 넘지 않도록 해야 한다.

대략 계산해 보면 탄수화물, 단백질, 지방의 이상적인 비율이 4:4:2이고, 하루 섭취 표준 칼로리가 성인 남성은 하루 2,200~2,500kcal, 여성은 하루 1,800~2,000kcal이다. 아무리 넉넉하게 잡아도 하루 최대 1,000~1,500kcal 이상의 탄수화물을 섭취하는 것은 바람직하지 않다.

우리가 즐겨 먹는 몇 가지 대표적인 음식의 칼로리를 살펴보면 다음과 같다.

단위: kcal

	음식	칼로리	음식	칼로리	음식	칼로리
한식	흰밥 1공기	300	불고기 100그램	163	참치김치찌개 1인분	209
	북엇국	57	김치전 1인분	196	순두부찌개 1인분	115
	콩나물국 1인분	15	파전 1인분	195	된장찌개 1인분	128
	갈비찜	220	잡채 100그램	206	부대찌개 1인분	340
	물냉면 1그릇	520	만둣국 1인분	477	감자조림 100그램	71
	비빔냉면 1그릇	578	설렁탕 1인분	212	시금치나물 100그램	79
	비빔밥 1그릇	500	삼계탕 1인분	630	배추김치 100그램	33
	라면 1그릇	450	떡국 1인분	568	열무김치 100그램	21
	떡볶이 1인분	482	칼국수 1인분	545	깍두기 100그램	31
빵	바게트 1조각	73	카스텔라 1조각	317	생크림케이크 1조각	244
	식빵 1쪽	102	잼 바른 식빵	165	초콜릿케이크 1조각	437
	팥빵 1개	197	슈가도넛 1개	197	초콜릿 도넛	281
패스트푸드	햄버거 1개	260	빅맥	530	프라이드치킨 1조각	210
	치즈버거	318	너겟 5조각	238	프렌치포테이토 1봉지	450
	치킨버거	377	비스켓 1개	269	코울슬로 1개	139
	콘샐러드 1개	176	핫윙 3조각	228	애플파이 1개	253

위의 표를 보면, 우리가 세 끼 식사와 간식을 포함한 탄수화물 음식을 통해 섭취하는 칼로리가 생각보다 훨씬 많다는 것을 알 수 있다. 한

국인의 비만과 각종 성인병 급증은 지나친 탄수화물 섭취와 떼려야 뗄수 없다. 따라서 다른 어떤 건강 실천보다도 탄수화물 섭취 제한이 중요하다.

앞서 제시한 여러 가지 혈관 건강 음식들을 먹고 혈관 건강법을 실천하더라도, 탄수화물을 제한하지 못하면 말짱 도루묵이다. 혈관 건강이란, 즉 탄수화물 줄이기다. 또한, 탄수화물 음식을 먹더라도 정제된 밀과 쌀로 만들어진 밥, 빵, 면, 과자 대신에 현미나 통밀, 귀리, 잡곡 같은 정제되지 않은 통곡물을 섭취하는 것이 바람직하다. 달걀노른자 때문에 달걀 먹는 것을 꺼리는 사람도 많다. 하지만 이는 정확한 지식이 아니다. 미국 식사지침자문위원회에서는 달걀로 섭취하는 콜레스테롤은 해가 없고 유익한 건강 성분이 다량 포함되어 하루 1~2개 정도 먹는 것은 문제가 되지 않는다고 발표했다.

혈관 건강을 위해 특별히 고안된 식단도 있다. 바로 지중해식 식단과 DASH^{Dietary Approaches to Stop Hypertension} 식단이다. 지중해식 식단은 지중해 연안 지역의 식단을 일컫는 것으로 신선한 채소와 과일, 저지방 유제품, 생선 등으로 구성된다. 지중해식 식단은 버터 등 동물성 지방 대신 올리브유, 견과류와 같은 식물성 지방을 주로 사용한다. 또 식물성 식품은 충분히 먹고, 올리브유, 생선, 가금류, 유제품은 적당히, 와인은 소량씩 섭취한다. 연구에 따르면 이러한 식단은 심뇌혈관 질환과 암의 위험률을 감소시키는 데 도움이 된다.

DASH 식단은 미국 국립보건원이 후원하는 연구를 통해 고혈압 환자를 위해 개발된 식사법이다. 칼륨, 칼슘, 마그네슘 등의 무기질을 충분히 섭취하고 지방과 염분의 섭취는 줄여서 혈압 조절을 돕는다. 혈압을 내리는 데 효과가 있는 특정 영양소만 섭취하는 것이 아니라, 여러 영양소를 골고루 섭취한다.

DASH 식단은 음식 양이나 칼로리를 일일이 계산할 필요가 없다. 충분한 채소 섭취로 포만감을 느낄 수 있기 때문이다. DASH 식단에서는 각 식품군에 따라 섭취할 음식의 종류와 권장 섭취량을 정하고 있다. 곡류 중에는 정제되지 않은 곡물(현미, 잡곡밥, 통밀, 호밀 등) 같은 복합 탄수화물을 충분히 섭취한다. 채소군과 과일군에서는 간을 하지 않은 모든 신선한 채소와 과일을 넉넉하게 섭취한다. 유제품은 저지방, 무지방 유제품 가운데, 설탕이 없는 우유와 요구르트, 치즈 등을 먹고, 쇠고기나 돼지고기 같은 붉은 살코기는 가급적 적게 먹고, 껍질을 제거한 닭고기와 생선은 적당히 섭취한다. 견과류는 소금이 없는 땅콩, 호두, 잣, 아몬드, 해바라기씨 등을 적당히 섭취하고, 식물성 기름, 마요네즈, 버터 등은 적게 먹는다. 설탕, 사탕, 젤리, 꿀, 설탕이 든 과자나 각종 음료수 섭취도 제한한다. DASH 식단은 혈압 조절뿐 아니라 체중 조절, 혈중 콜레스테롤 감소, 동맥경화 및 골다공증 예방 등 각종 만성질환 예방에 도움이 된다.

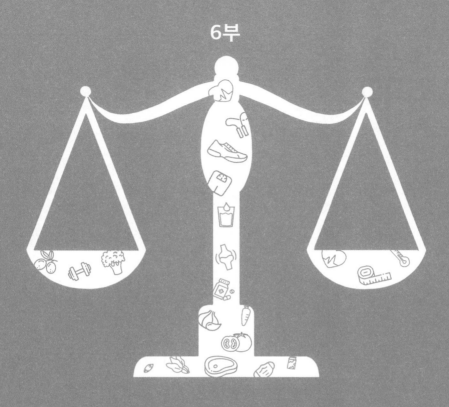

6부

호르몬 균형이
면역력 저울을 피드백한다

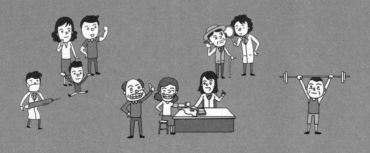

멜라토닌은 최고의 항산화 호르몬

불면증 환자에게 잠 못 드는 고통은 말로 설명할 수 없을 정도로 크다. 약을 먹어 보기도 하고 술로 잠을 청하기도 한다. 여름이 되면 감기와 장염, 그리고 무기력증을 호소하는 환자들이 느는 이유도 바로 열대야로 인한 불면증 때문이다. 충분한 잠은 몸이 재생하고 회복하는 데 중요한 역할을 한다. 잠을 자는 동안 낮에 몸에 쌓인 피로물질이 제거되고, 면역물질이 생성된다. 따라서 잠을 충분히 자지 않으면 항상 피로하고 감기에 자주 걸리며 면역력이 약한 몸으로 변하고 만다.

문제는 현대인에게 불면증이나 얕은 잠이 늘고 있다는 사실이다. 여러분 중에도 수면 문제 때문에 고생하는 사람이 있을 것이다. 최근 숙면을 도와주는 호르몬인 멜라토닌의 중요성이 대두되고 있다. 비타민D가 낮의 호르몬이라면 멜라토닌은 생체리듬을 조절하는 밤의 호르몬이다. 실제로 멜라토닌은 임상에서 불면증 치료제로 쓰이기도 한다. 멜라토닌 호르몬은 어른뿐 아니라 성장에 따른 세포의 피로도가 심한 성장기 아이들에게도 대단히 중요하다. 스트레스가 많은 직장인이나 수험생에게 특히 중요하다. 멜라토닌이 가진 특별한 항산화 능력 때문이다. 항산화 능력은 세포를 산화시키고 공격하는 활성산소가 정상 세포에 달라붙지 못하게 막아 준다. 항산화 능력이 떨어지면 각종 바이러스 질환에 시달리고, 혈관과 세포의 노화도 빨라진다. 멜라토닌 호르몬은 비타민C, 비타민E보다 더 강력한 항산화 능력이 있다. 항산화 활성도가 매우 높다고 알려진 비타민E보다 활성도가 두 배나 높다. 프랑스 마리퀴리 연구소의 연구에 따르면 쥐에 멜라토닌을 주사했더니 노화가 지연되고 노화와 연관된 100개의 유전자가 조절되어 젊음이 유지되는 것이 확인되었다.

우리가 건강기능식품이나 비타민으로 섭취하는 여타 항산화제들에 비해 멜라토닌은 호르몬이므로 세포막을 쉽게 통과하고, 뇌세포와 혈관 사이도 자유롭게 오갈 수 있다. 이런 이유로 신경세포의 보호 효과가 탁월하다. 멜라토닌은 면역세포를 활성화해서 아이들에게 잦은 바이러스 감염을 줄여 준다. 스위스의 한 연구진이 바이러스에 감염시킨 생쥐를 두 집단으로 나눠 스트레스가 많은 환경에 둔 뒤, 한 집단에만 멜라토닌을 투여했다. 멜라토닌 주사를 맞지 않은 쥐 집단은 92퍼센트가 사망했지만 멜라토닌을 주사한 쥐 집단은 16퍼센트만 사망하고 84퍼센트는 생존했다. 멜라토닌이 면역 기능을 향상시켜 생존율을 최대 5배가량 높인 것이다.

멜라토닌은 낮에 햇빛을 받아 뇌의 송과선에서 생성되기 시작하다가 어두워지면 밤을 인지하고서 분비되기 시작한다. 잠이 들기 두 시간 전쯤부터 분비되기 시작하다가 잠이 들면 보통 자정부터 새벽 2시까지 가장 활발하게 분비된다. 명심해야 할 사실은 빛이 완벽히 차단되고 깊은 잠을 잘 때에 비로소 멜라토닌이 원활하게 분비된다는 점이다. 따라서 잠을 잘 때는 소리와 빛을 완벽하게 차단하는 것이 좋다. 머리맡에 스마트폰을 두고 자거나 TV를 켜 놓고 자는 것은 노화를 부르는 지름길이다. 전자기기에서 새어나오는 작은 불빛도 멜라토닌 분비를 방해한다.

특히 모니터, 스마트폰, TV 등에서 새어나오는 블루라이트는 여러 연구에서 그 유해성이 입증되었다. 블루라이트는 그린라이트에 비해 시세포에 더 많은 활성산소를 발생시킨다. 따라서 블루라이트에 오래 노출되면 활성산소로 인한 눈의 세포 손상과 노화가 가속화되고, 세포의 DNA를 공격해 변형시킨다. 심지어 암을 일으킬 수도 있다. 또 블루라이트는 호르몬 분비 체계를 교란해 불면증을 비롯해 수면에 악영향을 미친다.

또 잠들기 바로 얼마 전에 식사를 하면 위장이 운동하느라 숙면이 방해되므로 가급적 잠들기 전에는 공복 상태를 유지하는 것이 바람직하다. 최소 잠자기 3시간 전에는 일체 음식 섭취를 하지 않는 것이 좋다.

바나나와 파래에 많이 든 트립토판tryptophan은 체내 세로토닌과 멜라토닌을 활성화시켜 신경을 안정시키는 효과가 있다. 파래는 트립토판을 100g당 250mg이상 함유하고 있다. 바나나는 신경을 안정시키는 마그네슘이 풍부해 숙면을 도와준다고 알려져 있다.

멜라토닌 호르몬 분비를 돕는 음식들

1. 타르트 체리(산양앵두)

   운동선수들이 피로 회복에 사용할 정도로 활성산소를 제거하는 능력이 뛰어
   나다. 비타민C가 충분하여 트립토판을 세로토닌으로 전환시키는 역할을 한다.

2. 토마토

   비타민B와 칼륨이 풍부하여 근육을 이완시켜 심신을 안정시키며 광범위한
   항산화물질들을 함유하고 있다.

3. 연근

   연근에는 수면을 유도하는 멜라토닌 성분이 함유되어 있다.

4. 우유

   우유에 풍부한 아미노산은 세로토닌 성분의 합성을 도와 숙면을 돕는다.
   따뜻하게 데운 우유 한 잔을 자기 전에 마시면 뇌를 진정시키고, 심신을 편
   안하게 해 준다.

5. 호두

   호두에 들어 있는 트립토판은 세로토닌의 재료다. 마그네슘이 풍부하게 들
   어있어 신경을 안정시키며 불포화지방산은 피로 회복을 돕는다.

멜라토닌 결핍 증후군 체크리스트

이런 증상이 나타나는가?	전혀 그렇지 않다	가끔 그렇다	일반적으로 그렇다	자주 그렇다	항상 그렇다
갑자기 얼굴이 늙었거나 늙어 보인다는 이야기를 듣는다.	0	1	2	3	4
밤에 잠드는 데 어려움이 있다.	0	1	2	3	4
자다가 가끔 깬다.	0	1	2	3	4
자다가 일어나면 밤을 새기 십상이다.	0	1	2	3	4
잠이 안 오면 어쩌나 하는 고민을 하면서 잠자리에 든다.	0	1	2	3	4
밤에 발이 너무 뜨겁다.	0	1	2	3	4
아침에 일어나면 개운하지가 않다.	0	1	2	3	4
대체로 늦게 자고 늦게 일어나는 편이다.	0	1	2	3	4
해외여행이나 출장을 갔다오면 시차 적응에 애를 먹는다.	0	1	2	3	4
담배를 피거나 자주 술을 마시거나 수면제를 복용한다.	0	1	2	3	4

21점 이상 멜라토닌 결핍 증후군이 확실하다.

11-20점 멜라토닌 결핍 증후군 가능성이 있다.

10점 이하 정상

혈액 순환과 체중 조절을 책임지는 성장호르몬

내 몸의 자연 치유력을 높이고 삶의 질을 좌우하는 핵심 건강 요소가 호르몬이다. 호르몬은 그 기능에 걸맞게 그리스어로 '북돋우다, 흥분시키다'는 의미를 가지고 있다. 호르몬은 생체 유지에 꼭 필요한 물질로서 세포 조직의 성장, 심장박동 조절, 신장 기능, 위장 운동, 모유 분비, 혈당·체온·삼투압 등의 항상성 유지, 그리고 우리 몸에서 일어나는 모든 변화, 심지어는 감정과 기억 저장까지도 좌우한다. 의학적인 면에서 인간의 노화는 평균적으로 마흔 살 즈음부터 시작된다. 이 시기가 되면 부모로부터 물려받은 몸의 항상성이 사라지고, 몸의 여러 기능이 급속도로 떨어져, 면역력이 이전보다 크게 약해진다. 이러한 변화의 중심에 바로 호르몬이 있다. 통상 필자는 쇠약해지거나 피로 증상으로 병원을 찾으면 문진을 통해 이상을 살펴보고 그 사람의 실제 생체나이를 알기 위해 혈액검사, 체성분 검사, 골밀도 분석, 기초대사량 등을 검사한다. 그런데 이러한 과학적인 검사를 하지 않고도 장기의 기능, 그리고 호르몬의 분비 및 작용 등이 제대로 되고 있는지를 본인 스스로 금방 알 수 있는, 눈에 띄는 신체 변화 하나가 있다. 중년들이 자주 겪는 갱년기 증상이다. 갱년기 증상은 호르몬의 급격한 변화로 인해 생체나이가 급속도로 늙는 현상이다.

남녀 연령별 호르몬 변화

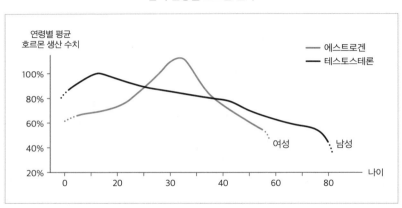

갱년기 증상은 우리 몸의 기능을 잘 유지해 주던 성장호르몬human Growth Hormone : hGH, 성호르몬 등의 각종 호르몬들이 나이가 들면서 제대로 분비되지 않기 때문에 나타나는 현상이다. 바꾸어 말하면, 호르몬의 기능 수준이 말해 주는 생체나이 관리만 잘한다면 별 문제 없이 가볍게 지나갈 수 있는 것이 갱년기 증상이다. 따라서 40대 이후 큰 갱년기 증상이 없다면, 호르몬 관리를 잘했다는 증거다.

노화 방지를 위해 호르몬을 정상적으로 유지하는 것은 대단히 중요한 건강 덕목이다. 특히 여성에게 갱년기 증상은 좀 더 뚜렷하고 고통스럽다. 갱년기 증상이 나타나면 우선 생리가 불규칙해진다. 이 시기 여성에게는 여성호르몬 결핍이 나타난다. 우리나라 여성들 중 50퍼센트 정도는 급성 여성호르몬 결핍 증상(안면홍조, 빈맥, 발한)을 경험한다. 그리고 약 20퍼센트의 여성은 매우 심한 갱년기 증상을 겪는다. 안면홍조와 함께 피로, 불안, 우울, 기억력 장애 등이 나타난다. 심한 수면장애를 동반하기도 한다. 또 인지능력에도 문제가 생긴다. 눈에 띄게 기억력이 감퇴하는 경우가 많다. 또 에스트로겐이 부족해지면서 질 건조증나 질 위축증이 생겨 성교 시에 심한 성교통을 경험할 수도 있다. 또 감염으로 인한 질염이 자주 생기기도 한다.

보통 갱년기라고 하면 흔히 이런 성호르몬의 변화만을 생각하는 경우가 많다. 하지만 성호르몬의 급격한 변화와 함께 중년의 갱년기, 건강 쇠퇴와 관련해 좀 더 중요한 호르몬 변화가 한 가지 더 있다. 바로 성장호르몬의 급격한 감소다.

중년 이후 내 몸을 위해 꼭 채워야 할 호르몬이 바로 성장호르몬이다. 성장호르몬이 상대적으로 많이 줄면 부쩍 늙는다. 반대로 나이가 들어도 성장호르몬이 잘 분비되면 노화를 극적으로 늦출 수 있다. 흔히 성장호르몬을 한참 크는 성장기 아이들에게만 필요하다고 생각하기 쉽다. 하지만 중년 이후 쇠약과 노화의 가장 큰 원인은 성장호르몬 분비의 저하다. 성장호르몬은 뇌의 하부에 위치한 뇌하수체 전엽에서 분비되는 여섯 가지 호르몬 가운데 하나인데, 191가지로 구성된, 거의 단백질에 가까운 폴리펩타이드호르몬polypeptide hormone이다. 성장호르몬은 맥박 치듯 분비되며 특히 잠이 깊이 든 후 왕성하게 분비된다. 따라서 불면증이나 얕은 잠에 시달리는 경우, 상대적으로 수면의 질이 좋지 못한 사람에게는 성장호르몬 분비가 눈에 띄게 감소한다. 그래서 학계에서는 성인에게 분비되는 성장호르몬은 잘못된 명칭이고, 오히려 '노화 방지 호르몬anti-aging hormone', 혹은 '회춘 호르몬'으로 부르는 것이 타당하다고 피력한다. 성인에게 성장호르몬은 몸의 모든 세포가 정상적으로 작동하고 노화하지 않도록 억제하는 중요한 역할을 한다.

성장호르몬의 효능

1. 노화 방지 효과로 피부를 젊게 만들고 신체를 강인하게 해 준다.
2. 세포 재생에 관여해 신체 활력과 기능을 강화한다.
3. 뇌 기능을 재생시켜 기억력 감퇴를 막고 인지능력을 향상시킨다.
4. 성기능 재생과 향상에 도움을 준다.
5. 신체 재생에 관여해 근육과 관절이 강해지고 지방이 줄어 다이어트에도 효과적이다.
6. 피부 재생을 촉진해 피부가 탱탱해지고 젊어진다.

보다시피, 젊음을 유지하는 슈퍼호르몬이라고 불러도 과언이 아니다. 그런데 문제는 일반적으로 성장호르몬이 사춘기에 가장 많이 분비되다가 20대 이후부터는 10년마다 14.4퍼센트씩 감소하고, 60대가 되면 20대의 50퍼센트 이하까지 떨어지고, 70대가 되면 20퍼센트 이하까지 감소한다는 사실이다. 그러나 같은 나이라도 성장호르몬 분비량은 개인마다 차이가 크다. 개인차가 매우 심한 호르몬이라고 할 수 있다.

노화에 의한 성장호르몬 분비 감소

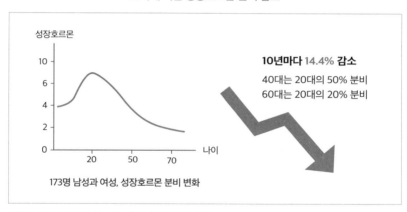

출처: Zadik Z, et al. J Clin Encodrinol Metab 60: 513-6, 1985

같은 연령의 두 사람을 측정했을 때 심한 경우 두 배 가까이 수치가 차이가 나기도 한다. 성장호르몬은 키 성장 이외도 생체 내에서 노화 방지와 연관된 대사 작용에 관여한다. 성인의 경우 성장호르몬의 결핍은 65세 이상 노인의 약 3분의 1에게서 일어나며 이로 인해 다양한 대사 이상 증상이 나타난다. 최근에는 대표적인 노인성 질환인 동맥경화, 뇌졸중, 심장마비 등의 원인으로 성장호르몬의 결핍이 지목되고 있다.

신체와 정신의 변화에도 성장호르몬은 크게 관여한다. 성장호르몬이 부족하면 배가 나오고, 근육이 줄고, 피부 두께가 얇아져 주름이 생기고, 골밀도도 떨어지며, 정신적으로는 기억력이 떨어지고 이전에 비해 우울해지거나 걱정이 많아진다. 병원에서 검사를 하다 보면 동년배인데도 어떤 사람은 성장호르몬이 젊은 사람 못지않게 왕성하게 분비되고, 또 어떤 사람은 동년배 평균의 절반도 되지 않는 경우를 자주 접하게 된다. 성장호르몬이야말로 본인이 어떤 생활 습관을 가지고 있느냐에 따라 극적인 변화와 차이가 생기는 호르몬이라는 사실을 기억했으면 좋겠다.

성장호르몬을 해치는 가장 나쁜 생활 습관으로 극단적인 채식이나 나쁜 잠버릇, 과식 등이 있다. 먼저 콜레스테롤이 올라갈까, 심장병에 걸릴까 두려워 과도하게 동물성 단백질을 기피하는 경우, 필수아미노산인 글루타민, 아르기닌 등의 섭취가 원활하게 이루어지지 않는다. 그 결과 체내에서 성장호르몬이 잘 만들어지지 않는다.

병원을 찾는 사람들 가운데 심각한 체력 저하나 쇠약 상태를 호소하는 사람들에게서 근육량의 감소와 성장호르몬의 저하가 흔히 발견된다. 이런 사람들의 공통점이 바로 지나치게 육식을 기피한다는 것이다. 이는 오래 살려면 채식을 해야 한다는 잘못된 건강 정보와도 관계 있을 것이다. 그런데 호르몬을 만드는 재료가 제대로 공급되지 않으니 호르몬 부족에 시달릴 수밖에 없다.

그다음 주요 원인으로 수면 부족이나 나쁜 잠버릇이 있다. 성장호르몬은 멜라토닌 호르몬처럼 밤, 특히 잠잘 때 가장 활발하게 분비된다. 따라서 수면의 질과 양이 부족할 경우, 성장호르몬이 제대로 분비되지 않는다. 그런 까닭에 불면증, 코골이 등과 같은 질환은 생체나이를 급격하게 높이는 주된 원인이 된다. 연구에 따르면 하루 5시간 이하로 자는 사람이나 수면 문제가 있는 사람은 잠을 충분히 자는 사람들에 비해 통상 파동 형태로 분비되는 성장호르몬의 최대 분비 시기가 심지어 생략되는 경우도 흔히 발견된다. 성장호르몬 활성화를 위해서는 수면의 양뿐만 아니라 질도 중요하다는 사실 또한 잊어서는 안 된다. 10시간을 이불 속에서 뒤척이는 것보다 1시간을 깊이 자는 것이 더 나은 것이다.

수면의 질을 높이기 위해 꼭 지켜야 할 원칙이 '졸릴 때 자는 것'과 '낮에 졸거나 자지 않기'다. 졸릴 때만 잠자리에 들고, 10분 이내에 잠이 들지 않으면 주저하지 말고 다시 일어나는 것이 수면장애에서 벗어나는 가장 효과적인 방법이다.

배가 너무 고파도 잠이 오지 않을 수 있다. 자기 전에 복합당질로 간단하게 허기를 채우는 것도 나쁘지 않다. 하지만 과식과 음주는 절대 피해야 한다. 지나친 세포 건조 역시 숙면을 방해한다. 낮에 충분한 물을 마시는 것이 필요하다. 그러나 잠들기 직전에는 목만 축이는 정도가 좋다. 자기 직전에 많은 수분을 섭취하면 자다 깨는 일이 생길 수 있다. 이는 수면의 질을 떨어뜨리는 주된 요인이다.

과식을 하면 섭취한 고열량 식사를 소화시키고 체내 지방을 분해하기 위해 성장호르몬 역시 빨리 소진된다. 소식하는 식습관은 성장호르몬의 보호를 위해서도 매우 중요한 건강 원칙이다. 지나친 스트레스

269

역시 스트레스 호르몬을 생산하기 위해 체내의 다른 호르몬 공장까지 풀가동하게 만들어 성장호르몬이 제대로 생성되지 못하게 한다.

마지막으로 호르몬을 노화시키고 소모시키는 활성산소를 줄이는 것도 중요하다. 활성산소는 단백질과 지질 결합력을 약하게 하고, 과산화지질 대사량을 떨어뜨려 혈관 내 과산화지질이 쌓이게 한다. 과산화지질은 세포막의 기능을 떨어뜨려 각종 필요 물질의 투과성을 떨어뜨린다. 당연히 세포 사이를 자유롭게 오가야 하는 호르몬의 기능이 떨어질 수밖에 없다.

활성산소를 잡는 항산화호르몬으로는 글루타치온, 페록시다제, 빌리루빈, 멜라토닌 등이 있다. 체내 항산화 효소 역시 20대를 정점으로 서서히 줄어들므로 30대부터는 항산화 물질을 외부로부터 충분히 섭취하는 식습관을 가져야 한다. 가장 도움이 되는 음식이 새싹 채소다. 브로콜리를 매주 두 번 이상 먹는 사람은 매달 한 번 이하 섭취하는 사람에 비해 백내장 발생 위험이 20퍼센트 이상 낮은 것으로 알려져 있다. 브로콜리에는 위암과 위궤양을 일으키는 헬리코박터 파일로리균을 죽이는 설포라판 성분이 들어 있다. 특히 브로콜리 새싹에는 다 자란 브로콜리보다 설포라판 성분이 50배나 더 많아 각종 암세포나 세균을 막는 항산화 효과가 대단히 뛰어나다. 이 외에도 활성산소를 중화시키는 작용을 하는 셀레늄, 피부나 점막의 저항력을 강화해 감기나 세균의 감염을 예방하는 비타민A의 전구물질인 베타카로틴이 풍부해 세균 감염과 피로 회복에 도움이 되는 슈퍼푸드다. 몸에 나쁜 인스턴트 음식 대신 새싹 채소를 꾸준히 섭취하는 것만으로도 젊음을 유지하는 데 큰 도움을 받을 수 있다.

필요 이상으로 성장호르몬이 떨어져 우울증, 기력 감소, 급격한 복부비만 증가, 만성피로, 골다공증, 만성통증 등을 호소하는 사람은 병원에서 성장호르몬 수치를 정밀하게 검사한 후 부족하면 성장호르몬 주사를 고려해 볼 수도 있다.

우리 몸의 성장호르몬은 어린아이처럼 예민하고 순진하므로 소중하고 부드럽게 다루어 평생 우리와 함께하도록 노력해야 한다.

성장호르몬 생성에 도움이 되는 음식들

현미, 통밀, 보리, 수수, 밤, 은행

브로콜리 새싹, 보리 새싹, 순무 새싹

콩류(두부), 생선(멸치, 정어리, 뱅어포, 참치, 고등어, 명태, 청어)

고기(닭고기, 살코기, 쇠고기), 계란

견과류(호두, 잣, 아몬드, 땅콩,) 깨

시금치와 당근, 호박, 표고버섯, 양송이버섯, 느타리버섯, 콩나물, 양배추

해조류(김, 미역, 다시마 등), 조개류(굴, 소라)

감, 귤, 딸기, 우유, 치즈

낮은 낮답게
밤은 밤답게
비타민D와 멜라토닌

현대인은 낮에도 햇빛을 보지 않고, 밤인데도 조명이 사라지지 않는 환경에서 살아간다. 밤과 낮이 바뀐 생활은 우리 인체의 생체리듬을 여지없이 흔들어 놓는다. 최근에는 늦은 시간까지 스마트폰에 빠진 사람들이 점점 늘어나면서 밤에도 우리 눈과 뇌는 쉴 수가 없게 되었다. 촛불이나 호롱불에 의지하던 과거에 비해 밤에도 우리 뇌와 눈은 꺼질 줄 모르고 활성화되어 있는 것이다. 의학적으로 표현하면 이런 교감신경계의 지나친 소진은 건강을 해치고 노화를 가속화하는 일이다.

낮이 낮답지 않고 밤이 밤 같지 않으면 몸의 노화 시계가 오작동하면서 우리 몸을 점점 녹슬게 만든다. 그런 와중에서 가장 크게 타격을 받는 것이 바로 생체리듬을 관장하는 호르몬인 비타민D와 멜라토닌 호르몬이다. 두 생체리듬 호르몬의 노화는 우리 몸의 복구능력을 떨어뜨리고 지속적으로 손상을 준다.

낮의 호르몬인 비타민D는 햇빛을 받으면 피부에서 자연스럽게 형성된다. 얼마간의 햇빛을 쬐는 것만으로도 충분히 체내에 생성되는 호르몬이다. 즉 야외활동과 비타민D는 정비례한다. 야외활동이 원천적으로 제한되거나 부족할 수밖에 없는 현대인에게 비타민D 부족은 어쩌면 필연적인 결과다. 그래서 우리나라 사람 거의 대부분이 혈액검사에서 비타민D 수치가 정상 수준보다 낮게 나온다.

비타민D는 비타민이라는 이름이 붙었지만, 엄연히 우리 몸에서만 생성되는 호르몬의 일종이다. 비타민D는 칼슘 대사뿐 아니라 두뇌의 뇌신경 호르몬 구성, 인체의 각종 대사 작용에 영향을 미치는 대단히 중요한 영양소다. 이것이 부족하게 되면 골다공증, 근육 쇠약, 피부 탄력 저하 등 심각한 대사부전을 야기한다. 혈중 수치에 따라 정상치(30ng/ml 이상), 불충분한 경우(10-30ng/ml), 결핍된 경우(10ng/ml이하)으로 나뉜다. 내 경험상 병원에 내원하는 환자의 열 명 중 아홉 명의 혈중 수치가 10ng/ml 이하다. 대다수 사람들이 비타민D 기능 부전이나 기능 이상을 경험하며 살고 있는 것이다.

비타민D는 낮에 햇빛을 받아 합성되고, 뼈 건강에 도움이 되는 비타민 정도로 알려져 있지만, 최근 의학계에서는 비타민D 호르몬의 다양한 기능에 주목하고 있다. 그래서 나는 비타민D를 우리 몸의 방어호르몬, 즉 '디펜스defense' 호르몬이라고 명명한다. 비타민D는 혈관과 뇌세포를 보호하며, 골다공증이 생겨 골절을 당하는 것을 방지하고, 암으로부터 우리 몸의 정상세포를 지켜 준다.

비타민D는 혈관 건강에도 큰 영향을 미친다. 특히 혈관 건강의 핵심인 혈당 조절에 중요한 역할을 한다. 비타민D 호르몬은 췌장의 인슐린 분비 세포를 자극해 인슐린이 원활하게 분비되도록 돕고 기능이 떨어진 인슐린을 분비하는 베타세포의 기능을 재생시키는 역할도 한다. 연구에 따르면 130명의 당뇨 환자를 대상으로 조사했더니, 비타민D가 낮을수록 혈당 조절이 제대로 되지 않는 것을 확인할 수 있었다. 실제로 당뇨병 환자들 가운데 혈액검사에서 비타민D가 부족한 경우, 치료적 요법으로 비타민D를 보충했을 때 혈당이 크게 개선되었다.

더불어 비타민D 호르몬은 혈압과 콜레스테롤을 낮춘다. 우리 몸에는 혈압을 높이는 효소인 레닌Renin이 있는데 비타민D는 레닌이 필요 이상으로 분비되는 것을 억제해 혈압이 올라가는 것을 막아 준다. 또 비타민D가 정상 수치로 분비되면 간이 콜레스테롤을 분해하는 역할을 도와서 고지혈증 예방에 도움을 준다.

비타민D는 복부비만과도 직결된다. 미국에서 이루어진 연구에 따르면, 비타민D가 부족한 사람들의 경우 복부비만이 훨씬 더 심각했다. 비타민D가 지방을 분해하기 때문이다. 비타민D가 부족하면 겨울 효과로 인해 살이 더 찔 수 있다. 겨울 효과는 비타민D가 부족하면 우리 몸이 계절을 겨울로 착각해 벌어지는 생리 현상이다. 비타민D는 아무래도 햇빛이 부족한 겨울에 부족하기 쉽기 때문이다. 따라서 비타민D가 체내에 부족하면 우리 몸은 현재를 계절과는 상관없이 겨울로 착각하고, 몸의 태세를 전환한다. 에너지를 좀 더 비축하기 위해 체내에 지방이 더 잘 쌓이는 몸으로 변하는 것이다. 그래야 추운 겨울에도 체온을 잘 유지할 수 있기 때문이다. 즉 비타민D가 부족하면 우리 몸에서는 먹은 음식을 당장 쓰지 않고 쌓아 두기 때문에 매사 기운이 떨어지면서도 살은 점점 찌는 일이 벌어진다.

이러한 비타민D의 기전 때문에 비타민D 호르몬이 부족하면 당뇨 발병 위험이 약 1.5배, 심혈관 질환 발병 위험이 약 2배가량 높아지는 것이다. 심지어 비타민D는 암 세포 사멸에도 영향을 미치는 것으로 알려져 있다. 반대로 비타민D가 부족하면 각종 암 발생 위험이 크게 높아진다. 유방암은 약 2배, 대장암은 2.17배 높아지는 것으로 보고되고 있다. 비타민D는 뇌세포를 보호하는 효과도 있다. 비타민D가 부족하면 치매 발병 위험률이 2.2배 이상 높아진다는 연구 결과가 있다.

이처럼 우리 몸의 전방위 방어 호르몬이라고 할 수 있는 비타민D의 부족을 막기 위해 최선을 다해야 한다. 비타민D는 등푸른생선이나 버섯 등의 식품의 섭취를 통해서도 어느 정도 얻을 수는 있지만 햇볕을 쬐어 피부가 직접 합성하게 만드는 것이 이상적이다.

봄~가을에는 피부가 조금 드러나도록 하고 햇빛을 약 15분 정도 쬐어 비타민D를 합성하면 충분하다. 하지만 겨울에는 두꺼운 옷을 입는 데다 바깥 활동도 줄어 햇볕을 통한 비타민D 형성이 어렵다. 따라서 집 안에서 실내 온도가 낮지 않게 유지한 채 옷을 가볍게 입고 창가에 앉아 20~30분 정도 햇볕을 쬐도록 한다. 병원에서 수치를 검사해 보고 부족하다면 영양제나 주사를 통해 보충하는 것도 고려할 수 있다.

생체리듬을 크게 좌우하는 두 번째 호르몬은 멜라토닌이다. 멜라토닌 역시 햇빛을 통해 얻을 수 있다. 낮에 충분히 햇빛을 쬐면 체내에 멜라토닌 전구물질이 생성되는데, 밤이 되면 이것이 멜라토닌으로 합성되어 우리가 편안하게 잠들 수 있도록 뇌에서 분비된다. 따라서 멜라토닌을 숙면 호르몬, 밤을 지배하는 호르몬이라고 부른다. 사람들은 나이가 들면 흔히 잠이 없어진다고들 하는데, 이것 역시 멜라토닌 호르몬 분비가 자연스럽게 줄어드는 현상과 관계가 있다. 멜라토닌은 우리 뇌의 한가운데 있는 송과선에서 분비된다. 나이가 들면서 서서히 그 분비량이 줄어든다.

연령별 멜라토닌 호르몬 분비량을 보면, 20대에 가장 높고 30대가 되면 절반으로 줄어들고, 70세가 되면 평균적으로 젊은 사람의 20퍼센트 밖에 분비되지 않는다. 즉 나이가 들어 자연스레 멜라토닌 호르몬이 줄어들면서, 생체 리듬이 깨지고 노화가 가속되는 것이다. 멜라토닌은 생체 리듬을 조절하므로 불면증 환자의 치료제로 사용되기도 하지만 강력한 신체 재생 효과도 있다. 멜라토닌은 노화를 막고 면역력을 높여 주는 기능을 갖고 있다. 멜라토닌은 비타민C, 비타민E보다 더 강력한 항산화 능력이 있다. 항산화 활성도가 높다고 알려진 비타민E보다 활성도가 두 배나 높다.

앞서 설명했듯 멜라토닌은 세포를 산화시키고 공격하는 활성산소가 다른 세포에 가서 달라붙지 못하게 하는 능력이 탁월하다. 식품이나 비타민과 같은 다른 항산화제에 비해 멜라토닌은 호르몬이기 때문에 세포막 통과가 훨씬 더 쉽다. 또한 뇌 세포와 혈관 사이를 자유자재로 오갈 수 있기 때문에 각종 신경세포의 보호 효과가 탁월하다. 그 밖에도 항암 효과, 면역 활성 등에 크게 기여한다.

자연에서 멀어지면, 우리 몸도 기능을 잃고 노화의 길로 접어들고 만다. 가장 첫 번째 자연을 가까이하는 행동이 햇빛을 충분히 쐬는 것이다. 낮을 낮답게 밤을 밤답게 만드는 생활이야말로 생체리듬 호르몬인 비타민D, 멜라토닌을 되돌려 우리의 생체나이를 젊고 건강하게 유지하는 중대한 건강 원칙이다.

탄수화물을
조금만 줄여도
노화를 막는다

다른 동물에 비해 월등히 큰 뇌를 가진 인간에게 꼭 필요한 것이 뇌의 연료가 되는 포도당이다. 뇌는 오직 포도당만을 에너지로 움직이는 기관이라서 포도당을 제공하는 음식을 선호한다. 이런 이유에서 인간은 본능적으로 단맛을 좋아한다. 심한 경우 단 음식을 입에 달고 살거나 아예 단맛에 중독된 사람들도 많다.

단맛 중독은 농경 사회 이전의 인류에게는 큰 문제가 아니었다. 탄수화물이 풍부한 음식이나 꿀이나 사탕수수처럼 당질이 풍부한 음식, 과당이 풍부한 과일 등을 얻는 것이 매우 드물고 힘든 일이었기 때문이다. 과거 인류가 평소 섭취하는 식사에서 탄수화물이 차지하는 비율은 5퍼센트 내외였다. 그러나 현대인들은 식사에서 탄수화물이 차지하는 비율이 60퍼센트가 넘는다. 특히 머리를 쓰고 나면 초콜릿이나 사탕 같은 당류 음식, 탄수화물이 많은 음식이 유독 더 당긴다.

　뇌에 포도당을 빠르게 공급하는 이러한 음식으로 만족감을 느낀 뇌는 우리로 하여금 이러한 음식들에 더 집착하게 하여 결국에는 중독에 이르기까지 한다. 그러나 뇌가 시키는 대로 단 음식을 마구 먹어서는 안 된다. 뇌의 이기심에 져서는 안 된다. 아사 직전에 있는 사람은 체중이 정상 체중의 절반 이상 감소하지만, 뇌의 체적은 단 2퍼센트도 줄지 않는다. 뇌는 그만큼 이기적이다. 뇌는 자신에게 필요한 원료와 에너지, 포도당을 채우는 데는 혈안이지만, 몸이 지금 어떤 상태인지, 몸의 기능이나 건강에는 이상이 없는지에 대해서는 개의치 않는다. 많은 현대인이 비만, 대사증후군, 고지혈증에 시달리는 이유가 여기에 있다. 자신의 몸을 걱정하고, 건강을 챙기는 의지와 의식은 대단히 고차원적인 것이다. 소위 건강 마인드는 우리의 본능과 충동적인 욕망을 넘어서는, 우리의 미래와 생명을 생각하고 설계하는 차디찬 이성으로 가꾸어야만 하는 정신이다.

　한국인의 단맛 중독은 현재 심각한 지경이다. 단맛에 대한 과도한 집착 혹은 탄수화물 과잉 섭취는 인슐린 저항성을 부르는 복부비만과 혈당 롤링 현상의 주범이다. 마약 중독에 버금가는 강력한 의존성을 가지는 중독 문제로 전환되기도 한다. 그러나 우리는 유독 단맛에 대해서만은 지나칠 정도로 허용적이다. 무방비 상태라고 해도 과언이 아니다. 만성 질환이 창궐하는 현실은 이런 식습관과 무관하지 않다.

　탄수화물은 한국인의 섭취 영양소 가운데 무려 60퍼센트를 차지한다. 탄수화물은 영양학적으로 건강과 생존을 위해 없어서는 안 될 영양소지만, 극도로 주의해서 섭취해야 하는 영양소이기도 하다. 최신 연구에 따르면 탄수화물 과다 섭취는 자궁암이나 유방암 발병률을 현저하게 높일 수 있다. 또 비만을 야기한다. 축적된 지방세포는 우리 몸에 지속적으로 염증을 일으켜 각종 암으로 이어지기도 한다.

비만은 상식과는 달리 지방이나 단백질의 과잉 섭취 때문에 생기는 질병이 아니다. 비만의 주요 원인은 탄수화물의 과잉 섭취 때문이다. 탄수화물은 대사 과정에서 쉽게 지방으로 변하고 체내에 지방세포로 축적된다. 기본적으로 내장에 필요 이상으로 축적된 지방세포는 건강에 대단히 치명적이다. 내장 비만은 고혈압, 당뇨, 고지혈증, 지방간 등의 인슐린 저항성 질환과 함께 유방암, 자궁암, 대장암, 전립선암과 같은 암을 일으키는 주범이기 때문이다.

앞서 단맛을 선호하는 우리 입맛이 유전적인 '특성'에 가깝다고 했다. 하지만 현대사회에서 이는 인간의 유전적 '결함'으로 변하고 말았다. 음식을 구하기 힘들었던 과거의 인류가 생존하게 했던, 이 유전적 특성이 탄수화물과 당질 음식이 넘치는 현대사회에서는 건강의 가장 큰 위험 요인이 된 것이다. 우리는 건강하게 장수하기 위해 이런 취약한 유전적 특성을 극복해야 한다.

탄수화물, 당질 음식을 지속적으로 과도하게 섭취하면 몸 안의 혈당 조절 시스템이 망가지고 만다. 혈액에 필요 이상의 인슐린과 혈당이 돌아다니면서 인슐린 저항성이 갈수록 심해진다. 이는 고혈압과 당뇨병, 고지혈증 등의 치명적인 성인병의 원인이 된다.

인슐린 기능 이상 자가진단법

1. 밥, 빵, 면, 과자 등의 음식을 먹지 않으면 집중이 안 된다.

2. 습관적으로 단 음식을 찾거나, 단 음식이 있으면 배가 불러도 먹는다.

3. 종종 참을 수 없는 허기를 느껴 급히 음식을 찾아 먹는다.

4. 식사 직후 급격히 졸렸다가 다시 괜찮아지는 것이 반복된다.

5. 식후 심장이 뛰거나, 오히려 힘이 빠지고 더 피곤함을 느낀다.

6. 다이어트를 해도 쉽게 살이 빠지지 않고 금세 살이 찐다.

7. 최근 들어 복부나 옆구리 살이 집중적으로 늘어났다.

8. 목, 가슴, 유방, 사타구니, 팔 안쪽의 피부가 늘어진다.

9. 여성의 경우 생리 주기가 불규칙해지며 남성의 경우 또래에 비해 탈모가 빨리 시작되었다.

10. 혈당, 혈압, 콜레스테롤 수치 중 하나가 정상 범위를 벗어났다.

10개 중 3개 이상이면 인슐린 저항성을 의심해야 한다.

혈당 롤링 현상은 우리를 무능력하고, 안절부절못하는 존재로 만든다. 정제된 탄수화물이나 당이 풍부한 음식을 많이 섭취하면 우리 몸은 혈당을 낮추기 위해 인슐린 호르몬을 다량으로 빠르게 분비한다. 일시적인 고혈당 상태는 심리적 만족감을 주고, 뇌의 기능도 일시적으로 상승시킨다. 그러나 이어지는 인슐린 과잉 분비로, 그 만족감은 곧 끝난다. 인슐린이 빠르게 분비되면 우리 몸의 혈액 내 혈당이 사라지면서 저혈당 상태에 빠지게 된다. 저혈당 상태가 되면 우리 신체, 특히 뇌는 가장 불안해 한다. 우리 뇌는 곧 불안에 떨며 몸과 뇌를 각성 상태로 만들어 교감신경계를 흥분시킨다. 심신이 비상사태에 돌입하는 것이다. 위기로 인식한 저혈당 상태에서 벗어나기 위해 탄수화물이나 단맛 음식을 갈망하게 만든다. 음식 생각, 음식 충동에 사로잡히는 것이다. 그렇게 해서 탄수화물 음식을 또 먹게 되면서, 탄수화물을 과잉 섭취하는 악순환이 만들어진다. '탄수화물의 노예'가 되는 것이다.

탄수화물을 즐기는 사람들 대부분은, 많이 먹지만 활력이 떨어지는 몸으로 바뀌고 만다. 탄수화물의 노예가 되면 우리 몸은 끊임없이 고혈당과 저혈당을 오가며, 불안과 스트레스에서 벗어나지 못하고, 수많은 건강 위험에 노출된다.

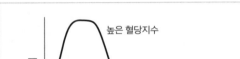

음식의 혈당지수 차이에 따른 혈액 내 혈당수치 변화

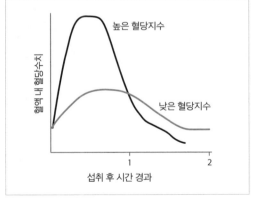

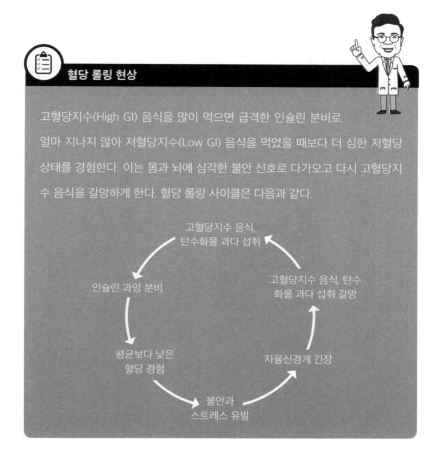

혈당 롤링 현상

고혈당지수(High GI) 음식을 많이 먹으면 급격한 인슐린 분비로 얼마 지나지 않아 저혈당지수(Low GI) 음식을 먹었을 때보다 더 심한 저혈당 상태를 경험한다. 이는 몸과 뇌에 심각한 불안 신호로 다가오고 다시 고혈당지수 음식을 갈망하게 한다. 혈당 롤링 사이클은 다음과 같다.

고혈당지수 음식, 탄수화물 과다 섭취

고혈당지수 음식, 탄수화물 과다 섭취 갈망

인슐린 과잉 분비

자율신경계 긴장

평균보다 낮은 혈당 경험

불안과 스트레스 유발

가끔 한두 차례의 탄수화물 과식으로 인한 혈당 롤링 현상은 그리 큰 문제가 되지 않는다. 그러나 잦은 탄수화물 과식과 그로 인해 혈당 롤링 현상에 시달린다면 우리 몸은 심각한 위기에 노출된다. 그런 사람이라면 단지 자신이 좋아서 탄수화물 음식을 즐기는 것이라고 생각해서는 안 된다. 탄수화물 중독이 아닌지 확인해 보아야 한다. 혹시 탄수화물을 금식했을 때, 금단 증상이 나타난다면 이는 좀 더 심각하고 중대하게 다루어야 한다. 아마도 비만이나 마른 비만, 근육량 격감, 대사중후군 같은 각종 대사 질환에 시달리고 있을지도 모른다.

중독 문제가 있으면 가슴의 압박감, 답답함, 숨 막힘, 치밀어 오름이나 목 뒷덜미의 뻣뻣함과 열감, 가슴 두근거림, 머리가 무거움, 어지러움, 입이 마름, 소화 장애, 진땀 등과 같은 견디기 힘든 신체 반응과 함께 우울, 허망함, 의욕, 흥미 상실, 후회, 불안, 초조 등의 다양한 부정적 심리 증상이 동반된다. 이런 중독이 유발하는 신체적, 심리적 증상들이 또다시 탄수화물에 더욱 집착하는 감정과 식습관을 강하게 밀어붙이는 것이다. 결국 이런 심한 금단 증상 때문에 밥, 빵, 면으로 대표되는 고혈당 음식, 단맛 음식에서 헤어나지 못하는 것이다.

단맛 음식이 주는 일시적 쾌감은 마약 효과에 비견할 만하다. 단맛 음식들을 원 없이 먹으면, 다른 중독 대상에 못지않은 강력한 쾌감을 느낀다. 우리 뇌의 보상회로는 단맛에 마약만큼 민감하게 반응한다. 물론 그 쾌감은 인슐린의 생리작용 때문에 극히 짧게 지속될 뿐이다. 심지어 몇 분을 넘지 못할 때도 많다. 막대한 쾌감과 심한 금단 증상, 이 두 가지가 우리를 탄수화물 식사에서 벗어날 수 없도록 우리에게 올가미를 씌우는 것이다. 탄수화물 중독이라면 단단히 마음을 먹고, 탄수화물을 절반 이상 줄여 보라. 그러면 자신이 빠져 있는 중독의 심각성, 저효율의 몸과 마음, 뇌의 심각한 중독 증상을 경험할 수 있다.

여러분이 평균적인 한국인의 식사를 하고 있다면, 탄수화물 섭취량을 지금의 절반까지 낮추어도 건강이나 정신에 전혀 위협이 되지 않는다. 오히려 당신에게는 극적이면서도 대단히 긍정적인 변화가 찾아올 것이다. 아니 탄수화물 섭취량을 현재보다 약 10퍼센트만 낮추어도 건강 증진을 크게 기대할 수 있다. 물론 배고픔이라는 신체 감각을 자주 경험하겠지만, 이 역시 오히려 신체 내부에 존재하는 장수 유전자를 활성화하는 매우 긍정적인 일이다. 현재까지 밝혀진 장수의 핵심 원칙은 엄격한 칼로리 제한이었다. 최장수 노인들의 평소 식사량은 평균인에 비해 대단히 적은 것으로 보고되고 있다. 성공적인 100세 장수인 가운데는 식사량이 보통 사람의 절반에도 못 미치는 사람도 쉽게 찾아볼 수 있다.

아무리 탄수화물을 줄여도 여러분은 죽지 않는다. 반대로 탄수화물을 통제할 수만 있다면, 여러분의 몸은 극적으로 노화의 강물을 거스를 수 있다. 탄수화물을 극복하기 위해 여러분이 꼭 알아야 할 의학 상식이 있다. 바로 인슐린 호르몬의 중요성과 위험성이다. 이에 대해서는 다음 장에서 다루겠다.

에너지 호르몬인 인슐린이 염증 호르몬으로 바뀔 때

현대인의 장수와 건강에 있어 가장 중요한 호르몬을 꼽으라고 한다면, 단연 인슐린 호르몬이다. 앞서 언급했듯 영양소 가운데 특히 탄수화물이 여러분의 인슐린을 집요하게 고갈시킨다.

딱 잘라 말하면 당신의 인슐린 호르몬이 장수를 결정한다. 성장호르몬이 회춘을 결정한다면 인슐린은 장수를 결정하는 것이다. 인슐린은 우리 몸의 에너지원인 포도당을 받아들이도록 신호를 보낸다. 인슐린의 첫 번째 역할은 섭취한 탄수화물을 포도당으로 분해해 세포에 에너지를 제공하는 것이다. 인슐린이 기능을 하지 못하는 당뇨병이 생기면 섭취한 영양소들이 에너지로 가지 못해 늘 배고프고, 허기지고 기운이 떨어지는 증상에 시달린다.

인슐린의 두 번째 역할은 우리 몸의 혈당을 조절하는 일이다. 우리

핏속의 혈당이 너무 높거나 낮으면 문제가 생기기 때문에, 이를 자동적으로 조절해 적정 수준을 유지하게 해 주는 것이 인슐린이다. 따라서 인슐린이 제 기능을 하지 못하면 혈관에 혈당이 쌓이면서 각종 혈관을 망가뜨린다. 가령 망막 질환, 신장 질환, 혈전이 생겨 손발이 썩는 끔찍한 괴사 질환까지 생길 수 있다.

인슐린의 세 번째 역할은 장수호르몬으로 작용하는 것이다. 질병이 생기지 않도록 막아서 오래 살게 하고, 장수와 연관된 호르몬을 직접적으로 자극시킨다. 문제는 이런 중요한 인슐린이 평생 아무 문제없이 분비되는 것이 아니라는 사실이다. 나이가 들고 췌장의 기능이 점점 떨어지면 인슐린 분비량이 줄거나 분비되더라도 제 기능을 다하기 어려워진다. 게다가 서양인에 비해 한국인은 인슐린 기능이 선천적으로 약하다. 인슐린은 췌장, 그중에서도 베타세포라는 곳에서 나오는데, 서양인에 비해 동양인의 베타세포는 크기가 절반밖에 되지 않는다. 이렇게 서양인에 비해 인슐린 기능이 떨어짐에도 불구하고 한국인의 식습관은 점점 서구적으로 바뀌어, 인슐린을 낭비하는 식사를 많이 하고 있다.

혈관 내의 인슐린 농도가 증가한 상태를 고인슐린혈증이라 부른다. 고인슐린혈증은 체내에 인슐린이 많이 분비되어 있는 상태다. 즉 인슐린이 체내에 많이 분비되어야만, 겨우 에너지 변환을 할 수 있는, 인슐린의 비효율성이 점점 커지는 인슐린 저항성insulin resistance 상태와 같은 맥락이다.

이는 인슐린이 제대로 기능하지 못하는 것을 의미한다. 인슐린 저항성이 커지면, 체내에서 더 많은 인슐린이 분비되어도 받아들인 음식을 효율적으로 에너지로 변환시키지 못하게 된다. 즉 인슐린 저항성은 혈당을 낮추는 인슐린의 기능이 떨어져 세포가 포도당을 효과적으로 연소하지 못하는 것이다. 인슐린 저항성이 높을 경우, 뇌는 세포의 혈당 부족 사태를 인지하고 췌장에서 더 많은 인슐린을 만들어 내라고 한다. 반면, 세포들은 역설적이게도 혈관에 있는 포도당을 잘 흡수하지 못해 에너지난에 빠지고 만다. 인슐린 기능 저하로 인해 내 몸에 심각한 불균형이 생기는 것이다.

이런 상태가 지속되면 췌장은 점점 기능을 상실하고, 결국 인슐린을 분비할 수 없는 지경이 된다. 당뇨 전 단계를 거쳐 돌이키기 힘든 당뇨병이 찾아오는 것이다. 당뇨병은 좀처럼 회복하기 힘든 영구적인 장애를 줄 수 있다. 이미 망가진 췌장은 이식 수술로도 교체하기 힘든 장기이다.

인슐린 기능의 손상은 다른 질병의 전초 기지이기도 하다. 특히 인슐린 기능이 쇠퇴하는 과정에서 발생하는 인슐린 저항성은 고혈압, 당뇨, 고지혈증, 지방간 등의 성인병을 만드는 줄기메커니즘으로 작용한다. 그래서 최근에는 만병의 근원으로 인슐린 저항성이 지목되고 있다.

인슐린 저항성의 첫 번째 부작용은 바로 혈관 질환이다. 인슐린 저항성으로 인해 혈당이 조절되지 않으면 우리 몸 전체에서 동시다발적으로 혈관 질환이 발생한다. 혈당은 사실 설탕물과 유사하다. 핏속에 설탕물이 분해되지 못하고 고혈당 상태로 있으면 피가 끈적끈적해진다. 그러면 자연히 혈관에 문제가 발생한다. 특히 큰 혈관에 문제가 생기는 뇌졸중이나 뇌출혈 등의 뇌혈관 질환, 심근경색이나 심부전등의 심장혈관 질환. 작은 미세혈관들의 손상으로 눈의 망막에 혈전이 생기면서 실명에까지 이르는 당뇨망막증, 신장의 작은 미세혈관이 막힌 신장 질환이 연쇄적으로 발생한다.

인슐린 저항성의 두 번째 부작용은 비만이다. 인슐린은 흔히 지방호르몬이라고 불릴 정도로 지방과 밀접하다. 인슐린이 부족해도 혈당이 조절되지 않아 문제가 생기지만, 많이 배출돼도 지방이 과도하게 축적되는 문제가 생긴다. 고혈당으로 인해 인슐린 양이 과다하게 많아지면, 오히려 인슐린이 복부에 지방을 쌓는다.

인슐린 저항성의 세 번째 부작용은 노화다. 인슐린이 필요 이상으로 과다하게 분비되면, 우리 몸의 세포를 빨리 노화시켜 죽게 만든다. 인슐린의 기능이 떨어지는 인슐린 저항성 상태가 되면 필요 이상으로 분비된 인슐린이 세포를 빨리 늙게 만들어서 세포가 자기 일을 할 새도 없이 죽게 만든다. 이 때문에 피부와 우리 몸의 장기들까지 빨리 노화하는 것이다.

한 연구 결과에 의하면 성장호르몬의 수치가 높고, 인슐린의 기능이 정상인 사람이 장수한다고 한다. 인슐린의 기능이 비정상이면 우리 몸의 장수를 관여하는 유전자인 시르투인의 활동을 방해하게 되고, 수명에 직접적인 영향을 준다.

인슐린 수명을 늘리는 생활 수칙

인슐린 저항성을 감소시키고 인슐린 수명을 늘리기 위해서는 생활 습관을 전면적으로 바꾸어야 한다. 인슐린 수명 연장 프로젝트는 성인기에 접어드는 20대부터 시작해야 한다. 당뇨병에 걸렸다면, 지체 없이 시작해야 당뇨로 인한 합병증을 줄일 수 있다.

1. 인슐린 저항성을 극복하기 위한 최고의 방법은 허리둘레를 줄이는 것이다. 인슐린 저항성의 바로미터는 허리둘레다. 내장지방이 쌓이면 쌓일수록 인슐린이 고장 날 확률이 높다. 복부비만이라면 당장 다이어트에 돌입해야 한다. 남성의 허리둘레는 33인치 이하, 여성의 허리둘레는 31인치 이하로 유지하기 바란다. 허리둘레를 줄이는 첫 단추는 한 치수 작은 옷을 입는 것이다. 비만인은 대체로 헐렁한 옷을 선호한다. 자기 몸에 꽉 끼다시피 하는 한 치수 작은 옷을 입어 지속적으로 다이어트 의지를 각성시켜야 한다.

2. 인슐린을 조기에 고장 내는 최고의 적은 담배와 술이다. 담배와 술은 췌장에 염증을 일으켜 인슐린 분비 세포의 기능을 약화시킨다. 당장 담배를 끊고 절주하라. 아울러 술과 담배는 췌장암의 가장 강력한 위험 요소라는 사실을 명심하라.

3. 인슐린 민감성을 높이는 식사를 하라. 우선 식탁의 혈당지수를 낮추라. 혈당지수란 같은 칼로리의 탄수화물을 먹었을 때 혈당을 올리는 정도를 설탕과 비교한 수치다. 혈당지수가 높은 음식을 먹으면 이에 대응하여 인슐린이 과다하게 분비되어 인슐린이

혹사당한다. 결국 같은 칼로리를 먹더라도 당지수가 높은 음식을 먹은 사람은 당뇨에 걸릴 확률이 올라간다. 저당지수 식사로 변경하라. 저당지수 음식들은 정제가 덜 되어 있고 천연에 가까운 음식들이다. 백미 대신 현미나 찹쌀 등을 섞어 식사하라. 설탕 섭취를 성인은 10g , 아동은 5g 이하로 제한하고 물 섭취를 하루 2리터까지 늘리라. 간식은 인스턴트 음식에서 당근, 브로콜리, 오이 등의 채소나 과일로 전환한다.

4. 인슐린은 운동하는 동안 순화된다. 유산소운동을 하는 동안 그 효율성과 민감성이 높아진다. 일주일에 3회 이상, 1회에 30분 이상 운동에 집중하라. 운동의 강도는 약간 땀이 나거나 숨 찰 정도가 적당하다. 운동 시간은 식사 후 혈당이 가장 올라가는 30분 후가 적당하다. 식후 30분 후 운동은 당뇨약과 비슷한 효과를 낸다.

5. 스트레스를 받으면 인슐린의 품질이 떨어진다. 인슐린의 가장 큰 적은 스트레스다. 스트레스는 인슐린의 장애성을 더 높인다. 인간관계, 일, 성격 등 스트레스를 높이는 여러 장애물을 제거하라.

6. 저항성 전분의 섭취를 늘리기 위해 섬유질 섭취를 하루 30g 이상으로 늘리고 콩기름 찬밥으로 탄수화물에서의 저항 전분 비율을 높이라. 콩기름 찬밥은 필자가 출연한 채널A의 건강 프로그램 〈나는 몸신이다〉에서 일주일간의 체험 임상을 통해 개선 효

과를 입증했다. 필자의 병원을 방문하는 사람들은 콩기름 찬밥 섭취를 통해 공복 혈당과 식후 혈당에서 유의미한 호전을 보이고 있다.

인슐린 수명을 늘리는 콩기름 찬밥 만들기

재료 : 흰쌀, 불린 현미, 물, 콩기름, 전자레인지

1. 흰쌀 혹은 현미를 씻은 후, 현미는 일반 밥과 마찬가지로 불린다.
2. 밥의 물은 일반 밥과 동일하며 4인분 기준으로 콩기름을 한 큰술 넣는다.
3. 평소와 똑같이 밥을 한 후, 밥을 식혀 냉장고에 6~12시간 냉장 보관한다.
   (냉동 보관 ×)
4. 냉장 보관했던 밥을 전자레인지에 1분 정도 데운 후 먹는다.

주의: 콩기름 찬밥에는 저항 전분이 많다. 그만큼 소화하기 어렵다는 것이다. 일반 밥이 소화되는 데 1~2시간 걸린다면, 이 밥은 4~5시간 걸린다. 따라서 천천히 먹어야 한다. 급하게 먹거나 많이 먹으면 소화가 안 되어 장 건강에 오히려 안 좋을 수 있다. 천천히 꼭꼭 씹어 먹는다. 처음 시작하는 사람은 먼저 소량 먹어 보고, 차츰 양을 늘려 간다.

호르몬을 보호하려면 이소성 지방을 쌓지 말라

내장지방이 건강에 나쁘다는 이야기를 숱하게 듣는다. 그런데 더 주의해야 할 체내 지방이 있다. 바로 이소성Ectopic, 異所性 지방이다. 한자 뜻그대로 생겨서는 안 되는 장소에 생긴 지방이다. 흔히 지방이라고 하면 피부 아래 생기는 피하지방과 내장에 생기는 내장지방을 떠올릴 것이다. 하지만 피부 아래나 내장이 아닌 특이한 신체기관에 끼는 것이바로 이소성 지방이다. 그러나 내장지방 역시 의학적으로는 이소성 지방이다.

이소성 지방의 대표적인 예가 바로 '지방간'이다. 간에는 원래 지방이 생겨서는 안 되지만, 나쁜 생활 습관으로 지방이 들어차 간 기능을소실시키는 것이다. 이소성 지방은 간을 비롯하여 췌장, 심장, 대장, 소장 등에 쌓여서 심각한 건강 문제를 초래한다.

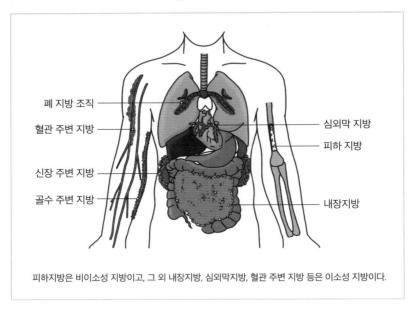

폐 지방 조직

혈관 주변 지방

신장 주변 지방

골수 주변 지방

심외막 지방

피하 지방

내장지방

피하지방은 비이소성 지방이고, 그 외 내장지방, 심외막지방, 혈관 주변 지방 등은 이소성 지방이다.

이소성 지방은 비이소성 지방에 비해 체내 염증을 더 많이 유발하고 심뇌혈관 질환의 위험성을 높인다.

내장지방도 엄밀하게 따지면 이소성 지방이다. 그 밖에도 근육에 끼는 지방Intermuscular Adipose Tissue, IMAT, 간에 끼는 지방간Liver Fat, 신장 지방Renal Fat, 췌장 지방Pancreas Fat, 혈관 주변 지방Perivascular Fat, 심장 주변 지방Pericardial Fat 등이 모두 이소성 지방이다. 2010년 미국에서 이루어진 연구에 따르면, 피하지방과 내장지방이 증가할수록 고혈압, 당뇨, 대사증후군이 더 많이 생겼다. 특히 피하지방에 비해 내장지방의 영향이 훨씬 컸다.

최근 많이 주목 받는 이소성 지방은 대퇴부에 생기는 지방이다. 흔히 대퇴부에 생기는 지방을 피하지방으로만 착각한다. 대퇴부 근육 사이에도 적은 양이지만 지방이 낀다. 연구에 따르면 대퇴부의 이소성 지방은 복부지방에 비해 각종 질병 발생에서 훨씬 위험한 것으로 확인되었다.

이소성 지방이 끼는 이유는 아직 완전히 규명되지 못했다. 과식, 운동 부족 등으로 인한 과도한 에너지 불균형이 생겼을 때, 처음에는 피하조직에 지방이 쌓이지만, 피하조직에 더 이상 지방을 쌓을 공간이 없으면, 쌓여서는 안 될 비정상적인 공간에 쌓이는 것으로 추측된다. 생활 습관의 영향이 가장 크지만, 나이, 성별, 인종, 흡연, 유전적 소인, 환경적 요인에 의해서도 좌우될 수 있다.

특히 위험한 경우가 췌장에 지방이 쌓이는 것이다. 췌장 주변에 지방이 쌓이면, 인슐린 분비 능력이 점점 떨어지다가, 나중에는 췌장에 되돌릴 수 없는 영구적인 장애가 생긴다. 또 대퇴부 근육과 같은 근육 조직 사이에 지방이 끼면 이 역시 인슐린 저항성을 높이는 주된 원인이 된다. 지방이 엉뚱한 곳에 쌓이는 가장 큰 이유는 근육량과 골량이 부족하기 때문이다. 골격이 작거나 골밀도가 낮고, 근육량이 다른 사람에 비해 적을수록 이소성 지방이 더 끼기 쉽다. 나쁜 생활 습관, 운동 부족으로 줄어든 근육의 자리에 지방이 들어차면서 근육의 기능이 떨어지고 염증 물질이 분비돼 당뇨병, 고지혈증 같은 대사 질환을 유발하는 것이다.

최근에는 아시아인이 서양인에 비해 체질량 지수가 낮고 체지방이 상대적으로 적음에도 불구하고 여러 가지 합병증이 서양인과 비슷한 수준으로 생기고 있다. 그 원인을 이소성 지방으로 추정하고 있다. 특히 한국인은 이소성 지방에 유독 취약하다. 〈당뇨병·비만·대사연구지〉(2018)에 실린 논문에 따르면 건강한 백인과 한국인 86명을 대상으로 췌장의 부피와 지방량을 비교한 결과, 췌장 용적은 한국인(68.2㎤)이 백인(77.8㎤)보다 작았지만 췌장 내 지방 침착률은 한국인(3.45%)이 백인(2.81%)보다 더 많았다. 서양인에 비해 비만율이 낮은데도, 이소성 지방에 취약하기 때문에 각종 대사질환에 걸리기 쉬운 것이다.

이소성 지방이 다양한 건강 문제를 일으키지만, 특히 인슐린을 만들어 내는 췌장을 망가뜨리는 주범이라는 점에서 각별히 주의를 기울여야 한다.

스트레스 호르몬,
자율신경계를
망친다

스트레스를 받으면 스트레스에 대한 신경계 반응을 담당하는 부신피 질자극호르몬방출호르몬CRH, corticotropin-releasing hormone이 분비된다. 이 CRH가 시상하부에서 분비되면 뇌하수체에서 부신피질자극호르몬 ACTH, adrenocorticot-ropin hormone이 연이어 점점 더 많이 분비된다. ACTH가 증가하면서 스트레스 호르몬인 코르티솔cortisol의 분비가 촉진된다. 이 렇게 해서 혈중 코르티솔의 농도가 높아지면 우리가 '스트레스를 받았 다'고 하는 상태에 도달하는 것이다. 코르티솔의 분비가 증가하면 혈 압이 상승하고, 갑상선 기능이 억제되며, 생식 기능 및 성적 욕구도 억 제되고, 식욕과 신진대사 기능이 전반적으로 떨어진다.

코르티솔은 콩팥 위에 붙은 부신에서 분비되는데, 우리 몸을 흥분시 켜 혈압을 올리고 호흡을 가쁘게 만든다. 그 덕분에 스트레스로 인해 손상된 몸도 빠르게 회복될 수 있다. 문제는 과도한 스트레스로 인해 코르티솔의 분비가 급증하는 상황이다. 코르티솔은 식욕을 자극하고, 들어온 에너지를 복부에 지방을 쌓는 작용을 한다. 드물게 스트레스 때문에 식사를 하지 못하거나 식욕이 떨어지는 사람도 있지만, 대부분의 사람들은 스트레스 때문에 식욕이 증가해 필요 이상으로 과식하게 된다.

또 하나의 스트레스 호르몬은 아드레날린Adrenaline이다. 아드레날린 역시 부신에서 분비되며, 에피네프린Epinephrine이라고도 부른다. 아미노산의 한 종류인 타이로신C9H11NO3은 도파민으로 변하는데, 이 도파민이 변해서 노르에피네프린이 되고, 또 이 노르에피네프린이 에피네프린이 된다. 노르에피네프린과 에피네프린은 신체 각 기관을 자극해 혈압을 높이고 동공을 확장시키며 사람을 흥분시켜 활동적으로 만든다. 아드레날린이 오래 분비되면 체내 혈당이 높아지기 때문에 당뇨나 인슐린 기능이 약한 사람에게는 상당히 위험하다. 심할 때는 아드레날린 과잉 분비로 인해 쇼크가 발생할 수도 있다.

심한 스트레스로 인해 코르티솔과 아드레날린이 과잉 분비되면, 내 몸을 산화시키는 활성산소가 다량 발생하고, 혈당이 높아지면서 전신에 걸쳐 염증이 증가한다. 스트레스는 만성 염증의 주된 원인이다. 결국 스트레스 호르몬이 넘치지 않아야 건강한 몸을 지킬 수 있는 것이다. 불쑥불쑥 화가 치밀어 올라 어쩔 줄 모르는 사람이나 만성적인 스트레스에 시달리는 사람은 이 스트레스 호르몬이 지속적으로, 과하게 분비되는 아드레날린 과잉 분비 상태, 코르티솔 만성 분비 상태가 되는 것이다. 특히 화가 날 때 주로 반응하는 호르몬이 아드레날린이다. 아드레날린이 과하게 분비되면 맥박이 증가하고 혈액순환이 빨라지면서 심장과 혈관에 부담을 준다. 또 혈액의 흐름이 빨라지면서 활성산소가 대량 생산된다.

많은 사람이 스트레스 이후, 분노 감정 이후에 심한 무기력증을 호소한다. 이는 과식을 자주 하며, 단 음식을 오랜 기간 즐겼던 사람이 고인슐린혈증 상태가 되었다가 얼마 지나지 않아 인슐린이 제 기능을 하지 못하는 인슐린 저항성 상태에 빠지면서 고혈당과 저혈당을 오고가는 당뇨까지 진행되는 프로세스와 유사하다. 코르티솔과 아드레날린의 지나친 분비로 인해 부신 기능이 떨어져 힘을 내야 하는 상황에서도 더 이상 힘을 내지 못하고 무기력해지는 지경에 이르고 만 것이다.

분노와 같은 부정적 감정의 생리적 기전은 다름 아닌 아드레날린 분비다. 아드레날린은 눈 앞의 위기를 이겨내도록 돕는, 인간이 생존하기 위해 꼭 필요한 호르몬이다. 스트레스를 받으면 아드레날린이 분비되어 뇌나 근육의 혈관을 확장시키고, 주어진 스트레스 상황에 민첩하게 대응하도록 이끈다.

과도한 스트레스와 걱정에 휩싸여 사는 사람들의 체내에는 당연히 수시로, 또 반복적으로 아드레날린이 분출된다. 이런 상황을 아드레날린 과잉 증후군이라고 부를 수 있다. 평온한 기분을 유지하다 한두 번 바짝 긴장하는 일은 힘들지도 않고 그리 나쁘지 않겠지만 만사에 긴장을 늦추지 못하고 지낸다면 큰 문제가 된다. 사실 지속적인 긴장 상태, 아드레날린이 쉼 없이 흘러나오는 상황은 오히려 집중을 방해한다. 그래서 아드레날린 과잉 증후군에 빠진 사람들은 대개 만성피로, 무기력함, 두근거림, 짜증 등을 호소할 수밖에 없다.

현대인들은 여러 채널을 통해 몸속 아드레날린을 소진하고 방류하는 삶을 살고 있다. 문제는 아드레날린이 나오는 순간 우리 몸에서 활성산소가 가장 많이 만들진다는 것이다. 활성산소는 혈관의 흐름이 갑자기 빨라질 때 대량으로 만들어진다. 즉 아드레날린이 분비되어 심장으로 모이는 혈액의 흐름이 갑자기 빨라질 때 활성산소도 급격히 발생한다.

실험용 쥐에 아드레날린을 주사하면 금세 죽는다. 그만큼 아드레날린은 맹독이다. 아드레날린 자체가 가진 독성도 문제지만, 장기적으로 아드레날린에 노출될 때 활성산소에 의해 야기되는 몸의 노화, 손상이 심각하다는 것이 더 큰 문제다. 또한 스트레스로 인해 코르티솔이 무리하게 분비되면 코르티솔을 만들어 내는 부신피질에도 부담이 생긴다. 코르티솔의 과잉 분비가 지속되어 부신 피로 현상이 생기면 비만, 당뇨, 우울증 등이 더 잘 생긴다. 나아가 면역 기능과 자율신경계 이상까지 온다.

제대로 자야
세포가
재생한다

건강의 첫 번째 조건은 잠을 잘 자는 것이다. 질 높은 수면을 위해서는 일상의 관리가 중요하다. 자기 전 격렬한 언쟁, 과도한 운동, 감정적 자극은 편안한 수면을 방해한다. 늦은 시간까지 TV나 컴퓨터를 하는 대신 책을 읽고, 편안한 음악을 듣거나 글을 쓰면 뇌는 더 빨리 진정된다. 밤마다 일기를 쓰거나 평소 읽고 싶었던 시 몇 편을 읽어 보라. 대부분의 사람들에게 이는 최고의 수면제가 된다. 족욕이나 반신욕도 좋은 방법이다. 또 위에 부담이 가지 않는 선에서, 멜라토닌 분비를 촉진하는 단백질 식품을 소량 섭취하는 것도 숙면에 도움이 된다.

인간이 왜 자는지에 대한 질문은 '생명이란 무엇인가?' 하는 질문과 긴밀히 연결되어 있다. 잠과 깸은 생명의 순환과 관련된 현상이다. 모든 생명체는 순환과 주기, 리듬의 반복이 존재한다. 인간에게 가장 중요한 생체리듬이 바로 이 잠과 깸의 반복이다. 따라서 잠을 순리대로 대하는 자세, 즉 내 몸이 원하는 만큼 제대로 자는 것이 마땅하다.

잠을 자는 동안 가장 편안히 쉬는 신체 기관은 뇌다. 우리 뇌는 깨어 있는 동안 쉼 없이 움직인다. 특히 정보사회에서 뇌는 연일 과부하에 시달리고 있다. 현대인은 지금 유례없이 뇌를 혹사하며 살고 있다. 이런 상태가 지속될 때 훗날 어떤 결과를 맞이할지 우려하는 목소리가 많다.

그래서 역설적으로 현대인에게 가장 필요한 것이 생각의 양을 줄이는 노력이다. 그중에서도 숙면을 취해 생각을 잠시라도 멈추는 일이다. 그러나 한국인의 수면 시간은 갈수록 줄고 있다. 정확한 통계라고 보긴 어렵지만 불과 몇 년 사이에 한국인의 수면 시간이 최소 20분에서 50분 이상까지 줄었다는 조사가 있을 정도다.

추측컨대 그 주요 원인은 급증하고 있는 스마트 기기 사용에 있다. 낮에 미처 하지 못한 일, 그중에서도 자유로운 스마트폰 사용을 위해 잠자는 시간을 줄인 것이다. 몇 년 새 우리는 많은 시간을 스마트폰에게 빼앗겼다. 그 밖에도 공부, 직장에서 못한 일, 여가나 취미 생활 등 여러 이유 때문에 잠을 줄이는 위험한 선택을 하고 있다. 한국인의 불건강의 주요 원인 가운데 하나는 바로 이 수면 부족이다.

질 높은 수면이 중요하다

무작정 한 시간 더 잔다고, 더 오래 잔다고 문제가 해결되지는 않는다. 잠을 제대로 자야 한다.

수면에 있어서 진짜 문제는 양이 아니 질이다. 8시간 이상 잔다고 한들 빈번하게 깨고, 푹 자지 못하면 수면의 효과를 기대할 수 없다. 상당수 한국인은 자는 동안 3번 이상 깨고 다시 잠들지 못해 30분 이상 뒤척인다. 이런 잠으로는 8시간, 아니 10시간을 자도 잠의 효과를 누리지 못한다.

수면 효율은 매우 중요하다. 수면 효율은 실제로 잠을 잔 시간을 잠자리에 누워 있는 시간으로 나눈 개념이다. 수면 효율이 적어도 85퍼센트 이상이 되어야 제대로 된 잠을 잤다고 할 수 있다.

$$\text{수면효율} = \frac{\substack{\text{실제로 잠을 잔 시간} \\ \text{(총 수면 시간)}}}{\substack{\text{잠자리에 누워 있었던 시간} \\ \text{(총 침상 시간)}}} \times 100$$

자는 동안 우리 뇌는 가장 편안해진다. 우리 몸 역시 자는 동안 새롭게 되살아난다. 잠자는 동안 우리 몸의 활동도 거의 멈춘다. 신체의 장기들도 대사를 최소화하고 휴식을 취한다. 피로를 느끼게 하는, 근육에 축적되었던 수소이온들은 잠자는 동안 차츰 농도가 낮아진다. 자는 동안 심신에 쌓인 피로가 서서히 풀리는 것이다.

잠을 자는 동안 몸 안의 각종 호르몬 역시 균형을 되찾는다. 낮 동안 소비됐던 멜라토닌, 성호르몬, 성장호르몬 등은 잠을 자는 동안 보충되어 다음 날을 대비한다. 충분한 숙면은 몸을 재생시켜 다음 날의 활동이 가능하도록 우리 몸을 재무장한다.

잠이 오지 않으면 억지로 자지 말라

불면증에 시달리는 사람들은 잠을 자기 위해 갖은 방법을 동원한다. 따끈한 우유 한 잔에서부터 평화로운 음악, 심지어 수면제까지 수단과 방법을 가리지 않고 잠을 청하려고 노력한다. 하지만 잠이 안 올 때 잠을 자려고 애쓰는 일은 오히려 해롭다. 잠을 청하려고 애쓰는 것이 되레 스트레스가 되기 때문이다. 잠이 오지 않고, 또 억지로 청하는 일이 반복되면 수면의 질은 더욱 나빠진다. 나쁜 수면 습관이 고착화되면 그로 인한 부작용에 시달릴 수밖에 없다. 우리 몸에는 저마다 정밀한 생체시계가 있다. 게다가 잠을 자지 않고 버틸 수 있는 몸은 없다. 불과 24시간 정도만 강제로 깨어 있어도 우리 몸과 뇌, 마음은 잠을 자기 위해 온갖 시위를 벌인다.

잠이 오지 않으면 과감히 자지 않으면 된다. 대신 절대로 낮잠을 자서는 안 된다. 수면장애나 불면증으로 치료가 필요한 사람 상당수는 밤에 잠을 잘 자지 못하는 대신 낮에는 비정상적일 정도로 긴 낮잠을, 그것도 자주 잔다. 혹은 낮에 깜빡깜빡 졸 때가 많다고 호소한다. 낮에 자면 누구라도 밤에 숙면을 취하기 어렵다. 낮잠 1시간은 밤잠 8시간을 대체하는 효과가 있다. 건강한 낮잠의 원칙은 몰아서 자되 30분을 넘지 않는 것이다. 수면의 질을 높이려면 가급적 낮잠을 자지 않는 편이 낫다. 잠이 잘 오지 않으면 자지 말고 하루만 버텨 보라. 대신 절대 낮에 졸거나 낮잠을 잠을 자서는 안 된다. 주변 사람에게 잠들지 못하게 계속 깨워 달라고 부탁하라. 그리고 저녁에 일찍 잠자리에 들어 보라. 아마도 전에 없이 깊은 잠을 잘 가능성이 높다.

정해진 수면 시간이란 없다

아이들에게 일찍 자고 일찍 일어나라고 주문하는 부모들이 많다. 하지만 아이들, 그중에서도 청소년은 생리적으로 늦게 자고 늦게 깨는 것이 맞다. 대개 몸의 심부 체온이 내려가야 잠이 오는데, 청소년의 경우 몸의 심부 체온이 새벽녘에야 내려가기 때문이다. 물론 평균적인 성인이라면 일찍 자고 일찍 일어나는 것이 건강에 유익하다.

한때 아침형 인간이 유행처럼 번진 적이 있다. 그런데 아침형 인간, 일명 종달새형 인간도 있지만, 올빼미형 인간도 있다. 미국의 전 대통령 오바마는 올빼미형에 속하는 유명인사다. 밤늦게까지 가족들과 시간 보내는 것을 즐기고, 잠도 새벽 1시가 다 돼서 든다고 한다. 예술 방면에서 일하는 사람이나 연예인들 중에는 이런 올빼미형이 많다는 조사 결과도 있다. 가령 올빼미형은 저녁 10시에서 12시 사이에 뇌가 가장 활성화된다. 정해진 수면 시간이 따로 존재하는 것이 아닌 셈이다. 신생아들은 18시간까지도 잠을 잔다. 하지만 불과 서너 시간밖에 자지 못하는 노인도 많다. 물론 지나치게 짧은 수면은 건강의 적신호다. 연구에 따르면 노인들의 경우 수면 부족은 뇌 기능을 가장 크게 손상시키는 원인으로, 치매와도 직접적인 연관이 있다.

6시간 정도라도 숙면을 취한다면 큰 문제는 없다. 그러나 더 나은 삶을 원한다면 이는 많이 부족한 시간이다. 삶에 대한 관점을 여유롭게 바꾸고, 스트레스를 조금만 더 줄일 수 있다면, 또 지금보다 1시간 더 자는 선택이 가져다줄 다양한 긍정적 효과를 맛보고 싶다면 수면 시간을 늘려 보라.

무슨 일이 있어도 일어나는 시간을 사수하라

기상 시간을 철저히 지키는 습관이, 취침 시간을 지키는 일보다 중요하다. 하지만 아침 기상 시간보다는 저녁 취침 시간을 정해 놓은 사람도 많다. 하지만 인간은 유전적으로 아침 기상 시간에 생체시계가 맞춰져 있다. 태양이 뜨기 때문이다. 전등이 발명된 이후 현대인의 생체시계는 저녁마다 대혼란을 겪는다. 저녁이 된 줄 모르고 몸이 여전히 각성 상태에 놓여 있기 때문이다. 그러면서 늦게 자고 불규칙하게 일어나는 습관이 굳어지는 것이다.

물론 그렇다고 아무 때나 자라는 이야기는 아니다. 잠을 자는 시간을 몇 시부터 몇 시 사이 정도로 대략 정해 놓고 그 시간에는 다른 일을 접어 둔 채, 독서나 글쓰기, 음악 감상 등과 같이 잠드는 데 도움이 되는 일을 하는 것이 좋다.

자는 시간을 못 박아 두는 것보다는 피곤할 때 자야 한다. 몸의 리듬에 따라 취침하는 것이 좋다. 하지만 일어나는 시간은 자명종이나 알람을 이용해 일정하게 유지하는 것이 바람직하다. 전등의 자동 켜짐 기능을 이용해 자연스럽게 기상을 유도하는 방법도 있다. 여름에는 한 시간 빠르게, 겨울에는 한 시간 늦게 일어나는 것도 몸의 리듬을 지키는 방법 중 하나다.

다른 사람이 당신과 같이 자는 것을 기피하는 것은 위험신호다

다른 사람과 잠을 자고 나면 꼭 그 사람에게 물어보라. 자신의 잠버릇이 어떠한지 말이다. 이는 중요한 체크 사항이다. 만약 상대가, 내가 자면서 너무 뒤척인다거나 코 고는 소리가 너무 크다거나, 입을 벌리고 잔다고 말한다면 반드시 조치를 취해야 한다.

우선 자면서 너무 많이 뒤척이는 것은 숙면을 취하지 못한다는 증거다. 깊은 수면에 들면 뒤척임도 사라진다. 자면서 많이 뒤척인다는 것은 얕은 수면, 즉 렘수면이 자주 오래 반복된다는 뜻이다. 수면의 질이 떨어진다는 것이고 자고 나도 개운하지 않다는 것이다.

코 고는 소리가 큰 것도 문젯거리다. 코 고는 소리가 큰 이유는 다양하다. 대표적인 원인으로는 비만, 노화, 음주, 근육 긴장도를 떨어뜨리는 약물, 커진 아데노이드(코 안의 인두편도), 아래턱의 저성장 등이다. 그 중 가장 흔한 것은 비만 때문이다. 기도가 가늘어졌기 때문에 코를 고는 것이다. 심한 코골이는 수면무호흡증의 전조 증상이다. 그대로 두었다가는 치명적인 상황을 맞을 수도 있다. 코를 골면 당연히 호흡이 불규칙해지고 부족해져 자고 나도 피로가 풀리지 않는다. 수면무호흡과 코골이가 심한 사람들은 정상 수면을 유지하기 어렵다. 또한 수면 중에 심한 호흡장애가 발생할 수도 있다. 그러면서 고혈압, 부정맥, 심부전, 허혈성심장질환, 뇌졸중 등의 심혈관계 합병증이 생길 가능성도 높아진다. 정상인에 비해 생존율과 수명이 현저히 줄어든다.

세 번째 입을 벌리고 자는 버릇 역시 문제다. 이 역시 장기적으로 각종 감염성 질환, 안면 기형, 인후염, 저산소증, 수면무호흡증, 면역력 저하 등 다양한 문제를 일으키는 나쁜 습관이므로 반드시 교정해야 한다.

자신과 함께 잠을 잤던 이들이 이후 다시 여러분과 함께 자는 것을 꺼린다면, 이는 질 낮은 수면으로 인해 자신의 건강에 적잖은 문제가 생길 수도 있다는 증거다. 나쁜 수면 습관은 다이어트나 운동을 통해 상당 부분 극복할 수 있다. 하지만 이런 노력에도 큰 변화가 없다면 반드시 수면 전문의에게 문의해야 한다.

조금 불편하게 숨을 쉬어야 한다 - 코 호흡과 복식호흡

복식호흡보다 입으로 하는 호흡이 편한 것이 사실이다. 산소 흡입량도 많은 것 같고, 호흡 훈련이나 호흡에 대한 별다른 의식 없이도 할 수 있기 때문이다. 하지만 입으로 하는 호흡은 여러 가지 문제를 일으킨다. 입 호흡을 하면 오염된 공기가 여과장치 없이 곧장 허파로 들어간다. 허파로 곧장 들어간 오염 물질이나 병원균은 쉽게 감염 질환을 일으킨다.

코로 호흡하면 바이러스나 오염 물질이 코 점막과 코털, 코 안 분비물에 의해 1차적으로 걸러진다. 코에서 인후까지 15cm나 되기 때문에 어지간한 오염물질은 코 호흡으로 걸러지는 것이다. 최근에는 각종 교정 장치나 시술이 발달해서 쉽게 입 호흡을 교정할 수 있다. 입 호흡을 하면 숙면을 하기도 어렵다. 자다가 숨쉬기를 잠깐씩 멈추는 수면무호흡증에 걸릴 확률도 높다.

입 호흡은 효과적인 호흡법이 아니다. 코 호흡을 통한 복식호흡이 산소 흡입량이 더 많다. 입 호흡은 의식하지 않으면 숨 쉬는 동작이 작아지면서 산소 흡입이 줄어들어 일종의 무산소증에 빠질 가능성이 높다. 뇌는 이런 무산소증에 가장 취약하다. 뇌에 산소가 제대로 공급되지 않으면 집중력이 떨어지고 머리가 무거운 멍한 느낌이 들거나 지속적인 두통을 느낀다. 다음의 코 호흡 방법을 참조해 바른 호흡법을 훈련해 보기 바란다.

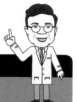

코와 배가 한꺼번에 단련되는 건강 호흡법

1. 바닥이나 의자에 편안한 자세로 앉는다.

2. 허리를 곧게 편다.

3. 허리는 곧게 편 상태를 유지하고 배에 손을 갖다 댄다.

4. 코를 통해 천천히 가능한 한 깊게 숨을 마시면서 배를 최대한 내민다. 배가 부풀어 오르는 것을 손으로 감지할 수 있을 만큼 숨을 들이마셔야 한다. 이때 어깨와 가슴이 움직이지 않도록 주의한다.

5. 숨을 잠시 멈춘다. 숨을 최대한 들이마신 상태에서 1초 정도 숨을 멈춘다.

6. 숨을 뱉어 내며 배를 완전히 수축시킨다. 코나 입을 통해 천천히 배가 쏙 들어갈 정도로 숨을 내쉰다. 코로 하는 것이 원칙이지만 다소 힘들다면 입을 벌려 '츠' 하고 소리를 내며 뱉어도 무관하다. 최대한 길게 내뱉는다는 생각으로 호흡한다.

7. 차츰 호흡 횟수를 늘려간다. 처음엔 1분에 10회 정도, 익숙해지면 1분에 6~8회 정도까지 호흡한다. 처음에는 3분 정도로 시작해 매일 조금씩 시간을 늘려간다.

잠들기 3시간 전에는 먹지 말라

배를 채워야 잠이 온다는 사람이 많다. 이는 억지가 아니라 과학적 근거가 있는 주장이다. 수면 호르몬인 멜라토닌을 생성시키는 트립토판은 단백질에서 얻어진다. 그래서 저녁에 단백질이 풍부한 음식을 먹으면 멜라토닌 생성이 촉진되어 잠이 잘 오는 것이다. 또 밤늦도록 깨어 있으면 아드레날린과 배고픔 호르몬인 그렐린이 활성화된다. 음식을 먹어 그렐린호르몬을 잠재우면 역시 잠이 잘 온다. 하지만 이는 그렐린 호르몬 하나만 만족시킬 뿐 우리 몸은 망가진다. 그렐린 호르몬 하나에 몸을 맡긴 결과는 참혹하다.

설사 배가 든든해 잠이 잘 와도 우리 몸, 그중에서도 위에서는 심각한 사태가 벌어진다. 자는 동안 위 기능은 현저하게 저하되는데, 위에 음식을 채우고 자면 위는 움직이지 못하면서 위액만 계속 분비된다. 아래로 내려가지 못하고 넘친 위액은 흔히 기도까지 역류한다. 이것이 바로 역류성 식도염이다. 음식을 먹고 바로 자는 습관은 그래서 위험하다.

늦게까지 깨어 있지 않는 것이 상책이다. 할 수만 있다면 잠들기 3시간 전부터는 먹지 말아야 한다. 만약 허기 때문에 잠이 안 오면 우유 한 잔이나 가벼운 샐러드 한 접시 정도로 달래야 한다. 우유는 멜라토닌 생성을 도와 잠을 잘 오게 만든다.

두한족열(頭寒足熱) - 잠자기 전 발을 따뜻하게 하라

다소 불편하지만 수면 양말을 신고 자 본 사람 가운데는 숙면을 취했다고 말하는 경우가 많다. 수면 양말의 원리는 반신욕의 원리와 흡사하다. 상체의 열은 식히고, 하체의 체온은 높여 체열의 균형을 맞추는 것이다. 사실 이불만이라도 잘 덮고 자면 체온이 일정하게 유지되고 혈액순환도 잘되는 체열의 평형을 체감할 수 있다. 하지만 피로가 쌓이는 저녁에는 체열의 균형이 쉽게 깨져서 상체 온도는 높고, 하체의 온도는 낮은 불균형 상태에 이르기 쉽다. 반신욕, 족욕, 수면 양말 등은 체열 평형을 빨리 회복해 숙면할 수 있게 해준다.

방안 공기가 너무 차거나 따뜻한 것도 수면에 방해가 된다. 체질에 따라 다를 수 있지만 침실 온도는 20~25도 정도가 적당하다. 수면 양말을 이용하더라도 가슴까지 이불을 덮고 자야 체온 유지에 유리하다. 쾌적한 수면을 바란다면 환기도 중요하다. 많이 춥지 않다면 침실에 산소가 잘 들어올 수 있도록 창문을 약간 열어 두는 것이 좋다. 보온을 위해 문을 꼭꼭 닫아 두는 것은 편안한 숙면에 오히려 방해가 될 수 있다.

잠자리에서는 잠만 자라

각방을 쓰는 부부들이 수면의 질이 높다는 연구 결과가 있다. 함께 잠을 자는 것이 정서적 효과가 있는지는 모르나 수면의 질은 떨어질 가능성이 높다. 함께 잠을 자면 배우자의 잠버릇이나 야간 활동 때문에 수면에 방해받기 쉽기 때문이다.

그런데 수면의 질을 해치는 가장 나쁜 습관 가운데 하나가 잠자리에서 잠 이외의 다른 일을 하는 것이다. 밀린 업무, TV 시청, 전화 걸기 같은 일을 하다 보면 어느 새 침실은 잠자리가 아닌 일하는 공간이 되고 만다. 식탁에서 다른 일을 하다 보면 비만이나 식욕부진이 생기기 쉬운 것처럼, 침실에서 다른 일을 하면 숙면을 취하기 어렵다. 잠자리에서는 반드시 잠만 자야 한다. 침실이 다른 용도를 겸하는 것은 결코 바람직하지 않다. 가령 침실에 TV가 있다면 숙면에 적잖이 방해를 받게 될 것이다. 밥을 먹거나 술을 먹는 장소로 쓰는 것은 더 나쁘다.

저녁 9시가 넘으면 집 안의 불은 모두 조도가 낮은 조명으로 바꾸는 것이 좋다. 어두워야 뇌 속 송과체에서 멜라토닌이 잘 분비되기 때문이다. 운동이나 격렬한 언쟁, 시끄러운 음악 등은 모두 수면을 방해한다. 잠에 잘 들기 위해서는 편안한 옷으로 갈아입고 잠이 잘 오는 환경을 만들어 줘야 한다. 잠자기 전에 생각 중지 훈련이나 명상을 하면 더 편안히 잠을 청할 수 있다.

나이가 들면서 점차 변하는 호르몬 수치

우리 몸의 상당수 호르몬은 나이가 들면서 분비량이 점차 줄어든다.

물론 나이와 상관없이 어떤 유전적 특성, 생활 습관과 정신 면역을 가졌느냐에 따라 개인마다 분비량이나 분비 체계가 크게 차이가 나는 호르몬도 있다. 세로토닌, 도파민, 코르티솔과 아드레날린 등이다. 하지만 성호르몬, 성장호르몬, 멜라토닌처럼 나이에 따라 대부분 급격히 분비량이 줄어든다.

우리는 나이가 들면서 잠을 자는 시간이나 수면의 질이 점차 떨어지는 것을 느끼게 된다. 이는 앞서 한 번 설명했던 것처럼 멜라토닌의 급격한 감소가 주요 원인이다. 멜라토닌은 다음 그래프에서 보다시피 20대에 가장 높고 30대가 되면 최대치의 거의 절반으로 줄고, 70세가 되면 평균적으로 젊은 시절의 20퍼센트 밖에 분비되지 않는다. 연령대

연령대별 멜라토닌 호르몬 변화

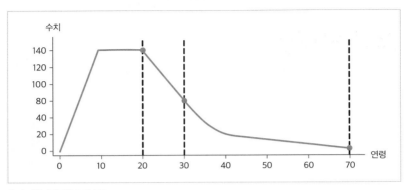

출처: 대한가정의학과 의사회

연령대별 멜라토닌 분비 그래프

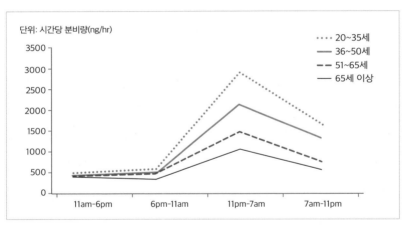

자료: 건강보험심사평가원 2011

별 하루 시간의 변화에 따른 멜라토닌 분비량을 살펴보면 더 극명하게 잠이 줄고, 수면의 질이 떨어지는 이유를 확인할 수 있다.

그러나 절대 놓쳐서는 안 되는 사실이 있다. 성호르몬, 성장호르몬, 멜라토닌 등 많은 호르몬이 대체로 나이가 들면서 점차 분비량이 줄지만, 평균적으로 그렇다는 것일 뿐 개인의 분비량은 서로 천차만별이라는 점이다.

최근 우리 병원을 찾은 50대 여고 동창생 두 명이 그랬다. 두 사람은 함께 호르몬 검사를 받으러 왔다. 다양한 호르몬 수치를 알아보는 검사에서 두 사람의 결과는 차이가 컸다. 얼른 보기에도 젊고 팔팔해 보이는 친구는 다른 친구에 비해서 성호르몬, 성장호르몬, 멜라토닌이 두 배 이상 더 많이 분비되고 있었다. 심지어 세로토닌의 분비량마저도 두 배 가까이 차이가 났다.

문진과 상담을 통해서 알아본 결과, 두 사람의 생활 환경과 생활 습관이 달랐다. 꾸준히 움직이고, 운동을 즐기며, 다양한 취미생활, 인간관계 활동을 즐기는 한 친구에 비해 다른 친구는 운동, 수면, 인간관계, 취미생활 모두 소극적이었다. 특히 각종 호르몬 수치가 낮았던 한 친구는 스트레스 관리마저도 잘 못하고 있었다. 늘 근심과 걱정이 잔뜩 쌓여 있고, 그것을 해결하는 방법도 찾지 못하고 있었다.

나이나 유전적인 특성, 살아온 환경 등 본인이 변화시킬 수 없는 부분도 존재하지만, 음식, 수면, 운동, 스트레스 관리, 인간관계 등은 본인의 노력으로 얼마든지 개선할 수 있다. 호르몬 수치가 낮았던 여성은 이후 꾸준히 생활 습관을 바꿔 나갔고 다시 호르몬 수치 검사를 했을 때 거의 정상치까지 호전되었다.

나이가 들면서 노화의 시계는 호르몬에도 적잖은 영향을 미친다. 하지만 각종 건강 비책을 어떻게 지키고 실천하느냐에 따라 호르몬 건강 역시 크게 변한다. 이 사실을 잊지 말았으면 한다.

즐거운 마음을 만드는 세로토닌과 옥시토신

노화에는 행복한 노화와 비참한 노화가 있다. 나는 행복한 노화의 세 가지 결정 요소를 돈, 건강, 흥이라고 본다. 경제적으로 빈곤한 노령은 인간의 기본적인 욕구를 원천봉쇄하고, 병든 몸은 인생의 재미를 빼앗아 간다. 그러나 돈이 있고 건강하더라도 마음이 즐겁지 않으면 무슨 의미가 있을까. 흥이 넘치는 신나는 노년을 위해 가장 중요한 것은 가족, 네트워크, 그리고 마음의 평화다. 나이가 들수록 감정 및 기분 관리를 잘하는 것이 중요하다. 그런 의미에서 우울증은 우리가 특별히 관리하고 감시해야 한다.

우울증을 '마음의 감기'라고 비유한다. 그만큼 흔하고 치유도 어렵지 않다는 뜻이다. 생애를 통틀어 성인 인구의 절반은 한 번 이상 우울증을 겪는다. 아동기 우울증은 등교 거부나 공격적 행동, 비행으로, 청년기 우울증은 무기력, 무감각, 약물 남용 등의 외적 발현으로 나타난다. 그러나 성인의 우울증은 사뭇 다르다. 성인 우울증을 앓으면 불안과 초조함을 느끼는 동시에 고민이 많아져 가만히 있지 못하고 방 안을 서성거리거나 머리를 쥐어뜯고, 신음을 내며 괴로움을 표현하며 피해망상에도 곧잘 빠진다. 모든 잘못을 '자신이 무능한 탓'으로 돌리거나 앞으로 살아가는 데 필요한 돈, 재산, 능력, 지위 등이 모두 고갈될 것이라는 망상이나 절망감에 자주 빠지기도 한다. 신체 증상으로 불면, 머리 무거움, 두통, 어깨 결림, 현기증, 빈뇨 등이 나타난다.

특히 중년 여성들이 폐경이나 갱년기를 맞으면서 겪는 갱년기 우울증은 자아상에 대한 혼란과 고립감 같은 정신적 반응을 흔히 동반한다. 갱년기 여성의 우울증은 여성호르몬의 감소와 밀접한 관련이 있으므로 호르몬 치료를 반드시 받아야 한다. 중년 여성의 경우 남성화되어 주장이 강해지고 드세지기도 하는데 이 역시 내적 상실감에 따른 보상심리라고 볼 수 있다.

다행히 우울증도 훈련으로 충분히 예방하고 통제할 수 있다. 우울증에 깊이 관여하는 호르몬이 세로토닌이다. 세로토닌을 이해하기 위해서는 우선 기본적인 신경전달물질의 기전부터 알아야 한다. 인간의 신경세포는 신경신호를 전달하는 기본 단위로 온몸에 퍼져 있다. 글을 읽거나 그림을 보는 것 같은 자극은 신경세포에서 전기신호를 만들어 낸다. 그러면 신경세포막 안팎에 전위차가 발생하며 신경세포가 흥분한다. 한 개의 신경세포는 전기신호를 통해 수많은 다른 신경세포에 정보를 전달한다. 신경세포 내부의 신호는 신경세포 말단까지 전달되는데, 말단에 이른 신호를 다른 신경세포에게 전달하기 위해 필요한 것이 신경전달물질이다. 평상시 소포체에 저장되어 있던 신경전달물질은 시냅스 사이를 흘러 가까운 다른 신경세포의 수용체에 도달한다. 이렇게 다음 신경세포에 똑같은 정보가 전달되는 것이다.

신경전달 물질이 신경세포를 이어주는 과정

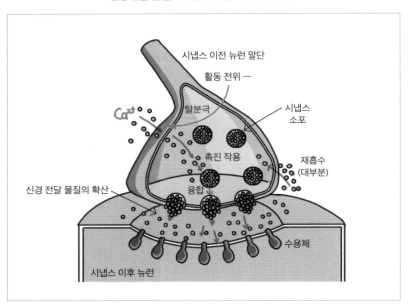

세로토닌은 수천, 수만 개의 신경세포에 전달되면서 안온하고 쾌적한, 그러면서도 의욕이 넘치는 기분을 선사한다. 세로토닌 신경망은 도파민 신경망에 비해 뇌 전체에 비교적 넓게 분포한다. 따라서 도파민처럼 일시적인 짜릿한 기분을 제공하는 것이 아니라, 행위와 사태 전반에 긍정감을 갖게 한다. 세로토닌이 만들어 내는 집중은 평균적으로 90분 정도이며 1시간에서 2시간 사이에 우리는 최적의 몰입을 할 수 있다. 다시 몰입하기 위해서는 10분 내외의 휴식을 가져야 한다. 세로토닌 분비는 마음속에 의욕을 샘솟게 하고, 자신이 하는 일에 대해 긍정적인 감정과 만족감을 갖게 한다.

어떤 일에서도 의욕을 느낄 수 없는 우울증 환자는 세로토닌 분비가 눈에 띄게 감소된다. 우울증 약 중 일부는 세로토닌이 뇌에서 소실되는 것을 인위적으로 막는 역할을 한다. 약물을 통해 체내 세로토닌 수준을 높일 수 있지만, 이는 장기적인 관점에서 결코 바람직하지 않다.

뇌는 우리의 의식과 활동에 따라 조금씩 변한다. 신경세포는 죽을 때까지 서서히 변해 간다. 세로토닌의 분비는 뇌가 긍정적인 변화를 이어 나갈 수 있도록 돕는 견인차 역할을 한다. 세로토닌이 지속적인 기쁨을 만들어 주고 뇌를 점차 강하고 뛰어난 능력을 갖도록 만드는 것이다. 그런데 세로토닌은 좀처럼 도파민처럼 과잉 분비되지 않는다. 그러니 세로토닌이 최대치까지 분비되는 체질을 만든다고 중독 현상이 생기는 경우는 극히 드물다. 그러므로 여러분은 모두 세로토닌의 달인이 되어야 한다. 그리고 나서 나머지 행복 요구량은 건전한 취미들을 통해 도파민 분비로 채우면 되는 것이다. 세로토닌 분비를 어떻게 좀 더 활성화할 것인가? 그것을 알기 위해서는 세로토닌이 만들어지는 과정에 대한 기본적인 이해가 필요하다.

세로토닌 생성 과정

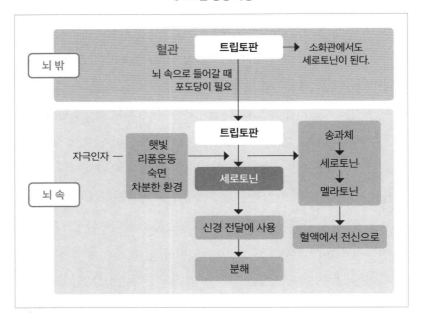

도표에서 보는 것처럼 세로토닌을 만들기 위해서는 트립토판이라는 재료가 필요하다. 트립토판은 단백질을 구성하는 20가지의 기본 아미노산 가운데 하나로 반드시 음식을 통해서 흡수해야 하는 필수아미노산이다. 트립토판이 많이 든 음식은 우리가 평소 즐겨 먹는 음식인, 콩, 고기, 생선, 계란, 유제품, 견과류 등이다. 따라서 평소 균형 잡힌 식사를 하는 것으로 트립토판을 쉽게 얻을 수 있다. 그러나 중요한 것은 트립토판이 세로토닌으로 바뀌는 데 필요한 조건들이다.

우선 햇빛이 필요하다. 트립토판이 세로토닌으로 바뀌기 위해서는 비타민D가 꼭 필요하다. 비타민D는 햇빛을 통해 몸속에서 자연스럽게 합성되기 때문에 평소 햇빛 보는 것을 꺼리는 사람은 세로토닌이 체내에서 만들어지기 힘들다.

숙면 역시 중요하다. 세로토닌과 수면호르몬인 멜라토닌은 표에서 보는 것처럼 밀접한 상관관계가 있다. 낮에는 세로토닌 상태로 존재하다가 밤에 멜라토닌으로 변하기 때문이다. 멜라토닌 분비가 활발해야 숙면을 취할 수 있고, 숙면을 취하는 습관을 유지해야만 멜라토닌 분비, 세로토닌 합성이 안정화될 수 있다.

우울증 치료제 역시 이 세로토닌의 재흡수에 관여하는 약물들이다. 모든 우울증 환자는 세로토닌 증강제에 긍정적으로 반응한다. 세로토닌의 저하가 우울증을 일으키는 주요 원인이라고 할 수 있다.

때에 따라서 우울증 약을 써야 하지만, 생활에서 세로토닌 증진법을 실천하는 것이 여러 면에서 더 효과적이고 치료 속도도 빠르다. 우울증 약인 프로작보다 규칙적인 운동 요법이 더 효과적이다.

세로토닌을 높이는 방법

1. 호르몬 재생산 훈련

세로토닌이 떨어지면 자존감이 저하되거나 스트레스가 심해질 수 있다. 심한 스트레스는 우울증으로 직결된다. 자존감이 떨어지거나 자기 비하가 심한 사람들이 우울증이 심한 이유도 이런 자책 심리가 몸 속 세로토닌이나 도파민 호르몬을 고갈시키기 때문이다.

세로토닌은 결코 스스로 알아서 분비되는 물질이 아니다. 다양한 심리적 자극과 긍정적 마음가짐으로 일깨우는 호르몬이다. 스트레스를 낮추고 세로토닌 분비에 도움이 되는 학습, 독서, 명상, 취미생활, 몰입 등에 시간과 여유를 할애해야 한다. 부정적 감정이나 스트레스를 상쇄하는 일도 중요하지만, 마음속에 긍정적인 마음을 채워 부정적 심리들이 들어설 자리를 없애는 것이 더 중요하다.

사소한 일에 감사하기, 남 배려하기, 자주 웃기, 충분한 스킨십, 서로 칭찬하기와 같은 방법으로 마음속에 긍정적인 생각들을 하나씩 채워 나가야 한다. 자기 칭찬하기는 가장 쉽고도 효율적인 방법이다. 힘들 때면 스스로를 더욱 격려하라. '힘들지만 굴하지 않고 열심히 하는 내가 정말 대견해.'와 같은 말은 비록 난관을 헤쳐 나갈 실질적인 힘은 없더라도 긍정적인 감정과 생각을 강화해 부정적 감정이 들어설 여지를 막는 파수꾼 역할을 한다.

2. 식사법

단백질은 근육, 피부, 뼈, 머리카락 등의 신체 조직을 구성할 뿐 아니라 효소, 호르몬, 항체를 생산해 체내 물질 균형을 이루는 성분이다. 단백질이 부족하면 성장 부진이나 면역력 저하와 같은 각종 건강 문제에 시달릴 수 있다. 특히 세로토닌, 멜라토닌, 엔도르핀과 같은 각종 호르몬의 주원료가 단백질이다. 단백질이 부족하면 다양한 호르몬 이상을 겪을 수 있다. 실제로 과학적으로 단백질 부족은 우울증을 유발한다. 또 필수아미노산은 체내에서 합성되지 않아 음식에서 얻을 수밖에 없으므로, 과식하지 않는 선에서 소고기, 돼지고기, 닭고기, 생선, 우유, 달걀 등의 동물성 단백질을 잘 섭취해야 한다. 일주일에 2~3회 정도 기름기를 뺀 육식은 건강을 위해 권장할 사항이다.

3. 몸 쓰기와 잠자기

몸 쓰기는 최고의 세로토닌 훈련법이다. 특히 활기차게 걸으면 발과 온몸의 신경들이 골고루 자극되어 뇌에서 엔도르핀이나 세로토닌 같은 신경 안정 호르몬들이 분비된다. 엔도르핀은 행복한 느낌을 만들고, 세로토닌은 안정감을 준다. 또 걷기는 주로 외부에서 날씨가 좋은 때 실천하기 때문에 햇볕을 쬘 수 있어 멜라토닌 분비 기능도 향상된다. 멜라토닌은 대표적인 항우울제다.

숲이나 나무가 많은 녹지에서 걷는다면, 금상첨화다. 자연의 초록빛은 우리 뇌파를 가장 안정되게 만드는 색깔이다. 또 숲의 불규칙한 모양의 사물들 역시 정서적 안정감을 제공한다. 또 하나 최고의 세로토닌 강화법은 숙면이다. 숙면에 대해서는 앞에서 다루었으니 참고하기 바란다.

4. 규칙적인 성관계

자주 성생활을 즐기는 것은 건강에 매우 유익하다. 특히 섹스와 관계된 각종 성호르몬은 우울증이나 각종 심혈관계 질환을 줄인다. 특히 여성의 경우는 아름다운 몸매와 피부를 유지시켜주는 원천 호르몬이다. 지속적인 성생활은 이런 성호르몬의 원활한 분비를 돕는다. 일부러 계획해서라도 부부관계를 갖는 것이 오래 사는 비결이다. 대표적인 장수 지역인 사르데냐 지방의 장수 비결 또한 배우자가 사망하더라도

100세가 될 때까지 계속 재혼하고 성생활을 즐기는 것이라고 알려져 있다. 특히 규칙적인 성관계는 직접적으로 뇌 기능을 향상시킨다. 특히 치매 예방 효과가 탁월하다. 영국 코벤트리대학 연구팀은 성관계를 즐기는 중년일수록 기억력과 집중력, 그리고 문제 해결 능력이 더 뛰어나다는 사실을 밝혀냈다.

사랑의 호르몬 옥시토신

건강하고 행복한 삶을 위해 우리가 꼭 관심을 가지고 지켜 내야 할 호르몬이 하나 더 있다. 바로 옥시토신oxytocin이다. 옥시토신을 한 마디로 정의하면 '사랑의 호르몬'이다. 모든 사랑의 중심에는 옥시토신 호르몬이 작용한다고 해도 과언이 아니다. 옥시토신은 등뼈 동물과 무척추 동물을 포함하는 다양한 동물들의 뇌하수체 후엽 가운데에서 분비되는 신경전달물질로 보통 자궁수축 호르몬이라고도 한다.

이스라엘 바르일란대학의 심리학자 루스 펠드맨Ruth Feldman 박사 팀은 옥시토신 농도가 높을수록 엄마가 아이에게 쏟는 애정이 각별하며 아이와의 유대감이 깊어지는 것을 발견했다. 뼈를 튼튼하게 하는 데 칼슘이나 비타민D보다 더 강력한 효과가 있는 것이 바로 포옹이다. 최근 미국 캘리포니아대학 버클리 생체공학과 연구진은 포옹을 자주 하면 뼈가 튼튼해지고 체중이 감소되며 심지어 신체가 젊어질 수 있다는 연구 결과를 발표했다. 옥시토신은 포옹과 같은 신체 접촉이 활발하면 분비되는 호르몬으로 정서적 유대감과 친밀감을 촉진시키는 것으로 알려져 있다. 버클리 연구진은 상대적으로 뼈와 근육 조직이 감소된

나이 든 생쥐에 9일간 옥시토신 호르몬을 주입했다. 그러자 이 생쥐의 근육 조직은 젊은 생쥐의 근육의 80퍼센트 수준으로 회복됐고 뼈 양이 줄어드는 골다공증도 상당 부분 개선됐다.

2005년 스위스 취리히대학 경제학과의 에른스트 페르Ernst Fehr 교수는 세계적인 학술지인 〈네이처〉지에 옥시토신을 사람의 코에 뿌리면 상대에 대한 신뢰감이 높아진다는 연구 결과를 발표했다. 남성 128명을 대상으로 투자 게임을 진행하며 옥시토신 냄새를 맡은 사람의 45퍼센트가 상대를 믿고 돈을 맡겼는데 반해 냄새를 맡지 않은 사람은 21퍼센트에 그쳤다. 옥시토신이 기부 행위에도 영향을 미친다는 연구 결과도 있다. 즉 옥시토신 수치가 높거나 옥시토신 스프레이를 살포하면 기부 행위가 증가하는 것이다. 사랑 호르몬의 효과가 얼굴을 모르는 사람까지도 포용하게 하는 것이다. 옥시토신은 엄마와 아기 간에 유대감을 형성시켜 주는 것으로 알려져 있는데 이번 연구 결과는 생물학적 차원에서 새로운 파트너에 끌리는 감정은 엄마가 새 아기에게 갖는 감정과 유사한 것임을 보여 준다. 종전 연구에서도 옥시토신을 코에 뿌려 주면 커플 간의 관계가 향상된다는 사실이 확인된 바 있다. 이 같은 일련의 연구들은 옥시토신 관련 치료를 하면 권태에 빠진 연인들 간의 관계를 향상시켜 줄 수 있다는 것을 시사하고 있다.

이처럼 옥시토신은 신체적 건강과 심리적 행복 둘 다에 긍정적인 영향을 준다. 따라서 옥시토신 농도가 높은 아이들은 자연스러운 미소와 친근감 넘치는 친구 관계를 유지할 수 있다. 옥시토신 농도를 높이려면 자신의 뱃속에 10개월간 아기를 잉태한 엄마의 마음으로 돌아가야 한다. 엄마는 아기를 기대하고 자신의 뱃속에 든 아기를 쓰다듬으며 노래를 들려준다. 다른 사람에 대한 기대, 다른 사람에 대한 따뜻한 제스처, 그리고 타인에 대한 따뜻한 한마디가 옥시토신 농도를 높여 주며 그 사람이 행하는 말과 행동의 신뢰성과 카리스마를 더욱 강력하게 이끌어 준다.

미국 시러큐스대학과 웨스트버지니아대학 공동 연구 팀은 사랑에 빠진 사람들의 뇌 활동을 기능적 자기공명영상fMRI을 통해 관찰하고 결과를 발표했다. 연구팀에 따르면 사랑에 빠진 사람의 뇌에는 도파민을 비롯해 옥시토신, 아드레날린 같은 행복을 느끼게 만드는 호르몬이 다량 분비되었다. 실험 참가자들의 인지 능력을 분석했더니 현재 사랑을 하는 사람들이 그렇지 않은 사람들에 비해 인지능력이 높게 나타났다.

옥시토신은 주로 연인이나 배우자, 자녀, 부모, 반려동물과 같이 평소에 스킨십을 자주 하는 대상들과 교류할 때 분비된다. 옥시토신이 가장 많이 분비될 때는 엄마가 아기에게 젖을 물릴 때와 연인과 성관계를 할 때다. 과거 여성에게는 장시간, 빈번하게 젖을 물리는 일이 몹시 고된 일이었기에, 이 고통을 해소해줄 옥시토신 분비 체계가 강력하게 진화했다. 두 사람이 정말 사랑해서 성관계를 맺을 때도 뇌와 체내에는 옥시토신이 다량 샘솟는다.

옥시토신은 두려움을 잊게 하는 호르몬이기도 하다. 연구에 따르면 뇌에서 두려움을 담당하는 편도체가 활성화되는 것을 막는 가장 효과적인 방법은 옥시토신을 직접 투여하는 것이다. 따라서 옥시토신은 스트레스를 이기게 해 주는 대표 호르몬으로 평가받는다.

대표적인 스트레스 반응은 '싸우거나 도망가거나' 하는 것인데 이런 활동을 돕는 것이 에피네프린과 스테로이드 같은 대항 호르몬이다. 반면 스트레스를 벗어나게 하는 '평온과 연결calm and connection 반응' 역시 스트레스를 이기도록 하는 대표적인 대응법이다. 이 평온과 연결 반응을 돕는 대표 호르몬이 바로 옥시토신이다.

옥시토신 자체는 직접적으로 통증을 떨어뜨리는 효과도 뛰어나다. 산통이나 성교통, 젖을 물릴 때 생기는 통증을 경감시킨다. 여러 연구에서 옥시토신의 뛰어난 진통 효과가 증명된 바 있다. 옥시토신을 활성화시키는 가장 좋은 방법은 서로를 향해 진심으로 웃어 주는 것이다. 사랑하는 이의 입가에 번지는 미소는 우리 심신을 깨우는 교향악과도 같다.

호르몬,
밸런스가
중요하다

건강하고 장수하는 삶을 위해서 절제, 균형, 중용, 조화와 같은 덕목이 필요하다. 나이가 들더라도 성호르몬, 성장호르몬, 멜라토닌이 급격하게 줄어들지 않도록 젊은 시절부터 체계적인 관리를 해 나가야 한다. 또한 쉽게 소진되는 호르몬인 인슐린을 보호하기 위해 신중한 노력을 기울여야 한다. 무엇보다도 과식, 과음하는 습관에서 멀어져야 한다. 절제가 가장 요구되는 호르몬이 인슐린이기 때문이다.

정신 면역은 신체 면역만큼이나 중요하다. 따라서 긍정적인 정서와 건강한 정신을 만드는 호르몬인 세로토닌, 도파민, 옥시토신의 조화와 균형이 무척 중요하다. 세로토닌, 도파민 같은 행복 호르몬이 무조건 많다고 좋은 것도 아니기 때문이다.

표에서 보는 것처럼 우리 정서의 정상 범위가 존재한다고 가정해본

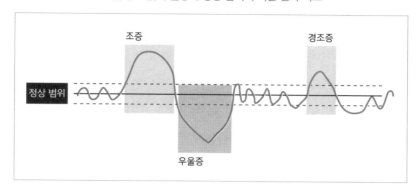

다면, 세로토닌이나 도파민이 부족한 우울증만 문제가 되는 것이 아니다. 지나치게 행복 호르몬 분비가 활성화된 조증이나 경조증도 문제가 될 수 있다. 따라서 이 세 호르몬의 균형과 조화는 중요하다.

이 세 호르몬은 뇌에 공급되는 충분한 영양, 그리고 긍정적 태도와 마음가짐, 생활 습관을 통해 유기적으로 만들어진다. 세 호르몬이 유기적으로 결합해 이루어지는 '호르몬 믹스hormone mix'는 매우 중요하다. 우리는 단단한 정신 면역을 위해 이 세 호르몬이 서로 최적 지점을 찾아 유기적인 조합을 이루는 최선의 '호르몬 믹스' 상태를 만들어야 한다.

앞서 세로토닌과 옥시토신의 중요성은 설명했으니, 도파민에 대해서 설명해 보겠다. 세로토닌과 옥시토신의 균형과 조화를 잡는 일도 쉽지 않지만, 도파민의 균형과 조화를 이루는 일은 대단히 어려운 일이다. 도파민이 바로 중독 호르몬이기 때문이다. 중독을 일으키는 마약, 술, 도박, 인터넷 등은 도파민 분비를 극대화한다는 공통점을 가진다. 중독은 뇌 안에 이미 존재하는 보상회로를 활용한다. 중독 물질이나 대상이 기존 보상회로를 통해 중독을 일으키는 것이다. 구체적으로 말하면 뇌의 변연계limbic system의 중변연 도파민 시스템mesolimbic dopaminergic system에서 중독과 관련된 강화 현상이 일어난다. 이 시스템은 해부학적으로는 뇌의 배쪽피개구역VTA, vertral tegmental area과 측좌핵nucleus accumbens, 그리고 둘을 연결하는 도파민 섬유소에 존재한다. 도파민은 이 신경계를 흥분시키는 전기자극과 같은 역할을 한다. 도파민은 중뇌에서 엘도파L-dopa 아미노산으로 저장되었다가 뇌의 명령을 받아 만들어지는데, 이때 뇌와 신경계에 커다란 쾌감을 선사한다. 이 부위를 심하게 자극하는 마약이나 알코올 같은 물질을 접하면 도파민 섬유소에서 도파민이 급격히 분비되면서 뇌와 마음에 학습과 강화 현상이 강력히 발생한다. 중독 물질이나 대상은 뇌를 자극해 우리가 흥분, 도취, 다행감 같은 극적인 쾌락 감정을 경험하게 한다. 당사자는 이런 쾌락 감정을 다시 경험하기 위해 동일한 중독 행동을 또다시 감행한다. 중독물이 주는 쾌감이 상상할 수 없는 수준이기 때문에 이성을 마비시키며, 쾌락에 몰두하고 집착하는 맹목과 갈망을 초래하는 것이다. 이 맹목과 갈망 탓에 당사자는 비이성적이고 부도덕한 행동까지 서슴지 않는다.

중독 물질만이 문제는 아니다. 전에는 마약이나 알코올, 담배 같은 중독 물질에만 주로 초점을 맞추었지만, 최근에는 도박이나 게임, 폭식 같은 특정 행위가 만들어 내는 증상인 '행위 중독behavioral addiction'이 좀 더 부각되고 있다. 중독 물질이 아니라 행위 중독의 관점에서 바라보면 쇼핑, 성형, TV 시청, 포르노 시청 같은 보다 광범위하고 다양한 중독 현상을 쉽게 설명할 수 있다. 게다가 게임 중독이나 스마트폰 중독, 쇼핑 중독, 성 중독 같은 것은 법적 제재를 받지 않는 테두리에서 행할 수 있기 때문에 그만큼 흔하다. 문제는 건강을 망치는 가장 큰 적이 바로 중독이라는 점이다. 술, 담배, 폭식, 스마트폰 중독 등은 정신을 황폐화시키는 동시에, 우리 몸을 서서히 망가뜨린다. 술과 담배, 폭식(과식)만 중단해도 우리의 건강과 장수는 상당 부분 보장받을 수 있다. 중독에 관여하는 도파민을 어떻게 활용하느냐, 도파민 분비 체계를 어떤 방향과 방식으로 설계하느냐는 건강한 장수에 있어서 더할 나위 없이 중요한 요소다.

어떤 대상, 일에 즐거움을 느끼면 우리 뇌에는 도파민과 관련된 보상회로가 서서히 형성된다. 마약처럼 이미 만들어져 있는 보상회로를 이용하는 경우도 있다. 마약을 복용하면 도파민 보상회로에서는 불이 난 것처럼 급격히 흥분하여 우리 뇌 전체에 감당하기 어려운 쾌감을 선사한다. 하지만 술이나 마약, 술, 담배 같은 중독물이나 의존 대상을 통해서만 도파민 수용체가 작동하는 것은 아니다. 어떤 일을 통해 즐거움과 행복감을 느꼈을 때, 우리는 다시 그 일을 하려는 강한 동기, 의욕이 생긴다. 이런 심리를 강력하게 뒷받침하는 생리학적 기초가 바로 도파민이다. 또 도파민은 학습에도 중요한 호르몬으로, 우리가 배운 내용을 장기기억에 저장하는 데도 깊이 관여한다. 컴퓨터의 램 장치와 같은 작업 기억이 장기 기억으로 넘어가기 위해서는 도파민의 도움을 받아야 한다. 뇌에서 도파민 분비가 원활하지 않을 때 주의력에도 문제가 생기고, 주의력결핍장애까지 겪을 수 있다. 게다가 지속적인 도파민 결핍은 장기적으로는 치매까지 불러일으킬 수 있다.

이렇게 양날의 검을 지닌 도파민을 어떻게 활용하느냐, 나의 도파민 분비 체계를 어떤 방향과 어떤 방식으로 설계하느냐는 건강한 장수에 있어서 더할 나위 없이 중요한 요소다.

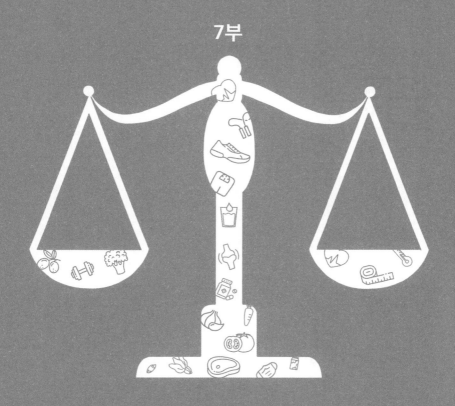

7부

장내세균숲과 면역력을
살리는 레인보우 식단

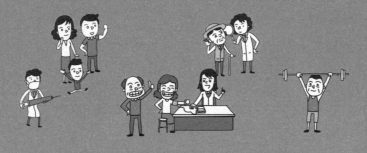

장내세균 생태계가
건강의
중심이다

인체에서 장은 무척 중요하다. 장은 각종 비타민을 생성하고 콜레스테롤과 암세포 증식을 억제한다. 그리고 체내에 쌓인 노폐물과 소화 과정을 통해 나온 찌꺼기를 최종적으로 몸 밖으로 내보낸다. 장이 나빠지고 있다면, 전체적인 건강 역시 나빠진다고 예상해야 한다. 지금 장이 조금이라도 불편하다면 큰 병으로 이어질 수 있다는 걱정을 해야한다. 면역력을 관장하는 면역세포의 70퍼센트가 장에 집중되어 있기 때문이다. 그도 그럴 것이 장의 표면적은 우리 피부 표면적의 무려 200배나 된다. 또 장에는 총 500여 종 100조 개의 세균이 살고 있다. 100조개라니, 실로 엄청나다. 장이 그 자체로 소우주를 이루고 있다고 해도과언이 아니다.

장 속에서 세균들이 동·식물처럼 군집을 이루고 있는 것을 장내세균숲human microbiome이라 지칭한다. 장내세균숲은 체내에 사는 미생물 전체를 뜻한다. 미생물은 장에 가장 많이 분포하고 있다. 우리 몸의 미생물 수는 인간 세포 수의 2배 이상이다. 또 인간이 가진 유전자의 100배 이상이다. 특히 장내세균은 단지 장에 기생할 뿐만 아니라 우리 인체와 유기적인 상관관계를 맺고 있다. 장내 미생물의 구성, 조합에 따라 특정 질병이 잘 치료되기도 하고, 잘 발병하기도 하기 때문이다. 예를 들어 각종 염증성 질환, 감염성 장 질환, 비만 등의 대사 질환, 혈관 질환, 천식이나 아토피 등의 알레르기 질환, 정신과 질환은 장의 장내세균숲 환경에 따라 치유 과정이나 발병에 있어 큰 차이가 있다.

실제로 대장암이 있는 쥐의 대변을 건강한 쥐에게 이식했더니 암이 생겼다. 파킨슨병 환자의 장내세균을 건강한 쥐에게 이식했더니 파킨슨병 증세가 나타났다는 연구 결과도 있다. 최근에는 장에 사는 유해균이 죽상동맥경화증 위험을 높인다는 결과도 발표되었다.

장내세균 중에는 유익균도 있고, 유해균도 있다. 유익균은 영양소의 합성과 흡수, 외래균 증식 억제에 도움을 주고, 면역력도 높여 준다. 유익균으로는 비피도박테리움Bifidobacterium, 유박테리움Eubacterium, 락토바실리스Lactobacillus 등이 있다. 반면 유해균은 앞서 여러 차례 설명했듯, 장내 부패를 유발하고, 발암성 물질과 각종 유해 독소를 생산한다. 또 설사, 변비를 유발하고, 암이나 성장 장애를 일으킨다.

유해균으로는 대장균E. coli, 클로스트리듐Clostridium, 프로테우스Proteus, 박테로이데스Bacteroides 등이 있다. 장 건강이 나쁘면 아토피와 같은 알레르기 질환이나 크론병 같은 자가면역 질환도 생기기 쉽다. 또 신경

전달물질의 분비를 방해해 우울증이나 치매를 일으킨다는 연구 결과도 있다.

앞서 설명했듯이 딱 잘라 유익균, 유해균으로 나눌 수 없는 균들도 있다. 좋지도 나쁘지도 않은, 정확하게 말하면 장내 환경에 따라 좋은 역할을 하기도 하고, 나쁜 역할을 하기도 하는 균이다. 이를 중간균^{(기}회균⁾, 일명 '박쥐균'이라고 부른다. 박쥐균은 이름처럼 장내에 유익균이 우세할 때는 유익균 편에 섰다가, 또 유해균이 우세할 때는 유해균의 편을 든다. 중간균은 장내 세균 가운데 60~75퍼센트 정도로 가장 많은 비율을 차지하고 있다. 중간균이 유익한 활동에 참여하게 만들기 위해서는 유익균의 수를 일정 비율 이상으로 잘 유지해야 한다.

나의 장 건강은 지금 어떠할까?

장 건강 상태나 주요 장내세균의 비율은 대변검사를 통해 쉽게 파악할 수 있다. 만약 앞서 거론한 건강 이상이 조금이라도 있다면, 관련 검사와 장내세균 검사도 받아 보는 것이 바람직하다.

건강을 위해서는 작은 우주, 장내세균숲을 잘 관리하는 것이 중요하다. 특히 장내세균숲의 건강이 나빠지고, 균형이 무너지면 면역체계 역시 치명타를 받는다. 자신의 몸을 공격하는 알레르기 질환이나 자가 면역 질환이 나타나기도 하고, 면역력이 떨어지면서 각종 외부 세균이 바이러스에 쉽게 점령당한다. 잦은 감기, 폐렴, 장염에 시달리고, 대상 포진과 같은 기회 감염에 쉽게 걸리기도 한다. 나아가서 면역세포 활성이 떨어지면서 암세포를 잘 잡아 내지 못해 결국 암이 발병하고, 독소를 제대로 처리하지 못해 노화가 빠르게 진행된다.

장을 살려야 내 몸이 살 수 있다. 최근에는 매우 급진적인 치료법까지 나오고 있다. 그중 하나가 '분변이식 시술'로, 장내세균숲을 가장 잘 활용하는 치료법이다. 건강한 사람의 변을 크론병 등 중증 장 질환 환자에게 투여하는 시술이다. 변을 특수 처리해 만든 용액을 입으로 넣거나 장에 직접 주입하는 방법이다. 특히 심한 장 질환 환자들에게 적용하는데, 상당한 효과가 있다고 알려져 있다.

소화효소가
호르몬과 면역을
살린다

21세기를 현명하게 사는 지혜가 무엇일까? 미래학자 마티아스 호르크 스Matthias Horx는 책《위대한 미래》에서 미래의 핵심 트렌드로 '건강'을 꼽았다. 인류에겐 수명 연장의 시대가 열렸으며, 인간은 주변의 다양 한 도움들에 의해 100세에 가까운 수명을 누릴 것이 분명하다고 예상 한다. 물론 모두가 100세까지 건강하게 살 수는 없다. 고통스럽고 불 행한 수명 연장도 분명 존재한다. 아픈 몸은 장애, 빈곤, 불행의 그림 자를 우리 삶에 드리운다. 수명이 늘어난 만큼 더 많은 질병과 더 많은 의료비에 허덕일 가능성이 높기 때문이다.

현재의 트렌드를 잘 아는 사람이라면 건강에 전심전력을 다해야 할 것이다. 나는 그것을 내 건강에 대한 예의, 나아가 내 인생에 대한 효 도라고 칭한다. 내 몸이 내 인생의 효자가 되는 건강법이야 한두 개가 아니겠지만 쉽게 실천할 수 있는 방법으로 '효소'와 '발효'를 소개한다.

병원에서 환자들이 유난히 자주 호소하는 증상이 있다. 소화불량과 만성피로, 아토피, 잦은 감기와 장염이다. 효소와 발효에 답이 있다. 답답하고 무기력한 환자들이 부딪히는 가장 큰 건강의 문제는 노화인데 이 역시 효소와 발효에 문제가 있다. 소화불량을 호소하는 사람들은 대체로 속이 쓰리고 가슴이 타는 듯한 증상인 위식도역류를 같이 앓는다. 위식도역류는 매우 괴로우며 숙면을 방해하는 만성 기침의 원인이기도 한다. 위식도역류로 인해 제산제나 위산분비 억제제를 장기 복용하면 각종 영양소가 결핍되기도 한다.

위식도역류 환자를 진료하면서 발견한 공통점은 소화효소가 부족하다는 것이다. 나이가 들수록 체내 효소 보유량은 감소한다. 사람이 평생 만들 수 있는 효소의 양이 한정되어 있고, 그 양은 나이가 들수록 줄어든다.

체내 효소 보유량이 20대가 60퍼센트라면 40대는 40퍼센트, 60대는 25퍼센트로 감소한다. 엎친 데 덮친 격으로 현대인은 숙명적으로 소화효소가 부족하다. 현대인들이 소비하는 체내 소화효소의 양이 이전 시대의 사람보다 기하급수적으로 늘어났기 때문이다. 현대인들이 선호하는 음식은 그 자체에 소화효소가 없어, 소화될 때 우리 몸에 있는 소화효소를 소비할 수밖에 없다. 농업과 어업, 축산 기술의 발전으로 과식이 생활화되어 소화불량을 일으키고 장내에서의 부패, 산패 등을 일으켜 소화효소를 과잉으로 분비한다. 이런 생활 습관으로 체내 생산량이 정해져 있는 소화효소는 조기 고갈되고, 만성 과로와 생활환경의 오염으로 소화효소의 기능이 떨어지는 소화효소 저항성마저 나타난다. 소화효소가 부족하고 품질도 떨어져 제대로 소화가 되지 않으니 위산이 과잉 동원된다. 넘치는 위산은 위벽을 갉아먹고 장과 식도로 넘쳐 복통과 위식도역류를 유발한다. 그런데 소화효소의 결핍은 노화를 부른다. 소화효소가 결핍되면 몸은 대사효소를 소화 작용에 사용하게 되어 정작 대사 작용에 필요한 효소가 부족해지는 것이다. 한마디로 내 몸의 분업 시스템이 파괴된다. 그러다 보니 전문 분야가 아닌 곳에서 자기 에너지와 시간을 낭비하는 몸의 비효율화 현상이 나타난다.

대사효소가 우리 몸을 제대로 작동하게 만드는 신체 대사 작용을 하지 못하니 울며 겨자 먹기로 호르몬이 동원된다. 호르몬은 인체의 특정 기관에서 형성되어 혈액 등의 체액에 의하여 체내의 표적기관까지 운반되어 그 기관의 활동이나 생리적 과정에 특정한 영향을 미친다. 대사효소가 제대로 생체 기능을 조절하지 못하면 호르몬은 추가로 더 작동할 수밖에 없다. 문제는 호르몬은 총량이 정해져 있다는 사실이다.

노화와 관련된 대표적인 호르몬인 성장호르몬은 사춘기에 가장 많이 분비되다가 20대 이후에 10년마다 14.4퍼센트씩 감소하여 60대가 되면 20대의 50퍼센트 이하로, 70대가 되면 20퍼센트 이하로 감소한다. 평생 분비되는 성장호르몬은 개인에 따라 줄어드는 속도가 차이가 크다. 성장호르몬이 줄어들면 빨리 늙고 신체 재생이 저하된다. 이렇게 대사효소가 소화효소를 대신하면서 소모되는 호르몬의 조기 소진은 조기 노화의 주범이 된다.

아토피, 잦은 감기와 장염을 호소하는 예민하고 허약한 환자들은 장내세균숲의 파괴와 밀접한 관련이 있다. 여기에 발효의 비밀이 숨겨져 있다. 장내세균숲은 말 그대로 장 속에서 세균들이 식물이나 동물들처럼 군집을 이루고 있는 것을 말한다. 세균숲은 몸을 보호하는 인체 방위군으로 면역 체계와 모든 장기의 건강에 영향을 미친다. 노화와 장수와도 관련이 깊다. 문제는 평생 유익균을 많이 가지고 있던 사람도 나이가 들면 장의 노화에 따라 유익균은 줄어들고 유해균이 많아지면서 각종 질병에 걸리거나 노화가 촉진된다는 것이다. 장내세균숲의 파괴로 장내세균이 만들어 내는 각종 효소가 줄어들면 장의 면역 기능이 감소해 각종 병원균과 바이러스로부터 몸을 지키는 방어 시스템이 붕괴된다. 장의 부패로 각종 복통과 설사 등의 장관 감염으로 신체 리듬이 파괴된다. 결국은 소화 흡수 작용의 기능이 저하되면서 영양소를 제대로 섭취하지 못해 신체 기능이 저하된다.

문제는 장내세균숲의 파괴가 일상화되는 것이다. 소화효소의 부족과 과식으로 제대로 흡수되지 못한 음식이 장관으로 넘어가면 각종 음식물 찌꺼기가 장내 유해균의 먹이로 작동한다. 그리고 음식물 찌꺼기에서 발생하는 각종 독소가 장내 환경을 해치고 장관 벽으로 침투하여 혈액으로 들어와 장염, 아토피 피부염, 감기와 같은 질병들을 발생시킨다. 따라서 소화효소가 풍부한 음식을 섭취해야 한다. 음식이 제대로 흡수 분해되면 필요 없는 찌꺼기가 장으로 내려가지 않아 유해균이 비정상적으로 증식하여 장내 환경을 부패시키는 것을 막아 준다. 발효 음식은 그 자체로 이미 효소가 필요 없는 단계로 진화했기 때문에, 발효 과정 중에 영양 성분이 증가하는 것 이외에도 소화효소 절약에도 도움을 준다.

내 몸에 효도하는 효소 발효 건강법은 두 가지로 요약된다. 첫째, 효소의 낭비를 막는 생활을 하고 둘째, 소화효소 발효가 제대로 조화된 음식을 잘 섭취하는 것이다. 우선 효소의 낭비를 막기 위해 다음의 생활 습관을 지킨다.

과식하지 않는다. 과식하면 나이가 들수록 줄어드는 소화효소의 고갈 속도가 빨라진다. 식품첨가물이나 농약이 범벅된 음식으로 효소의 기능을 떨어뜨리지 않는다. 각종 유해 물질은 효소 저항성을 증가시키기 때문이다. 또한 지나치게 혈당이 높은 음식은 삼간다. 소화효소의 낭비와 더불어 혈당 찌꺼기가 장으로 가서 장내 유해균의 증식을 조장하여 장내세균숲의 평화를 깨뜨리기 때문이다.

소화효소와 발효가 제대로 조화된 음식을 규칙적으로 섭취하는 것도 중요하다. 그중 대표적인 음식은 식이섬유가 풍부한 채소다. 마늘, 생강, 파, 양파, 부추, 브로콜리, 우엉 등에는 식이섬유와 해독 성분이 풍부하다. 특히 현미에는 비타민B군과 비타민E군, 미네랄, 식이섬유, 그리고 각종 효소가 풍부하다. 현미는 효소로서 소화 기능을 촉진시키는 동시에 비타민, 미네랄이 효소 대사를 매개하고 풍부한 식이섬유가 있어 장내 유익균의 좋은 먹이가 된다.

또 하나 우리가 주목할 것이 항산화 효소다. 노화는 활성산소와의 전쟁이라고 해도 과언이 아니다. 이때 항산화 효소가 음식 섭취를 통해 제공되는 항산화제와 더불어 우리 몸의 활성산소 방어 시스템을 구축한다. 우리 몸에서 자연적으로 만들어지는 항산화 효소 외에 음식을 통해 제공되는 최고의 항산화 효소는 비타민A, C, E와 셀레늄, 아연 등의 미네랄이다. 그런 의미에서 채소와 과일은 항산화 효소 역할도 하고 장내 유익균의 먹이도 되는 최고의 효소 음식인 셈이다.

유산균이냐?
프리바이오틱스냐?

최근 들어 장내 유산균의 수를 과학적으로 높이는 방법들이 주목받고 있다. 체내 유산균을 늘리는 데는 간접적인 방법과 직접적인 방법이 있다. 간접적인 방법은 장 마사지, 숙면, 스트레스 해소, 걷기를 비롯한 유산소 운동 등이 있다.

최근에 사람들이 조금 더 주목하고 관심을 두는 것이 바로 직접적으로 유산균을 늘리는 방법이다. 말 그대로 유산균을 체내에 직접 투입하는 것이다. 이는 다시 유산균 식품이나 유산균 보충제를 복용하는 방법과 유산균의 먹이가 되는 프리바이오틱스Prebiotics를 섭취하는 두 가지로 나뉜다.

우선 유산균을 직접 먹는 방법이 있다. 유산균은 세계보건기구WHO의 정의에 따르면 '적절한 양을 섭취했을 때 건강에 이로운 작용을 하는,

엄격히 선별된 살아 있는 균'을 말한다. 일반적으로 나이가 들수록 장내에서 유해균의 비율이 높아진다. 따라서 극히 예외적인 경우를 제외하면, 40대 이후에는 지속적으로 유산균을 섭취하는 것이 바람직하다.

유산균은 각종 유제품이나 발효 음식, 또 유산균 제제를 통해서 직접 섭취할 수 있다. 최근에는 유산균보다 더 중요한 것이 유산균의 먹이가 되는 프리바이오틱스다. 각종 건강 프로그램이나 홈쇼핑에서 프리바이오틱스에 관한 정보를 많이 접했을 것이다.

프리바이오틱스 제품에는 유산균의 먹이가 되는 특별한 당류가 포함되어 있다. 우리 몸에 들어온 대부분의 당은 위와 장에서 영양분으로 소화, 흡수된다. 따라서 유산균을 먹여 살리는 먹이는 우리 위와 장에서 소화되지 않거나 소화가 어려운 당이어야 한다. 이를 기능성 올리고당functional oligosaccharides이라고 부른다.

기능성 올리고당은 단당류가 3~10개 연결된 형태의 올리고당 중 소화효소에 잘 분해되지 않고 식이섬유처럼 작용하면서 대장으로 내려가 장내 유익균의 먹이가 된다. 대표적인 기능성 올리고당이 프락토올리고당fructo-oligosaccharide, FOS이다. 프락토올리고당은 우리 위와 장에서 소화가 잘 되지 않고, 지질대사와 당뇨병 개선과 같은 효과까지 어느 정도 검증된 기능성 올리고당이다. 자일로올리고당xylo-oligosaccharide, XOS 역시 위장에서 소화가 잘되지 않고, 비피더스균을 증식하고, 변비를 개선하며, 장내 부패산물 생성을 억제하는 효과가 있다. 또 이소말토올리고당isomalto-oligosaccharide, IMO은 위장에서 부분적으로 소화되고, 비피더스균을 증식시키고, 변비를 개선하는 효과가 있다.

그밖에도 기능성 올리고당으로는 갈락토올리고당galacto-oligosaccharide, GOS, 키토올리고당chito-oligosaccharide, 셀로올리고당cello-oligosaccharide, 대두 올리고당soy oligosaccharide 등 있다.

그러나 과민성 대장 증후군이 있는 사람이라면 유산균 제품에 조심 해야 한다. 너무 많이 섭취하면 더부룩함, 가스 참, 복통, 설사 등의 증 상이 심해질 수 있기 때문이다. 따라서 과민성 대장 증후군이 있다면 우선 병원에서 자신의 장 건강에 대한 면밀한 검사를 받아본 후, 자신 에게 맞는 식사법, 음식, 유산균, 프리바이오틱스 섭취 방법을 찾아야 한다.

최근에는 관련 기술이 점점 발달하면서 유산균과 프리바이오틱스 를 결합한 제품이 대세를 이루고 있다. 이렇게 프로바이오틱스와 프리 바이오틱스를 효과적으로 배합한 제품을 신바이오틱스Synbiotics라고 부 른다. 대중과 학계의 관심이 높아지면서 관련 기술 역시 갈수록 발달 해 머지않은 장래에 간편하게 복용하면서도 장내세균숲의 균형을 단 기간에 회복할 수 있는 제품들이 등장할 것이다.

그런데 유산균, 프리바이오틱스를 먹는 것만 중요한 것은 아니다. 많은 사람이 무조건 먹기만 하면 되는 것으로 착각하지만, 사실 유산 균 제품은 먹는 방법도 고려해야 한다. 유산균 제품 복용에 관해서 아 직 과학적으로 명백하게 입증된 효과적인 방법은 없다. 현재까지는 식 전이나 식사 시작과 동시에 먹고, 매일 일정 시간에 꾸준히 복용하는 것이 좋다는 정도가 권고 사항이다.

만약 100마리의 유산균을 직접 먹어도, 이들이 모두 살아서 장에 가

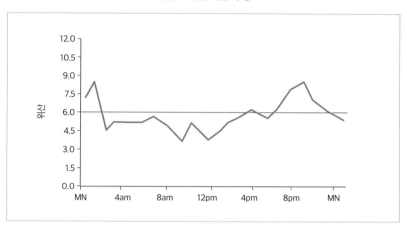

지는 못한다. 소화 과정에서 위산, 담즙산, 소화효소에 의해 90퍼센트 이상의 유산균이 죽고 나머지 10퍼센트만 살아서 장에 도달한다. 따라서 유산균 제제를 선택할 때 가장 따져 봐야 할 것이 바로 장내 생존율이다. 즉 유산균이 장까지 살아서 가려면 위산과 담즙산에 잘 견뎌야 한다. 가장 먼저 고려할 것이 위산의 분비 패턴이다. 즉 언제 위산이 가장 많이 분비되는지 알아야 한다. 위의 표는 위산 분비량을 시간에 따라 관찰한 것이다. 사람에 따라 다르겠으나 대체로 이와 같은 패턴을 유지한다.

따라서 언제, 어떻게 유산균을 먹느냐를 위산 분비와 연결해서 생각하는 것이 바람직하다. 표에서 보는 것처럼 오후에 비해 오전에 위산 분비가 상대적으로 적은 것을 확인할 수 있다.

따라서 가급적 아침 공복에 복용할 경우 복용 후 40분에서 1시간 동안은 금식하는 것이 바람직하다. 물론 실험을 통해 위산에 잘 견딜 수 있게 만들어진 제품이라면 아침 식사 후 복용해도 괜찮다. 아침 시간이 바쁘거나 식사를 잘 챙기지 못한다면 저녁을 먹은 후 복용하는 것이 바람직하다. 저녁을 충분히 소화한 후, 혹은 잠들기 1시간 전에 복용하는 것이 이상적이다.

육류와 채소류를 균형 있게 섭취하는 것도 중요하다. 유익균 비율을 높이기 위해서는 채소와 유산균이 다량 함유된 김치, 된장 등 발효 식품 등을 많이 섭취하는 것이 바람직하다. 또 한 번에 복용하는 균수를 늘리거나 유산균의 겉에 보호막을 코팅한 유산균 제품을 이용하는 것도 방법이다. 그런데 코팅 막은 장까지 살아가기 위한 기술일 뿐 유산균 자체의 생존력을 강화한 것은 아니다. 그래서 최근에는 프롤린이라는 아미노산 성분을 첨가한 유산균 제품이 주목받고 있다. 프롤린은 단백질을 구성하는 아미노산 중 하나로 미생물이 외부 요인으로 스트레스를 받으면 스스로를 보호하기 위해 내뿜는 물질이다. 유산균의 제조 과정에서 프롤린을 첨가하면 유산균의 방어 능력이 커지는 것이 확인되었다. 그러면 균주의 내산성(산에 견디는 정도), 내담즙성, 안정성이 높아져서 생존 빈도도 높아지게 된다.

아주 어린 아이들은 유산균 복용에 각별히 주의를 기울여야 한다. 특히 생후 100일 전 아기는 고함량의 유산균을 절대 복용하면 안 된다. 아기의 장은 무균 상태이고 모유나 분유를 섭취하면서 어느 정도 시간이 지나야 장내세균숲이 형성된다. 아직 장내세균숲이 형성되지 않은 상태에서 인위적으로 외부 세균을 유입하는 일은 대단히 위험하다. 유산균이 좋다고 무턱대고 아이에게 먹이는 것은 삼가야 한다. 그래서 믿을 만한 회사의 제품은 모두 소아용, 청소년용, 성인용을 구분하고 있다.

또 우리 몸의 장내세균숲은 항생제로 인해 쉽게 균형을 잃을 수도 있다. 장기간 항생제를 복용한 경우, 최소 1주 이상 발효 식품, 유산균 식품과 보조제를 섭취해 장내세균숲을 정상으로 돌리도록 하자.

갑자기 장이
나빠졌다면?
먹는 것을 점검하라

평소 장 건강에 별다른 문제가 없던 사람이 갑자기 설사나 복통, 장염 때문에 고생하는 경우가 있다. 혹은 변비가 심해져 며칠씩 변을 보지 못하기도 한다. 이는 앞서 설명했듯이 장내세균숲의 균형이 무너진 것이 그 원인인 경우가 대부분이다. 장내세균숲의 불균형을 확인하는 가장 쉬운 방법이 대변 관찰이다. 이는 앞서 대변의 형태와 모양을 통해 장 건강이나 위장관 질병 유무를 가늠해 보는 법을 설명했으니 해당 내용을 한 번 더 유심히 읽어 보기 바란다.

과음 이후에 검은 변을 보고서 깜짝 놀라는 사람이 있다. 이는 위출혈과 관련이 있는 경우가 많다. 병원을 찾아 좀 더 면밀한 진단과 검사를 받아 보아야 한다. 위나 십이지장 상부 위장관에 출혈이 생기면 검은 변을 볼 수 있다. 혈액이 위를 지나면서 위산과 단백질 분해 효소 펩신, 장내세균과 섞이면서 흑변(혈변)을 볼 수 있다. 위장에서 피가 난 경우 위궤양, 식도정맥류, 위염, 말로리-웨이즈 증후군Mallory-Weiss Syndrom 같은 질환을 의심해 볼 수 있다. 특히 음주 후 구토를 하면서 검은 변을 본다면 말로리-웨이즈 증후군을 의심할 수 있다. 말로리-웨이즈는 식도와 위의 경계부에서 동맥이 파열돼 출혈이 생기는 질병이다. 술을 마신 후 심한 구토를 하다가 발생한다. 심하면 혈압 저하로 사망에 이를 수도 있으니 각별히 주의한다.

장염이나 설사 때문에 겪는 고통도 크지만, 며칠씩 화장실을 못가는 변비도 큰 고통이다. 겪어 보지 않은 사람은 모른다. 변비는 운동 부족, 식이섬유 섭취 부족 등과 같은 근본적인 습관 문제가 그 원인일 때가 많다. 하지만 의외의 원인도 있다. 일반인이 잘 알지는 못하지만, 복용하는 약물이 원인인 경우가 많다. 몇 가지 약물은 장내세균의 불균형을 초래해 변비를 유발한다.

한국인의 변비 유병률은 15퍼센트에 이른다. 연령별로 조사해 보면, 60대 이상이 전체 환자의 약 40퍼센트를 차지한다. 나이가 들수록 장 기능이 떨어져 제대로 변을 보기 힘든 것이 근본적인 원인일 것이다. 특히 노년기에 생기는 변비는 자칫 치명적인 건강 문제를 초래할 수 있으니 각별히 주의하도록 한다.

변비는 배변 횟수가 일주일에 3회 미만이거나 대변의 양이 하루 35g 이하(일반적인 경우 200g 이상), 네 번 중 한 번꼴로 굳은 대변이 나오고, 네 번 중 한 번 이상 배변 후 잔변감을 느끼는 경우를 말한다. 그런데 배변 주기나 양은 개인차가 워낙 크기 때문에, 본인이 배변 문제로 불편하다면 병원을 찾아 치료를 받도록 한다.

변비는 변실금, 소변 장애, 방광 통증으로 이어지기 쉽다. 치질을 비롯한 항문 질환과 대장의 벽이 얇아지는 대장게실, 대장에 구멍이 뚫리는 직장궤양 같은 여러 가지 대장 질환을 가져올 수 있다. 또 변비가 심하면 굳어진 변이 장을 막아 장폐색이 생길 수도 있다. 인체 면역력을 관장하는 장에 이런 문제가 생기면, 궁극적으로 면역력 균형이 깨어지고, 만성 염증을 비롯해 대장암 같은 심각한 질병으로 이어지기도 쉽다. 노년기에 변비가 많이 생기는 이유는 장의 노화로 인한 기능 저하와 활동량 부족으로 인한 장 운동의 부족, 또 치아 건강이 나빠져 부드러운 음식을 선호하면서 변량이 줄어드는 것 등이 대표적인 원인이다.

그런데 또 하나는 각종 약물의 장기 복용과 관련이 있다. 항생제, 제산제, 당뇨약, 변비약, 스테로이드제 등 노인성 질환을 치료하는 약물들이 변비를 초래하는 것이다. 특히 항생제는 장내세균숲의 균형을 깨뜨려 변비를 유발하는 대표적인 약물이다. 이런 약물들은 항생제 내성 메커니즘antimicrobial resistance을 증가시켜 변비를 유발할 수 있다. 스테로이드제는 변비의 주요 원인 중 하나인 비만에 영향을 주는 메탄 생성 미생물을 증가시킨다. 또 항우울제, 파킨슨병 치료제인 항콜린성 제제, 녹내장 치료제인 클로니딘, 고혈압이나 심부전증에 처방하는 이뇨제, 철분제 등이 변비를 유발한다.

항간에 흡연이 변비에 좋다는 속설이 있다. 그래서 담배를 피우다가 한동안 끊으면 화장실을 잘 가지 못해 힘들어 하는 사람도 있다. 이는 일정 부분 사실이다. 담배에 든 니코틴은 체내에서 신경을 자극해 아세틸콜린acetyl choline 분비를 촉진해 변을 쉽게 보게 해 준다. 아세틸콜린이 분비되면 뇌의 부교감 신경이 자극되면서 대장 운동을 활발하게 해 준다. 하지만 이는 다른 변비 해소 방법들에 비하면 효과가 지극히 낮은 방법이다. 오히려 담배를 피우고 싶은 마음이 만들어 낸 인지 오류, 자기합리화에 가깝다. 흡연은 각종 암을 유발할 수 있는데, 대장암 발병 위험 역시 비흡연자에 비해 75~100퍼센트 증가한다. 고작 조금 쉽게 변을 보겠다고 엄청난 건강 위협을 무릅쓰는 것이다.

커피를 마시면 변을 쉽게 본다는 속설도 있다. 이 역시 어느 정도 과학적 사실이다. 커피에 든 카페인은 장의 연동 운동을 자극한다. 하지만 지나친 카페인 섭취도 건강에 해롭다. 커피의 건강 증진, 건강 위해 효과에 관해서는 여전히 의견이 팽팽하다. 하지만 음식물의 자연스러운 소화 흡수, 배출 과정을 방해할 수 있다는 것은 사실이다. 아직 준비되지 않은 변을 억지로 내보내는 결과를 가져올 수 있기 때문이다. 또 커피를 공복에 마시면 위산 분비를 촉진해 위염이나 속 쓰림을 유발할 수도 있으니 조심해야 한다. 특히 커피의 테오브로민 성분의 이뇨 작용 때문에 체내에 물이 상시적으로 부족한 만성 탈수에 빠지기도 쉽다. 이는 세포 노화를 일으키는 주된 원인이다. 이런 이유에서 커피를 마신 전후로 충분히 물을 마시는 것이 좋다. 이뇨 작용으로 오히려 변비를 유발하거나 악화시킬 수 있기 때문이다. 건강을 위해서는 커피를 하루 세 잔 이상 마시지 않는 것이 좋다.

장이 나쁘면 정신 건강마저 위협받는다

만약 장내세균숲의 균형이 무너졌을 때 생기는 각종 질병을 알게 된다면 여러분은 상당한 충격을 받을 것이다. 사실 우리가 걱정하는 매우 많은 병이 장내세균숲과 밀접한 연관성이 있기 때문이다.

앞에서도 설명한 것처럼 면역세포의 대표적인 활동 가운데 하나가 염증 반응이다. 우리 몸은 외부의 적인 바이러스나 세균, 항원 등의 공격을 막기 위해 발열과 염증을 일으킨다. 그러나 이러한 염증 반응이 지나칠 때 각종 알레르기나 류마티스 관절염 같은 자가면역 질환이 생길 수 있다. 각종 알레르기 질환은 외부 항원에 대해 불필요하게 항체를 과잉생산하는 것이고, 기타 자가면역 질환은 면역세포가 몸의 정상 조직을 항원으로 착각해서 공격하는 것이다. 그러니 면역 반응은 그 정도가 지나쳐서도 안 된다. 자가면역 치료제가 우리 몸의 면역체계

전체를 약화하는 방식으로 작용해 감염 위험을 높이는 부작용을 낳기도 한다. 면역에서는 시소처럼 한쪽으로 기울다가도 다시 균형을 찾는 조화로운 균형 작용이 필요하다.

장내세균 생태계가 무너진 사람들의 특징

미국에서 신망이 깊은 의사인 데이비드 펄머터(David Perlmutter)는 국내에도 번역 출간된 자신의 저서 《그레인 브레인》과 《장내세균 혁명》에서 장내세균숲의 중요성과 장과 뇌 사이의 긴밀한 상호작용에 관해서 인상 깊게 기술하고 있다. 그는 신경 퇴행성 질환 연구를 개척한 공을 인정받아 2010년에 인도주의상, 라이너스 폴링상을 비롯해 많은 상을 받기도 했다. 그는 《장내세균 혁명》에서 장 건강의 이상이 초래하는 다양한 건강 문제와 질병을 다음과 같이 정리하고 있다.

- ADHD, 자폐증
- 천식, 알레르기, 음식 민감증
- 만성 피로
- 우울증, 불안장애를 포함한 기분장애
- 당뇨병, 당 및 탄수화물 중독
- 과체중, 비만, 저체중
- 기억력, 주의력 결핍
- 만성 변비, 설사
- 잦은 감기, 감염

- 셀리악병, 과민성 대장증후군, 크론병을 포함한 내장장애
- 불면증
- 관절염
- 과도한 생리증후군과 폐경증후군

이미 앞서 장 건강과 장내세균숲의 균형과 관련해 언급한 문제들도 많지만, 여러분이 미처 접해 보지 못했던 질병을 일으키는 장 건강 문제들도 많을 것이다. 그러나 이는 지금까지 각종 연구를 통해 어느 정도 그 연관성이 규명된 문제들만 보수적으로 제시한 것이다. 앞으로 의학 연구에서 장과 질병의 연관성이 더 많이 밝혀질 것이 분명하다.

만약 여러분이 여기 제시된 여러 가지 질병을 경중을 막론하고 겪고 있다면, 장내세균숲의 불균형과의 상관성부터 따져 보아야 할 것이다. 물론 주치의와 긴밀하게 협조하면서 치료 및 건강 실천이 진행되어야 한다.

앞서 장-뇌 커넥션과 장 건강의 문제가 일으키는 정신 건강 문제에 관해서 설명한 바 있다. 특히 불편한 장이 불편한 마음을 만든다는 사실, 장 건강에 이상이 생기면 우울증이나 치매 같은 정신 질환이 생길 수 있음은 이미 충분히 검증되었다. 갈수록 그 중요성과 연결성이 주목받고 있다. 꼭 의학적 문제를 따지지 않더라도 장이 불편하면 하루 종일 마음이 불편하다. 우리는 직관적으로 장 건강이 마음 건강까지 이어진다는 사실을 체험적으로 알고 있다.

진화론의 초석을 세우고, 현대과학에 지대한 영향을 끼친 과학자 찰

스 다윈은 평생 심신의 문제로 고생했다. 이는 그의 전기를 연구하는 연구가들의 공통된 의견이다. 특히 그는 장에 심각한 문제가 있었다. 하루에도 수십 차례 화장실을 들락날락했다고 전해진다. 물론 심한 불안이나 지나친 근심 걱정이 그 원인이라고 설명하는 학자도 있다. 조사에 따르면 다윈은 실제로 폐쇄공포증Agoraphobia을 비롯해 공황장애Panic disorder와 같은 여러 종류의 불안장애에 시달린 것으로 알려져 있다. 마음이 불편해서 장까지 불편했을 거라고 쉽게 짐작해 볼 수 있다. 학교 가기 싫어서, 회사에 출근하기 싫어서 배가 아파 본 사람이라면 누구나 이를 공감할 것이다.

그런데 정반대의 주장을 펼치는 학자들도 있다. 오히려 장 건강의 이상이 그에게 정신 질환을 안겨 주었을 것이라는 가설이다. 데이비드 영D. Young은 다윈의 지속적인 구토와 고창(소화기에 다량으로 생긴 가스 때문에 소화기능이 심하게 떨어지는 증상) 등의 소화기 증상, 잦은 습진과 종기 같은 피부 증상, 또 무력감과 관절통 등의 증상으로 미루어 볼 때 그의 병이 전신성 홍반성 루프스일 것으로 추측했다. 또 오레고와 퀸타나F. Orrego and C. Quintana는 다윈의 병이 소화기관을 광범위하게 침범하는 염증성 질환인 크론병이었다고 주장했다. 두 질병 모두 자가면역 질환의 일종이다. 이런 염증성 장 질환이 그의 정신세계를 황폐하게 이끌었을 거라는 가정이다. 물론 시간이 너무 지난 일이고 정확한 의학적 자료를 찾을 수 없는지라 다윈이 앓았던 정확한 병명은 특정하기 어렵고, 다만 추론일 뿐이다. 그러나 다윈과 같은 대학자조차 죽을 때까지 정신적, 육체적 고통에 시달렸다는 기록은 우리에게 많은 것을 시사한다.

필자 역시 과민성 대장증후군 때문에 정신적 고통을 겪는 이들을 무척 많이 진료한다. 과민성 대장증후군은 뚜렷한 원인 없이 불안하거나 긴장하면 바로 아랫배가 불편하고, 변비 또는 급박설사가 발생하는 증상이다. 중요한 발표나 시험, 면접 등을 앞두고 증상이 심해지는 것으로 심리적 요인이 크다. 이는 20대 젊은이 4명 중 1명이 가지고 있을 정도로 흔하다. 또한 소화기 외래 환자의 30퍼센트를 차지할 정도로 환자가 급증하고 있다. 또 여성이 남성에 비해 3배 많고, 각종 스트레스가 심한 20~30대에 많이 발병한다.

최근에는 장과 뇌가 서로 밀접하게 연결되어 있다는 사실에 관해 좀 더 과학적인 연구 결과들이 쏟아지고 있다. 이른바 '장-뇌 연결축Gut-Brain Axis' 이론이 그 대표라고 할 수 있다. 이는 장과 뇌가 서로 긴밀하게 이어져 상호작용한다는 이론이다. 장에 존재하는 미생물이 뇌와 장을 서로 연결하는 신경전달물질에 영향을 미치고, 그 때문에 어떤 사람의 장내 환경이 그 사람의 정신에까지 영향을 준다는 이론이다.

매우 단순하지만 분명한 추측의 근거는 이런 것이다. 어떤 사람이 스트레스나 부정적 감정을 느끼면 그 사람의 뇌에서 교감신경이 활성화되면서 아드레날린이나 코르티솔 같은 스트레스 호르몬의 분비가 증가한다. 그리고 이런 호르몬들이 우리 장에 고스란히 전달되어 장내세균의 균형을 무너뜨린다. 그때 장에서는 더욱 증식한 유해균이 쏟아내는 독소와 함께 스트레스 호르몬이 분비되고, 그로 인해 뇌에 부정적인 영향을 미치는 것이다. 이런 뇌와 장의 서로 주고받음에 의해서 장과 마음이 동시에 나빠지고, 이는 꼬리에 꼬리를 물고 악순환이 거듭되게 한다. 이 이론은 지금까지 과학적으로 밝혀진 사실로도 충분히 유추할 수 있다.

우리의 기분과 정서를 좌우하는 '행복 호르몬' 세로토닌은 뇌의 시상하부 중추에서 만들어지는데, 이 세로토닌의 95퍼센트가 바로 장에서 만들어진다. 뇌를 제외하고 유일하게 세로토닌이 만들어지는 곳이 바로 장이다. 이는 장과 뇌가 서로 이어져 있다는 중요한 근거가 되는 과학적 사실이기도 하다.

장내세균의 조건은 아이들의 육체적 건강뿐만 아니라 정신 건강에도 밀접한 영향을 미친다. 미국 오레곤주립대학 연구진은 아이들의 행동 발달이 위·장 등에 있는 미생물과 관련 깊다는 연구 결과를 밝혔다. 행동 발달 장애와 사회·경제적 스트레스가 높은 아이들은 그렇지 않은 아이들과 장내세균숲이 전혀 다르게 나타났기 때문이다. 연구진은 '샷건 메타지노믹스'shotgun metagenomics라는 방식을 활용해 아이들의 장내세균숲의 상태를 살폈다. 이는 각 군집에 존재하는 개별 미생물의 유전자를 들여다보며 조사하는 방법으로 매우 까다롭다. 이를 통해 장내세균숲의 어떤 요인들이 아이들에게 더 긍정적인, 혹은 부정적인 영향을 미쳤을 것이라는 추론을 할 수 있었다. 또 부모와 사이가 좋은 아이들과 그렇지 못한 아이들의 장내세균숲도 전혀 다르다는 것이 확인되었다. 세부적으로 어떤 요인이 긍정적인 혹은 부정적인 영향을 미쳤는지에 대해서는 앞으로 좀 더 많은 연구가 진행되어야 하겠지만, 장내세균의 조성이 달라지면, 정서 문제 및 정신 건강마저도 달라질 수 있음을 확인하는 연구다.

장을
튼튼하게 하는 음식,
장을 망치는 음식

소화를 돕고 장을 보호하는 음식들로 식단을 구성하는 것은 장 건강과 장내세균숲 균형을 위해 무척 중요한 일이다. 유산균, 프리바이오틱스를 꾸준히 섭취하는 것도 중요하지만, 장을 튼튼하게 만들어 주고, 소화를 돕는 음식으로 식단을 꾸리는 것만큼 좋은 것은 없다. 간단하게 장을 튼튼하게 하고, 장내세균의 균형을 높이는 음식들을 간추려 보겠다. 우선 자신의 장 건강이 좋지 못하다면, 지금까지 먹어 왔던 음식들을 한 번쯤 찬찬히 점검해 보아야 한다.

장에 해가 되는 음식

당이 많은 음식: 과도한 당 섭취는 장내세균을 불균형 상태에 빠뜨리는 첫 번째 원인이라고 할 수 있다. 유익균보다는 유해균이 설탕을

훨씬 좋아하고, 장에 설탕이 많을 때 훨씬 빨리 증식한다.

고지방 음식: 과민성 대장증후군 환자 4명 중 3명은 고지방 음식을 먹으면 바로 복통이나 설사를 일으킨다. 이는 지방 성분이 소화효소나 위장관 운동을 통해 잘 소화되지 않아서 가스가 차고, 장내 염증이 증가하기 때문이다. 삼겹살, 피자, 인스턴트식품, 프라이드치킨 등의 튀긴 음식이나, 전, 부침개와 같이 기름 많은 음식은 되도록 먹지 말아야 한다.

글루텐 음식: 글루텐Gluten은 불용성 단백질로, 밀, 호밀, 보리 등에 함유되어 있다. 식품의 점성을 높여서 쫄깃한 식감을 준다. 그러나 소화효소에 의해 잘 분해되지 않고 장에 남아서 가스를 만들고 염증을 일으켜 장 질환이나 알레르기를 유발할 수 있다. 특히 글루텐의 일종인 글리아딘은 소장의 점막을 손상시켜 흡수 장애를 일으킨다. 글루텐 분해 효소가 부족하거나 아예 없는 경우 설사, 복부 팽만, 복부 가스 증상이 심할 수 있다. 글루텐 성분의 음식은 밀가루가 들어간 과자나 빵, 만두, 그리고 보리로 만든 맥주 등이 있다.

포드맵 음식: 포드맵FODMAP은 발효당Fermentable, 올리고당Oligo-saccharides, 이당류Disaccharides, 단당류Monosaccharides, 그리고And 당알코올Polyols의 합성어다. 소장과 대장에서 흡수되지 않고 발효되어 가스와 액체 생성 및 팽만감, 설사를 일으키는 주범이 되는 음식을 지칭한다.

과민성 대장증후군을 유발하는 대표적인 포드맵 식품으로, 방귀를 많이 만드는 식품인 밀가루와 우유, 콩이 있다. 그 외 치즈와 아이스크림, 양배추, 사과, 사이다, 콜라 및 과일 주스와 같은 액상과당 음료도 포드맵 식품이다. 생마늘, 무, 파, 고추, 된장, 고추장, 쌈장, 버섯, 양배추, 생 양파, 콩류, 사과, 배, 수박, 복숭아, 살구, 체리, 자두, 아보카도, 자일리톨 등도 있다.

짜고 매운 음식 : 장 점막을 자극하는 짜고 매운 음식들은 장의 염증을 악화시키며 장을 자극한다. 그 결과 장의 운동을 빠르게 해서 급박복통, 설사 등의 증상이 심해지게 한다.

장누수증후군의 원인과 치료

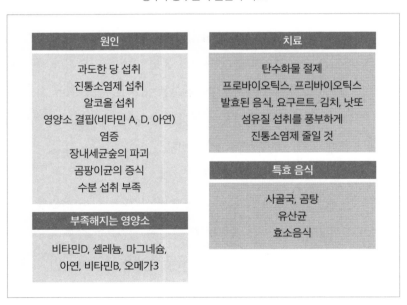

원인	치료
과도한 당 섭취 진통소염제 섭취 알코올 섭취 영양소 결핍(비타민 A, D, 아연) 염증 장내세균숲의 파괴 곰팡이균의 증식 수분 섭취 부족	탄수화물 절제 프로바이오틱스, 프리바이오틱스 발효된 음식, 요구르트, 김치, 낫또 섬유질 섭취를 풍부하게 진통소염제 줄일 것

부족해지는 영양소	특효 음식
비타민D, 셀레늄, 마그네슘, 아연, 비타민B, 오메가3	사골국, 곰탕 유산균 효소음식

차가운 음식 : 찬 음료나 얼음 같은 찬 음식은 장을 자극해 복통을 일으키고 설사를 유발한다. 장 건강이 나쁘다면, 찬 음식은 자제하는 것이 좋다. 찬 음식을 먹었을 때는 운동이나 마사지, 반신욕 등으로 체온을 높여 줄 필요가 있다.

장에 좋은 음식

저 포드맵Low FODMAP 음식: 바나나, 오렌지, 딸기, 포도, 블루베리, 키위, 라즈베리, 레몬, 귤, 토마토, 죽순, 당근, 고구마, 감자, 완두콩, 호박, 청경채, 샐러리, 생강, 상추, 피망, 근대, 시금치, 쌀, 오트밀, 기장, 퀴노아, 유당을 제거한 우유, 올리브 오일, 메이플 시럽, 허브 등이다. 우유와 치즈 등 유제품은 포드맵 음식에 속하지만 요거트와 유당을 제거한 우유는 저 포드맵에 포함된다. 포드맵 음식 중에는 사람에 따라 장 건강에 좋다고 알려진 음식도 있다. 대표적인 것이 양배추다. 개인마다 증상이 다를 수 있으니, 양배추가 많이 포함된 음식을 1~2주 정도 먹어 보고, 이상 여부를 살피면 된다.

글루텐 프리 음식 : 글루텐 성분이 없는 음식으로, 글루텐 음식을 대신해서 먹을 수 있는 것들이다. 글루텐이 들어가 있는 밀가루 음식 대신, 쌀국수, 메밀, 당면 등으로 대체하면 좋다. 빵도 글루텐 프리로 만든 빵이면 괜찮다.

장내 유익균을 늘리기 위해서는 식이섬유가 풍부한 음식을 먹어야 한다. 식이섬유가 장내유익균의 먹이가 되기 때문이다. 앞서 소개한 양배추, 고구마, 브로콜리 같은 식이섬유가 풍부한 음식을 충분히 섭취 해야 한다. 대신 장 건강이 좋지 않다면, 식이섬유가 풍부한 음식 중에 서 포드맵 식품이 혹시 자신에게 맞지 않는지 실험해 볼 필요가 있다.

면역력 저울을 망가뜨리는 9가지 나쁜 식사

과식만이 문제가 아니다. 조금만 방심해도 우리는 나쁜 식사에 길들여지기 쉽다. 아무리 좋은 음식을, 적게 먹기 위해 노력하더라도 식사 습관을 제대로 고치지 못한다면, 불량 식사가 되고 만다. 혹시 나쁜 식사 습관이 나에게 있는 건 아닌지 살펴보고, 최대한 빨리 교정하기 바란다.

1. 과식

과식은 몸의 각종 기능과 면역력을 동시에 떨어뜨리며 위장관 전체에 심한 부담을 준다. 비만을 초래하며 각종 질병에 노출될 위험을 높인다. 그런데 '과식'의 반대말로 '소식'을 떠올리기 쉽다. 필자는 소식보다는 처음부터 계획을 세워 음식량을 줄이는 '절식絶食'을 제안한다. 앞서 칼로리 제한을 설명하면서 2,000kcal 정도의 식사에 도전해 보라고 제안했다. 절식이야말로 최고의 건강식이다. 덜 먹거나 먹지 않는 것이 오히려 건강에 유익하다. 이는 장수의 비결이자 면역력 저울의 균형을 맞추는 가늠자이기도 하다. 밥상에 차려진 대로 식탐이 만족될 때까지 먹다가는 조기사망의 길, 면역력 파괴를 면치 못한다. 고혈압, 당뇨, 고지혈증, 지방간, 식원성 암 모두 처음에는 과식에서 비롯되는 것이다. 장수촌에 관한 조사에 따르면 100세를 넘게 산 노인들은 평균적으로 절식을 생활화한다. 절식으로 면역력 저울을 맞추고 건강한 장수에 도전해 보기 바란다.

2. 편식

컬러 푸드에 관해 공부하면서, 식탁을 다양한 종류의 건강한 식재료들로 채우는 것이 얼마나 중요한지 알게 되었다. 우리는 몇 가지 입맛, 몇 가지 음식에 빠지기 쉽다. 매운맛이나 짠맛, 단맛에 빠지거나 특정 패스트푸드나 정크푸드를 과할 정도로 자주 먹는다. 지나치게 채소를 적게 섭취하는 것도, 지나치게 육류 중심으로 먹는 것도, 밥, 빵, 면 위주의 빈껍데기 식사에 치중하는 것도 모두 넓은 의미에서 편식에 속한다. 건강을 위해서는 자극적이고 자신의 입맛에 맞는 음식만 먹으려고 해서는 안 된다. 이 책을 중심으로 삼아, 보다 다양한 식재료와 음식을 식단에 배치하기 바란다. 식사는 몸의 평형을 유지하는 기초 중의 기초다. 각종 영양소를 골고루 식사에 배치하지 않으면 몸의 균형은 금방 무너지고 만다. 편식은 몸의 균형을 무너뜨려 면역력 저울이 기울게 한다. 면역력 저울의 균형을 위해서는 균형식, 영양식을 실천해야 한다.

3. 속식

과식이나 편식만큼 나쁜 것이 빨리 먹기다. 빨리 먹으면 많이 먹기 쉽다. 속식과 과식은 동전의 양면처럼 서로 이어져 있다. 우리 뇌 시상 하부에서 분비되는 식욕 억제 호르몬 렙틴은 식사를 시작한 후 15분이 지나야 분비되기 시작한다. 렙틴이 분비되기 전에는 포만감을 잘 느낄 수 없다. 따라서 건강한 식사의 핵심은 천천히 맛을 음미하며 식사하는 것이다. 또 빨리 먹으면 음식물을 제대로 씹지 못한 채로 위에 내려보내기 쉽다. 이 역시 몸의 기능을 전반적으로 감퇴시키는 아주 나쁜 습관이다. 속식은 위뿐 아니라 몸 전체에 커다란 부담을 준다. 배가 아주 많이 고플 때라도 천천히 식사하는 습관과 마음을 지켜 내야 면역력 저울의 균형을 이상적으로 유지할 수 있다.

4. 대충 씹어서 삼키기

속식과 대충 씹기 역시 밀접한 상관성이 있다. 음식을 대충 씹어서 삼키면 우선 위에 막대한 부담을 준다. 잘 씹히지 않은 음식을 소화하기 위해서 많은 소화효소와 위의 무리한 연동 운동이 필요하기 때문이다. 한두 번이면 몰라도 지속적으로 대충 씹어 삼키면 위는 지치고 만다. 위 기능 장애에 도달하는 것이다. 음식을 먹어도 잘 소화할 수 없게 되고, 위산이 과도하게 분비되거나, 심하게는 식도를 타고 위산이

거꾸로 오르는 역류성 식도염에 시달릴 수 있다.

섭기 좋은 양을 한 번 입에 넣은 후 적어도 20회 이상 꼭꼭 씹는 것이 중요하다. 바로 작식嚼食이 건강 식습관이다. 치아 관리를 꼼꼼히 해야 작식이 가능하다. 치아가 부실하면 잘 씹을 수 없다. 작식은 속식이나 과식을 막아 준다. 음식을 20회 이상 꼭꼭 씹으면 자연스럽게 빨리 먹는 속식이나 많이 먹는 과식을 피할 수 있다.

작식의 효과는 이 외에도 많다. 우선 식사 시간에 행복 호르몬인 엔도르핀이 돌게 하는 손쉬운 비법이 바로 작식이다. 입에 넣은 음식을 20번 이상 꼭꼭 씹으면 뇌에서 엔도르핀이 분비되면서 적게 먹어도 즐거운 감정을 느낄 수 있다. 맛을 음미하는 효과도 크다. 대충 씹었을 때는 느낄 수 없었던 다양한 미각을 작식을 통해 얻을 수 있다. 작식은 아주 적은 양의 음식으로 큰 기쁨을 느끼게 해 준다.

작식 효과를 높이는 아몬드 명상

아몬드 명상은 지나치게 배가 고프거나 배가 부를 때는 피하는 것이 좋다. 지금 배가 고프다면 명상에 방해가 되니, 식사부터 천천히 즐기고 도전하기 바란다.

1. 먼저 접시와 아몬드 하나를 준비한다. 아몬드 대신 건포도, 바나나 말린 것, 호두 한 알도 좋다.

2. 먼저 접시 위에 아몬드 한 알을 놓는다.

3. 3분 동안 아몬드를 쳐다보기만 한다.

4. 3분 동안 아몬드를 손으로 잡아 코에 대거나 만져 보며 아몬드의 냄새와 촉 감을 느껴 본다.

5. 복식호흡을 한 후, 아몬드를 입에 넣는다.

6. 아몬드를 씹지 않고 3분간 입에 머금고 있는다.

7. 혀로 아몬드의 촉감을 느끼고, 표면에서 우러나오는 약간의 맛을 느껴 본다.

8. 이제 아몬드를 천천히 깨서 씹어 본다. 최대한 천천히 씹으며 아몬드의 멋 진 풍미를 맛보아야 한다.

5. 음식에서 먹기 좋은 것만 골라 먹기(부분식)

총각무를 담그면 빨갛게 양념이 묻은 무 부분뿐 아니라 초록빛이 나는 무청까지 함께 담근다. 사람에 따라 다르겠지만, 무청 부분은 잘 먹지 않고, 무 부분만 먹는 사람이 많다. 그래서 나중에 김치 그릇을 보면 무청만 잔뜩 남아있을 때가 많다. 무 부분이 더 맛있어서 그런 일이 생기기도 하겠지만, 무청이 질기고 쓴맛이 나서 남기기도 할 것이다. 그러나 무청은 영양이 매우 풍부하다. 음식을 접했을 때, 먹기 좋은 부분만 먹지 말고, 조금 먹기 힘든 부분도 기꺼이 먹어 보자. 이는 의식적인 노력과 함께, 그런 실천을 통해 음식 전체를 느끼는 좋은 경험이 쌓이면서 습관화된다.

많은 식재료가 먹기 좋은 부분보다는 먹기 힘든 부분에 좀 더 영양이 풍부하다. 사과나 고구마를 껍질째 먹어 보라. 백미보다는 조금 거친 현미를 먹어 보라. 뼈가 작고 연해 씹을 수 있는 생선이라면 뼈째 먹어 보라. 콩, 깨 같은 종류도 껍질째, 씨째 먹으면 좋다.

수박을 먹을 때 우리는 껍질과 씨를 제거하고 먹는 경우가 많다. 하지만 껍질과 씨에는 대단히 중요한 영양소가 있다. 수박 껍질에는 근육의 통증을 줄여 주는 성분이 풍부하다. 또 수박 껍질에 있는 풍부한 시트룰린 성분이 혈관을 이완시켜 동맥 기능 개선과 혈압 안정, 근육 통증 완화에 도움이 된다. 대부분의 중국인들은 수박씨를 버리지 않고 그대로 먹는다고 한다. 수박씨는 단백질 함량이 높고 불포화지방산인 리놀렌산이 많아 체지방의 축적을 막아 준다. 염증을 줄여 주는 효능도 탁월해 피부를 윤기 있게 만들어 준다. 또 구충 작용을 하는 쿠쿠르비타신이 풍부해 기생충 예방에도 좋다.

이렇게 우리가 먹기 힘들다고 멀리하거나 버리는 식재료 중에는 풍부한 영양을 가진 것들이 많다. 면역력 저울의 균형을 얻고 싶다면, 식재료 전체를 다 먹는 전식全食이 바람직하다.

6. 부드러운 음식만 먹기

전식, 가급적 식재료 전체를 먹는 대신 먹기 좋은 부분만 골라 먹는 것도 나쁘지만, 애초 딱딱하거나 거친 음식 대신 부드러운 음식만 먹으려고 하는 것이 더 문제다. 어른들 중에도 아이처럼 거의 씹지 않아도 되는 빵이나 음료, 라면, 패스트푸드만 먹으려고 하는 사람들이 있다. 갈수록 이런 식습관을 가진 사람들이 많아지고 있다. 이런 식습관, 식사 태도는 영양 균형을 그르친다. 부드러운 음식 가운데 영양이 풍부한 경우는 드물다. 식재료의 여러 부위 중에서 부드러운 부분만을 뽑아내고 선별해 음식을 만들기 때문에, 다른 부위에 담긴 많은 영양 성분이 소실되고 마는 것이다. 또 부드러운 음식만 찾다 보면, 거칠고 질긴, 혹은 쓴맛이 나는 음식을 멀리할 수밖에 없다. 건강을 위해서는 부드러운 음식 대신 거친 음식을 먹기 위해 노력해야 한다. 치아 건강을 해칠 정도로 딱딱한 음식을 먹으라는 뜻은 아니다. 통밀 같은 통곡물, 견과류, 섬유질이 풍부한 채소, 질긴 나물 반찬을 피하지 말고 식단에 올려 보라는 뜻이다.

부드러운 음식 대신 씹기가 조금 힘든 음식을 먹어야 하는 가장 큰 이유는 바로 치매 예방이다. 부드러운 음식과 치매는 상관관계가 높다. 조금 거친 음식을 꼭꼭 씹는 행위는 뇌를 충분히 자극해 치매를 예방한다. 저작 활동은 소화는 물론이고 인지능력 향상에도 도움이 된다.

7. 쓴맛, 아린 맛, 신맛 나는 음식 피하기

입맛은 게을러지기 쉽다. 우리는 편한 맛에 쉽게 길든다. 편한 맛이라고 하면 금방 떠오르는 것이 단맛, 짠맛이다. 달고 짠 음식에 우리는 아주 쉽게 길든다. 더러 매운맛에 열광하는 사람도 있지만 그것 역시 어디까지나 단맛, 짠맛의 연장선상일 때가 대부분이다. 이렇게 편한 맛, 쉬운 맛에만 길들여지다 보면 정말 중요한 영양소, 정말 중요한 식재료와 멀어지고 만다. 정말 중요한 영양소와 식재료들 중에는 쓴맛이 나고, 아린 맛이 나고, 신맛이 나는 것이 많기 때문이다.

대표적인 쓴맛 채소

여주(Bitter Melon)

울퉁불퉁한 모양의 오이로 아시아와 아프리카, 카리브해 지역에서 주로 재배된다. 생리 활성 물질이 풍부해 암세포의 성장 속도를 늦추는 효과가 있다. 장수촌 오키나와 주민들이 즐겨 먹는 건강식이다.

민들레 잎

칼슘, 망간, 철, 비타민A와 비타민K가 풍부하다. 백내장과 황반변성으로부터 눈을 보호하는 카로티노이드인 루틴과 제아잔틴이 들어 있고, 100 g 당 4 g 의 이눌린 형태의 식이섬유가 함유되어 있다.

브로콜리

암 예방에 효능이 있다. 브로콜리에 든 설포라판(sulforaphane)이 암을 예방하고 암 진행을 늦춘다. 미국 오레곤주립대학 연구팀에 따르면 브로콜리에 있는 설포라판이라는 성분은 유전자 발현에 작용해 암 세포가 군체를 이루지 못하게 막는다.

만약 여러분이 쓴맛 나는 음식을 계속 멀리한다면, 이런 음식이 주는 효능을 취할 수 없다. 조금 쓴맛이 나더라도 건강한 식재료를 먹으려는 노력을 기울여야 한다. 신맛이 강한 오미자는 강장 작용이 뛰어나고, 심장 보호, 혈압 조절에 효과가 있다. 신맛을 싫어한다면 오미자 같은 좋은 음식도 피하게 될 것이다. 또 마늘의 향이나 아린 맛이 싫어서 피하는 사람이 있다. 슈퍼푸드인 마늘을 놓치면, 면역력 저울에 중대한 타격을 입는다.

8. 물을 멀리하는 생활

인체의 70퍼센트 이상이 물로 이루어져 있다. 물은 각종 영양소를 전달하며 노폐물을 배출하고 체온을 유지하는 등 필수적인 신체 활동을 돕는다. 따라서 물을 자주 마시는 일은 건강을 지키기 위한 기본이다. 한국인의 몸은 물 부족 사태를 자주 겪는다. 조사에 따르면 많은 한국인이 만성 탈수 증상에 시달리고 있다. 적어도 하루 9컵, 2리터 이상의 수분을 섭취하라. 물에는 아무 영양이 없지만, 물만큼 식사의 균형을 잘 잡아 주는 것도 없다. 우리는 종종 식욕과 갈증을 혼동한다. 이 두 욕구를 느끼는 뇌 부위가 매우 가까이 붙어 있기 때문이다. 그래서 많은 사람이 갈증을 배고픔으로 느껴 음식을 먹을 때가 많다. 주기적으로 충분히 물을 마셔야 배고픔의 유혹에서도 멀어질 수 있다. 그러니 좀 더 자주 물을 마셔야 한다. 일단 2리터의 물을 마셔 보면 다양한 건강 증진 효과를 얻을 수 있다. 그간 내 몸에 물이 얼마나 부족했는지 실감할 것이다.

9. 잦은 결식

현대인은 과식하지만, 아이러니하게도 자주 식사를 굶기도 한다. 특히 아침을 굶는 사람들이 많다. 조사해 보면 아침을 거르는 사람이 10명 중 3명이나 된다. 이런 추세는 심해지고 있다. 여러 요인이 있지만,

다이어트 때문인 경우도 많다. 그러나 아침을 굶으면 점심이나 저녁을 과식하기 쉽다. 또한 자주 결식하면 우리 몸의 식사 담당 호르몬인 렙틴, 그렐린, 인슐린의 분비 체계가 흐트러지고, 심리적인 문제도 생기기 쉽다. 이는 몸에 매우 해로운 식사 패턴이다. 면역력 균형을 지키는 가장 이상적인 식사 방법은 삼시 세끼를 정시에 조금씩 소식하는 규칙적인 식사다. 이런 식사 패턴이 몸의 항상성과 안정성을 높여 준다. 일주일 한두 차례 간헐적 단식을 하는 것이 건강이나 다이어트에 도움이 되는 경우도 있지만, 나이가 들면 오히려 해가 되는 경우도 많다.

지금까지 9가지 나쁜 식사에 관해 알아보았다. 만약 해당되는 것이 있다면 이렇게 바꾸어 보라.

과식(폭식) → 적정식

편식 → 균형식

속식 → 느린 식사

대충 씹기 → 작식(20회 이상 꼭꼭 씹기)

부분식 → 전체식

부드러운 음식 → 거친 음식

단맛, 짠맛, 매운맛 → 쓴맛, 신맛, 아린 맛

물 안 마시기 → 하루 2리터 이상 마시기

결식 → 규칙식, 아침 식사 거르지 않기

색깔별로 먹어야 면역력이 다채로워진다

2020년 인류에게 큰 공포와 고통을 안겨 준 코로나19^{COVID-19}바이러스 감염증 때문에 건강과 면역에 관한 사람들의 관심은 날로 고조되고 있다. 코로나 바이러스 대유행 이후 사람들은 면역력이 높아야 질병에 맞설 수 있다는 사실을 실감했다. 면역력을 지키는 일이 초미의 관심사가 되면서, 면역력을 높여 주는 영양제나 건강기능식품에 관한 관심도 높아졌고, 건강한 먹을거리에 관한 관심 역시 어느 때보다 커지고 있다. 앞서 소개했듯 건강을 해치는 음식이나 식습관이 있다면, 건강과 면역력을 높여 주는 음식과 식습관도 있다.

우리는 건강의 중요한 무게중심이 되는 추를 짚어 보고 대안을 제시했다. 장내세균숲의 균형, 장-뇌의 상호작용, 만성 염증의 위험성, 인슐린 호르몬의 기능 저하에 관한 예방책, 활성산소 과잉 문제, 혈관 건강의 중요성 등 지금까지 미처 생각해 보지 못했던, 건강을 좌우하는 핵심 인자들에 관해서 살펴보았다.

질병은 이런 문제들이 쌓이고 제대로 해결되지 않아 생긴다. 질병은 눈에 보이지만, 이런 문제들은 좀처럼 눈에 띄지 않는다. 내 몸의 아주 작은 신호나 변화를 감지할 수 있어야만 이런 문제를 미연에 해결할 수 있다. 몸에서 일어나는 작은 변화에 대한 관심을 놓치면, 어느 순간 맞이하고 싶지 않던 위험하고, 치명적인, 또 고통스러운 상황이 도래하고 만다. 이 장에서는 내 몸의 기능 이상 문제와 관련해서 대안을 제시하는 새로운 먹을거리와 식습관을 정리해 보겠다.

지금까지 해 왔던 잘못된 식습관을 버리고, 좋은 먹을거리와 식습관으로 식사를 재무장하면 우리는 지금까지 설명한 많은 문제를 최대한 늦출 수 있다. 아니 이런 문제들로부터 자유로워질 수 있다. 9988234가 가능하다.

우선 각종 항산화 물질에 주목해야 한다. 항산화 물질은 활성산소로부터 세포와 DNA를 지켜 주고, 외부에서 들어온 각종 발암물질이 몸 안에서 기를 펴지 못하도록 막는다. 항산화 물질은 크게 우리 몸 안에 원래 존재하는 것과 음식을 통해 보충해야 하는 것으로 나눌 수 있다. 몸에 존재하는 항산화 물질은 SOD, 글루타치온, 페록시다제, 요산, 빌리루빈, 알부민, 코엔자임큐텐 등이 있다. 이런 물질 역시 대단히 중요하다. 하지만 이 체내 항산화 물질은 나이가 들면서 차츰 그 양이 줄어든다. 따라서 30대 이후부터는 음식을 통해 항산화 물질을 섭취하는 일에 신경 써야 한다. 음식을 통해 섭취해야 하는 항산화 물질로는 비타민A, 비타민C, 비타민E, 카로티노이드(베타카로틴, 라이코펜, 루테인), 폴리페놀(레즈베라톨, 카테킨, 이소플라본), 셀레늄 등이 있다. 간단하게 정리하면 이렇다.

성분	식품 종류
비타민A	달걀 노른자, 간, 두부, 견과류
비타민C	채소(토마토·풋고추·브로콜리 등), 과일(감귤류·딸기·키위 등)
비타민E	녹색잎 채소(양상추·브로콜리·시금치·셀러리), 식물성 식용유 (올리브오일·옥수수유·해바라기씨유)
카로티노이드	파프리카, 토마토, 레드비트, 당근, 자색고구마, 가지
폴리페놀	차, 두부, 된장, 포도주, 카카오닙스
셀레늄	해산물, 차가버섯, 육류의 내장

항산화 물질을 떠올릴 때 가장 먼저 생각하는 영양소가 '피토케미컬phytochemical'이다. 요즘 각종 매체에서 자주 거론되는 영양소다. 피토케미컬은 식물을 뜻하는 피토Phyto와 화학을 뜻하는 케미컬Chemical의 합성어로 식물 속에 포함된 화학물질을 칭하는 말이다. 피토케미컬은 식물이 자외선, 자기 안에서 생성된 활성산소, 유해 세균, 곤충으로부터 자신을 보호하기 위해 만들어 내는 화학물질이다. 그리고 채소나 과일, 곡물 등의 식물의 색깔을 결정하는 색소 물질이기도 하다. 엄밀하게 말하면 먹지 않았을 때 문제가 될 만한 결핍증이 생기지 않기 때문에 필수 영양소로 분류되지는 않는다. 그러나 충분히 섭취하면 노화와 질병을 억제하는 탁월한 항산화 기능, 면역력 증진을 기대할 수 있다.

우리가 흔히 알고 있는 단백질, 지방, 탄수화물, 무기질, 비타민의 5대 영양소로는 채울 수 없는 영양소가 바로 피토케미컬이다. 5대 영양소를 균형 있게 섭취하더라도 각종 음식을 통해 보충되는 피토케미컬이 부족하면 여러 건강 문제가 생길 수 있다. 무엇보다 활성산소로 인한 노화의 진행을 막을 수 없다. 피토케미컬은 인체의 항상성 유지, 세포 손상 억제, 면역 기능 향상, 활성산소 제거와 같은 중요한 역할을 담당한다. 채소와 과일에는 피토케미컬이 다량 함유되어 있다. 현재까지 밝혀진 피토케미컬 종류는 1만 종이 넘고 그 효능 역시 종류별로 제각각이다.

피토케미컬은 고유한 색깔을 나타내는 경우가 많다. 채소나 과일은 저마다 고유색이 있다. 그 고유색과 피토케미컬은 상당 부분 일치한다. 특히 채소와 과일의 고유색이 진할수록 해당 성분이 더 많이 들어있다.

붉은 과일과 채소에 든 대표적인 피토케미컬은 라이코펜Lycopene이다. 라이코펜은 혈류 개선 및 암세포 억제에 효과가 있는 것으로 알려져 있다.

초록색 과일과 채소에 든 대표적인 피토케미컬은 클로로필chlorophyll이다. 우리가 흔히 엽록소로 알고 있는 피토케미컬이다. 클로로필은 피로 회복에 탁월한 효과가 있고 독소를 몸 밖으로 내보내는 디톡스 효과도 뛰어나다. 또한 간세포 재생, 중금속과 같은 유해물질을 배출하는 천연 해독제 역할을 한다.

노란색 과일과 채소에 든 대표적인 피토케미컬은 베타카로틴β

혈관 서포터즈 **레드푸드** 	주요성분	라이코펜, 안토시아닌
	효능	항암 효과, 면역력 증가, 혈관 강화, 항산화 작용, 발암물질 해독
	대표식품	사과, 토마토, 석류, 딸기, 수박, 붉은 피망, 고추, 체리, 비트, 라즈베리, 강낭콩, 팥 등
건강을 위한 황금투자 **옐로우푸드** 	주요성분	카로티노이드
	효능	항암 및 항산화 작용, 노화 예방, 면역 기능 향상
	대표식품	호박, 고구마, 살구, 밤, 오렌지, 귤, 레몬, 파인애플, 당근, 감, 옥수수 등
내 몸을 푸르게 푸르게 **그린푸드** 	주요성분	클로로필
	효능	간세포 재생으로 간 건강에 효과, DNA 손상 억제로 암 예방
	대표식품	피스타치오, 콩류, 오이, 샐러리, 겨자, 근대, 브로콜리, 상추, 시금치, 양배추, 케일, 멜론 등
세포 손상 방어막 **퍼플&블랙 푸드** 	주요성분	안토시아닌
	효능	항산화 작용, 세포 손상 억제, 노화 예방 및 면역력 증가, 혈전 생성 예방, 기억력 향상
	대표식품	가지, 적채, 포도, 블루베리, 자색 고구마, 흑미, 자두, 포도, 홍차 등
면역 증강의 묘약 **화이트푸드** 	주요성분	안토잔틴
	효능	콜레스테롤과 혈압 감소, 심장 질환과 암 예방, 균과 바이러스에 대한 저항력 향상 효과
	대표식품	마늘, 양파, 무, 배, 더덕, 도라지, 콩나물, 배, 바나나, 버섯 등

-Carotene이다. 베타카로틴은 면역력 강화에 탁월한 효능이 있다. 또 체내에서 비타민A로 변환되어 특히 눈 건강에 도움을 준다. 야맹증, 안구 건조증, 백내장 같은 눈병을 막아 주는 일등 공신이다.

흰색 과일과 채소에 든 대표적인 피토케미컬은 케르세틴quercetin, 안토크산틴anthoxanthine이다. 화이트 푸드 역시 체내 유해물질 배출을 돕고 바이러스에 대한 저항력을 길러 감기나 호흡기 질환을 예방하는 효과가 뛰어나다. 또 화이트 푸드는 콜레스테롤과 혈압을 감소시키며 심장 강화, 노화 지연, 혈류 개선 등의 효과가 뛰어나다.

검은색 과일과 채소에 든 대표적인 피토케미컬은 안토시아닌anthocyanin이다. 안토시아닌이 함유된 과일과 채소는 안토시아닌의 함량에 따라 푸른색, 검색, 자색 등 다양한 빛을 낸다. 검은 콩, 고구마 껍질, 각종 베리류에 안토시아닌이 많이 들어 있다. 또 블랙 푸드에는 천연 항생제라고 할 수 있는 레스베라트롤resveratrol이나 눈 건강에 좋은 레시틴lecithin도 많이 들어있다. 안토시아닌은 여러 항산화 물질 중에서도 그 효능이 가장 탁월한 것으로 알려져 있다.

앞서 제시한 컬러 푸드를 자신의 식단에 배치해 충분히 섭취하는 것은 건강을 지키는 이상적인 방법이다. 하지만 주의해야 할 점도 있다. 우선 소화 기능이 떨어져 충분히 채소의 영양소를 흡수할 수 없는 사람이라면 지나친 섭취에 주의해야 한다. 소화 기능이 떨어진다면 여러 번에 걸쳐 먹어서 자신에게 맞는 적당량을 파악하고, 정 힘들 때는 생으로 먹기보다는 믹서로 갈아 먹거나 살짝 데치거나 조리해서 먹도록 한다.

음식이나 피토케미컬의 상태에 따라 조리법도 달라져야 한다. 가령 토마토에 들어 있는 뛰어난 항산화 물질인 라이코펜은 지용성이라 기름으로 살짝 볶아서 먹으면 좀 더 체내에 흡수가 잘된다. 다만 토마토에 든 비타민과 미네랄 등 수용성 영양소를 더 잘 섭취하고 싶다면 생으로 먹는 것이 바람직하다. 해당 피토케미컬이 지용성인지 수용성인지 파악하는 것이 기본적인 이해라고 할 수 있다.

마늘에 든 알리신allicin은 섭취법이 조금 더 까다롭다. 마늘에서 아린 맛이 나게 하는 것이 바로 이 알리신이다. 알리신은 혈액 내 활성산소를 제거하고, 살균이나 해독 기능이 탁월하다. 고혈압과 동맥경화를 예방하고 항암 효과도 뛰어나다. 그런데 알리신은 마늘을 자르거나 다지거나 씹을 때 세포가 파괴되면서 마늘의 얇은 막에 있던 알리나아제 alliinase와 결합한다. 따라서 미리 썰거나 다진 후 조금 지나서 섭취하면 알리신을 몸이 좀 더 잘 흡수할 수 있다. 반면 알리신은 열을 가하면 쉽게 사라지기 때문에 마늘을 지나치게 가열하면 알리신을 섭취하는 데 불리하다.

신장 기능이 떨어지는 사람은 수박이나 참외 같은 칼륨이 많이 든 과일은 피해야 한다. 신장 기능이 떨어지면 몸 밖으로 칼륨을 배출하기 힘들어져 체내 칼륨 농도가 높아져서 자칫 위태로운 상황까지 갈 수 있다.

당뇨가 있는 사람은 당도가 높은 과일 섭취에 주의해야 한다. 과일에는 당이 많이 포함되어 있어 인슐린 기능에 문제가 있는 당뇨 환자에게는 오히려 독이 될 수 있다.

면역력이 떨어져 있는 암 환자 역시 생과일이나 채소는 피해야 한다. 혹시 과일이나 채소에 세균이 남아 있다면 감염 질환에 걸릴 수도 있다. 그밖에도 의학적인 관리가 꼭 필요한 기저 질환이 있는 사람이라면 주치의와 상의해 각종 음식 섭취에 관한 가이드라인을 정해야 한다. 지금 설명한 몇 가지 상황이 아니라면 채소와 과일은 다다익선, 많이 먹으면 많이 먹을수록 좋다. 여러 조사에서 한국인 대부분은 과일과 채소 섭취량이 터무니없이 낮은 것으로 나타난다. 특히 채소는 과식한다 싶을 정도를 먹더라도 몸에 해로운 일이 생기는 경우는 거의 발생하지 않는다. 채소, 그 속에 튼 피토케미컬을 최대한 열심히 섭취하기 바란다.

면역력 저울을
맞추는
칼로리 제한

사실 좋은 음식을 잘 먹는 것만큼 중요한 일이 나쁜 음식을 먹지 않는 것이다. 그것도 나쁜 음식을 많이 먹지 않는 것이다. 칼로리를 제한할수록 여러분의 면역력 저울은 균형을 찾아갈 것이다.

필자는 오랫동안 비만 전문의, 다이어트 전문가로 활동해 왔다. 오랫동안 대한비만체형학회 이사로 있으며, 비만 관련 서적만 해도 《31일 락樂 다이어트 습관》,《잘못된 입맛이 내 몸을 망친다》,《엄마가 만든 왕따 소아비만》,《미각 교정 다이어트》,《거꾸로 식사법》등 여러 권을 집필했다.

반드시 심각한 비만이나 고도비만 환자가 아니더라도 체중 문제, 다이어트 문제는 거의 모든 이들의 공통 관심사다. 비만 인구는 2019년 조사에서 35.7퍼센트에 이르렀다. 특히 남성의 비만율은 45퍼센트를 넘어섰다. 지금은 잘 먹지 못해서 생기는 영양 결핍이나 칼로리 부족보다는 과식과 칼로리 과잉이 훨씬 더 문제가 심각하다.

전 세계적으로는 여전히 먹을거리가 부족해 끼니를 걱정해야 사람들이 훨씬 많지만, 우리나라와 같은 선진국 사람들은 지나친 칼로리 섭취로 생기는 과체중, 비만 문제가 무척 심각한 건강 문제가 되어, 사회적인 문제로까지 대두되었다.

면역력 저울을 맞추고, 건강을 지키기 위해서 가장 필요한 사안이 바로 적정 칼로리 섭취와 적정 체중 유지다. 지금 집이나 사무실에 저울이 있다면 당장 자신의 체중을 재어 보자. 여러분의 체중은 현재 얼마인가? 다음 표에서 의학적으로 안전한 체중을 확인해 보라.

이 표는 성인 남녀의 키에 따른 체중 일람표다.

옷 무게를 감안하더라도, 이 표 과체중 기준에서 1kg 이상을 초과해서는 안 된다. 만약 과체중 이상이라면 여러분의 면역력 저울은 이미 많이 기울어진 상태다. 정상 체중을 벗어났다면 다른 어떤 건강 실천도 무용지물이 될 수 있다. 체중과 과식이라는 강력한 변수가 다른 건강 실천들을 쉽게 무력화하기 때문이다. 여러분은 이미 과식이나 탄수화물 중독 문제를 겪고 있을지도 모른다. 이는 특별한 일이 아니다. 현재 한국인 가운데 절반 가까운 사람들이 겪고 있는 문제이기 때문이다.

여성				신장	남성			
비만	과체중	표준	저체중		저체중	표준	과체중	비만
51.0	46.8	42.5	36.1	150 cm	38.3	45.0	49.5	54.0
52.0	47.7	43.4	36.8	151 cm	39.0	45.9	50.5	55.1
53.0	48.6	44.2	37.6	152 cm	39.8	46.8	51.5	56.2
54.1	49.6	45.1	38.3	153 cm	40.5	47.7	52.5	57.2
55.1	50.5	45.9	39.0	154 cm	41.3	48.6	53.5	58.3
56.1	51.4	46.8	39.7	155 cm	42.1	49.5	54.5	59.4
57.1	52.4	47.6	40.5	156 cm	42.8	50.4	55.4	60.5
58.1	53.3	48.5	41.2	157 cm	43.6	51.3	56.4	61.6
59.2	54.2	49.3	41.9	158 cm	44.4	52.2	57.4	62.6
60.2	55.2	50.2	42.6	159 cm	45.1	53.1	58.4	63.7
61.2	56.1	51.0	43.4	160 cm	45.9	54.0	59.4	64.8
62.2	57.0	51.9	44.1	161 cm	46.7	54.9	60.4	65.9
63.2	58.0	52.7	44.8	162 cm	47.4	55.8	61.4	67.0
64.3	58.9	53.6	45.5	163 cm	48.2	56.7	62.4	68.0
65.3	59.8	54.4	46.2	164 cm	49.0	57.6	63.4	69.1
66.3	60.8	55.3	47.0	165 cm	49.7	58.5	64.4	70.2
67.3	61.7	56.1	47.7	166 cm	50.5	59.4	65.3	71.3
68.3	62.6	57.0	48.4	167 cm	51.3	60.3	66.3	72.4
69.4	63.6	57.8	49.1	168 cm	52.0	61.2	67.3	73.4
70.4	64.5	58.7	49.9	169 cm	52.8	62.1	68.3	74.5
71.4	65.5	59.5	50.6	170 cm	53.6	63.0	69.3	75.6
72.4	66.4	60.4	51.3	171 cm	54.3	63.9	70.3	76.7
73.4	67.3	61.2	52.0	172 cm	55.1	64.8	71.3	77.8
74.5	68.3	62.1	52.7	173 cm	55.8	65.7	72.3	78.8
75.5	69.2	62.9	53.5	174 cm	56.6	66.6	73.3	79.9
76.5	70.1	63.8	54.2	175 cm	57.4	67.5	74.3	81.0
77.5	71.1	64.6	54.9	176 cm	58.1	68.4	75.2	82.1
78.5	72.0	65.5	55.6	177 cm	58.9	69.3	76.2	83.2
79.6	72.9	66.3	56.4	178 cm	59.7	70.2	77.2	84.2
80.6	73.9	67.2	57.1	179 cm	60.4	71.1	78.2	85.3
81.6	74.8	68.0	57.8	180 cm	61.2	72.0	79.2	86.4
82.6	75.7	68.9	58.5	181 cm	62.0	72.9	80.2	87.5
83.6	76.7	69.7	59.2	182 cm	62.7	73.8	81.2	88.6
84.7	77.6	70.6	60.0	183 cm	63.5	74.7	82.2	89.6
85.7	78.5	71.4	60.7	184 cm	64.3	75.6	83.2	90.7
85.7	79.5	72.3	61.4	185 cm	65.0	76.5	84.2	91.8

얼마나 먹어야 할까? 다음은 나이에 따른 대략적인 일일 권장 칼로리 섭취 기준이다.

성별·연령대별 1일 필요에너지

성별	연령(세)	필요에너지(kcal/일)
유아	1~2	1000
	3~5	1400
남자	6~8	1700
	9~11	2100
	12~14	2500
	15~18	2700
	19~29	2600
	30~49	2400
	50~64	2200
	65~74	2000
	75 이상	2000
여자	6~8	1500
	9~11	1800
	12~14	2000
	15~18	2000
	19~29	2100
	30~49	1900
	50~64	1800
	65~74	1600
	75 이상	1600
임신부	1기 : 자신의 나이와 동일하게 섭취	
	2기 : 나이별 권장 칼로리 +340	
	3기 : 나이별 권장 칼로리 +450	
수유부	나이별 권장 칼로리 +320	

자료 2015 한국인 영양 섭취 기준

인간의 노화와 질병, 장수에 관한 무수히 많은 연구에서 이미 입증된 장수의 비결은 표준 칼로리 섭취보다 10퍼센트 이상 적게 먹는 '칼로리 제한'이었다. 쉽게 말해 소식이 장수의 최고의 비결이다.

통상 남자의 경우 표준체중을 기준으로 1kg당 30~35kcal를 하루 총열량으로 정한다. 표준체중이 60kg인 사람이라면 하루 1,800~2,100kcal를 섭취하면 된다. 따라서 40세 정도 남녀의 하루 평균 섭취 기준인 2,200kcal보다 10퍼센트 정도 적은(남녀에 따라 다소 차이가 있을 것이다) 대략 하루 2,000kcal 정도가 일일 권장 칼로리가 되는 셈이다. 여러분이 예상했던 것보다 훨씬 적은 수치일지 모른다. 여러분이 하루 2,000kcal 식단을 확인한다면 깜짝 놀랄지도 모른다. 아래 표를 참고하라.

1일 교환단위에 따른 식단

때	음식	대체음식
아침	보리밥 쑥국 계란찜 미역초무침 양배추샐러드 포기김치	현미밥, 수수밥, 쌀밥, 조밥, 팥밥 배추국, 근대국, 아욱국 병어구이, 삼치구이, 불고기 쑥갓겉절이, 상추무침 양상추샐러드, 야채샐러드 김치류(열무김치, 깍두기, 총각김치)
점심	보리밥 해물탕 두부맛지짐 표고피망볶음 실파강회 포기김치	현미밥, 수수밥, 쌀밥, 조밥, 팥밥 육개장, 물오징어찌개, 달걀국, 두부국 마파두부, 닭조림, 돼지고기볶음 호박볶음, 고구마순볶음, 버섯볶음 오이생채, 느타리초회, 달래무침 김치류(열무김치, 깍두기, 총각김치)
간식	감자구이 방울토마토 우유	옥수수, 고구마, 식빵, 인절미 귤 1개, 배 1/4개, 사과 1/3개, 쥬스 1/2컵 두유 1컵, 분유 5스푼
저녁	보리밥 미역국 조기구이 돼지고기 튀김 돈나물 무침 포기김치	현미밥, 수수밥, 쌀밥, 조밥, 팥밥 콩나물국, 무우채국, 미역냉국 돼지고기김치볶음, 소고기채소볶음 동태전, 표고전, 오징어튀김 미역무침, 부추무침, 미나리무침 김치류(열무김치, 깍두기, 총각김치)
간식	사과 우유	귤 1개, 배 1/4개, 사과 1/3개, 쥬스 1/2컵 두유 1컵, 분유 5스푼

물론 사람에 따라 반응은 천차만별일 것이다. 이 정도면 충분한 양이라고 생각하는 사람도 있겠지만, '이것만 먹고 어떻게 살아?'라고 반문할 사람이 훨씬 더 많을 것이다.

이 표는 흔히 접하는 한식 식단이다. 그러나 여기서 눈여겨 볼 것은 고른 영양 설계다. 앞서 소개한 다채로운 색이 배치된, 컬러풀한 식단이기도 하다.

탄수화물, 단백질, 지방, 3대 영양소의 이상적인 섭취 비율은 탄수화물 55~60퍼센트, 단백질 20~25퍼센트, 지방 15~20퍼센트로 알려져 있다. 하지만 필자는 중년 이후부터는 탄수화물이 가급적 전체 섭취 칼로리 가운데 50퍼센트를 넘지 않도록 하라고 권한다. 대신 단백질 섭취를 좀 더 늘리는 것이 이상적이다. 해가 갈수록 근력 손실에 가속도가 붙기 때문에 꾸준한 근력 운동과 단백질 섭취가 없다면 쉽게 노화의 길로 접어든다. 이 메뉴대로 식사한다고 절대 부족하지 않다. 이 정도의 식사만으로도 고강도의 육체노동을 거뜬히 해내는 어르신들을 쉽게 만날 수 있다. 만약 칼로리 제한 식사를 지킨다면, 하루 동안 이 표에 나와 있는 식사 외의 다른 음식은 일체 먹어서는 안 된다. 칼로리 초과가 생기지 않으려면 말이다.

우리가 자주 먹는 간식들의 칼로리를 안다면 여러분은 또 한 번 깜짝 놀랄 것이다.

작은 케이크 한 조각이 뱃살을 늘린다

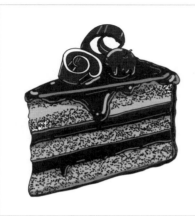

제품 영양 정보	140 (g/개)
열량	617 Kcal
지방	33 g
탄수화물	72 g
단백질	8 g
나트륨	155 mg

초콜릿 케이크 한 조각의 칼로리는 무려 617kcal다. 아무리 적게 잡아도, 케이크 한 조각이면 400kcal가 넘는다. 이 작은 케이크 한 조각과 카페라떼 한 잔을 마신다면 그것만으로도 600kcal가 훌쩍 넘을 것이다. 아무리 애를 써도 여러분의 뱃살이 계속 늘어났던 이유가 바로 여기에 있다. 그러니 하루 2,000kcal 정도의 식사를 유지한다는 것은 어지간한 노력과 의지가 아니라면 참으로 지켜 내기 힘든 습관이다.

어째서 칼로리 제한, 적정 칼로리 섭취가 힘든가를 생각해 보면 너무 쉬운 결론이다. 지나친 식욕, 식탐 때문에 이런 일이 생긴다. 음식 중독, 탄수화물 중독이 문제일 수도 있다. 자신의 면역력 저울을 균형 상태로 유지하기 위해서는 하루 동안 섭취하는 음식의 양을 비교적 엄격하게 사수해 나가는 강력한 의지가 필요하다.

맛있는 음식으로 맛을 음미하며 식사한다면 적정 칼로리로 한 끼를 먹는 것이 어렵지 않을 것이다. 양 대신 질로 승부하는 것이다. 하지만 한 끼를 맛있게 해 먹거나 사 먹는 일은 시간과 에너지, 돈까지 많이 드는 일이다. 최근 유행하는 '밀 키트meal kit'를 이용하면 이런 문제를 한 번에 해결할 수 있다. 밀 키트는 Meal(식사) + Kit(키트, 세트)의 합성어로 라면이나 즉석식품 같은 간편식과는 전혀 다른 개념이다. 미리 조리되어 있어 데우기만 하면 되는 가정간편식과 달리, 조리 전 냉장 상태의 식재료를 배송하기 때문에 유통기한이 길지 않다. 미리 손질된 재료와 맞춤 소스를 한꺼번에 배달받거나 사서 간편하게 조리할 수 있다. 시간과 에너지, 돈을 아끼면서도 맛있게 식사하면서, 영양과 다이어트 모두를 챙기는 방법이다.

총천연색으로 식탁을 꾸미라

빵이나 도넛, 아이스크림 가게에 가면 색채의 향연이 펼쳐진다. 하지만 거기서 만나는 색들은 대부분 인공색소들이다. 색소는 크게 화학적 착색료와 천연 착색료로 나뉜다. 바나나 우유의 노란색, 초콜릿의 갈색, 딸기 아이스크림의 분홍색은 화학적 착색료로 만든다. 식품에 사용되는 화학적 착색료는 총 19종 26품목이다.

화학적 착색료에서 가장 많이 쓰는 것이 타르계 색소다. 타르 색소는 석유에서 만들어지는 벤젠, 크실렌, 톨루엔, 나프탈렌 등을 원료로 만든다. 타르 색소는 식용색소 녹색 3호, 적색 2호, 적색 3호, 적색 40호 등과 같이 제품 표기란에 표시된다. 이런 설명을 들으면 실험을 통해 안전성이 입증되었다고는 하지만 꺼림칙하다.

우리가 이런 색색의 음식을 맛있게 먹을 수 있는 것은 수박이나 사과, 호박 같은 천연 식품을 섭취하면서 얻게 된 천연색에 대한 좋은 인상 덕분이다. 정제되지 않고 가공되지 않은 천연 식재료에 든 색소들은 앞서 설명했듯이 다양한 영양학적 특성과 효능이 있다.

면역력 저울을 높이기 위해서는 질 높은 식사를 해야 한다. 화학비료를 바탕으로 하는 현대 농법은 영양소 손실을 가져왔다. 우리가 지금 먹은 음식은 불과 몇십 년 전에 재래 농법으로 먹던 음식들과는 천양지차다. 지금의 채소와 과일은 예전과 많이 다르다. 미국 농무부 USDA의 조사에 따르면 70년대 측정된 채소와 과일의 영양소와 현재의 채소 및 과일의 영양소 사이에는 큰 차이가 있다. 각종 미네랄이 30~80퍼센트까지 줄었다. 특히, 철분이나 마그네슘은 80퍼센트 이상 감소한 것으로 나타났다. 이를테면 지금 먹는 시금치는 칼슘 함량이 부족해 과거의 시금치와 비교하면 몇 배 이상 먹어야 동일한 양의 칼슘을 섭취할 수 있다. 사과는 불과 몇 십 년 사이에 특정 영양소가 몇 배나 줄었다는 연구 보고도 존재한다. 천연 식재료 위주로 먹는다고 해도 영양을 지키기가 어려워진 형국이다. 각종 국제적인 보건 단체들이 미네랄 부족으로 인한 문제를 강력하게 경고하는 이유가 여기에 있다. 게다가 한국인은 여러 조사에서 나타나듯 채소를 적게 먹을 뿐만 아니라, 채소마저도 편식하는 실정이다.

각종 통계에 따르면 나이가 젊을수록 편식이 심하다. 아침을 거르는 비중이 점점 늘고, 인스턴트 음식, 정크 푸드를 먹는 비율도 매우 높다. 탄수화물, 단백질, 지방의 구성 비율도 제대로 지켜지지 않을 때가 많다. 각종 비타민, 미네랄, 피토케미컬의 섭취 수준도 매우 낮다.

특히 과일과 채소의 섭취 비율은 현저히 낮게 나타났다. 채소를 섭취하더라도 컬러 푸드의 다섯 가지 색 가운데, 녹색만 편중해서 먹는 경향이 있다. 한국갤럽이 2017년 전국 20~59세 남녀 1,011명을 대상으로 조사한 '한국인 식습관 조사'에 따르면 과일과 채소에서 주로 녹색만 먹는 것으로 나타났다. 채소, 과일 중 녹색을 먹는 비율이 41퍼센트로 가장 높았다. 반면 흰색은 22.4퍼센트, 빨간색은 22.1퍼센트, 노란색은 13퍼센트, 보라·검은색은 1.5퍼센트에 그쳤다. 색깔별로 다양하게 먹지 않고 있는 것이다.

질 높은 식사를 위해서는 앞서 제시한 다양한 색깔의 피토케미컬을 식단에 배치하는 노력이 필요하다. 천연 식재료를 좀 더 컬러풀하게 전진배치해서 먹어야 한다. 피토케미컬이 풍부한 채소는 식이섬유와 수분 함량이 많아 식사할 때 먼저 먹으면 포만감을 느끼게 해 과식을 방지한다. 필자가 《거꾸로 식사법》에서 강력하게 제안한 식사 순서 바꾸기도 채소가 가진 이런 특성을 적극 응용한 것이다.

특히 나이가 들수록 여러 여건들 때문에 빨강, 초록, 보라, 노란색 채소의 섭취량이 점점 더 적어진다고 하니 각별히 신경을 써 섭취해야 한다. 집이나 근처에 텃밭이 있다면 직접 길러 먹는 것이 좋다. 하지만 그런 형편이 안 되면, 적어도 일주일에 한 번은 다양한 색깔의 천연 식재료가 있는 큰 마트나 재래시장을 찾아 색깔별 식재료를 골고루 구입하기 바란다. 재료의 특성을 쉽게 인터넷으로 찾을 수 있으니, 평소에 접해 보지 못했던 채소나 곡물, 견과류를 색깔별로 구입해 알맞은 조리법대로 요리해 섭취해 보자. 가족 전체가 함께한다면 더 좋을 것이다.

식탁을 꾸밀 때도 도화지에 그림을 그리듯 컬러풀하게 음식들을 배치해 보자. 총천연색으로 식탁을 꾸미면 시각적 만족감과 안정감을 얻을 수 있어, 과식도 막을 수 있다. 바쁜 일상 탓에 매끼를 이렇게 먹을 수는 없겠지만, 하루에 한 끼, 일주일에 다섯 끼, 혹은 열 끼 정도만이라도 컬러풀한 식탁을 마련해 질 높은 식사를 해 보면 어떨까? 식탁이 컬러풀해질수록 여러분의 면역력 저울의 균형도 잘 유지될 것이다.

건강을 위한 명언

| 건강은 평생 배우며 실천하는 것이다.   -토머스 제퍼슨

| 건강은 매우 소중하며, 단 하나밖에 없다. 실제로 시간과 노력, 그리고 재산뿐 아니라 건강을 얻기 위한 삶 또한 준비했을 때 얻을 수 있다.

        -몽테뉴

| 제일의 부는 건강이다.   - R. W. 에머슨

| 80세가 되자 인생에서 활동적인 시기에 느낀 만족감과 더불어 여전히 젊다는 것에 감사하게 되었다. 복숭아나 배 같은 과일과 마찬가지로 노인이 되기 직전이 인생에서 가장 달콤할 때다.

        - 올리버 웬델 홈스

| 운동과 절제는 늙어서도 젊은 시절의 힘을 보존해 준다.   - 키케로

| 강한 신체는 정신을 강하게 만든다.   -토머스 제퍼슨

| 모든 환자의 내면에는 자신만의 의사가 있다.   - 알버트 슈바이처

| 우주에는 단 하나의 신전이 있다. 바로 인간의 몸이다.   - 노발리스

| 내 신체에 감사하는 것이 자신을 더 사랑하는 열쇠임을 비로소 깨달았다. - 오프라 윈프리

| 몸을 건강히 유지하는 것은 나무와 구름을 비롯한 우주의 모든 것에 대한 감사의 표시다. - 틱낫한

| 현명한 자는 건강을 인간의 가장 큰 축복으로 여긴다. 아플 땐 병으로부터 혜택을 얻어 낼 방법을 스스로 생각하여 배워야 한다. - 히포크라테스

| 고통이나 질병이 심각할수록 과감한 변화가 필요하다. 나쁜 습관 고치기, 새로운 좋은 습관 들이기 등과 같은 것 말이다. - 피터 맥윌리엄스

| 쾌락도 지혜도 학문도, 그리고 미덕도 건강이 없으면 그 빛을 잃어 사라지게 될 것이다. - 몽테뉴

| 건강한 사람은 자기의 건강을 모른다. 병자만이 건강이 무엇인가를 알고 있다. - 칼라일

| 건강은 행복의 어머니다. - 프란시스 톰슨

| 건강이라는 일상의 기적에 우리는 익숙해질 수 있다. - 루이스 F. 프레스널

| 건강이 있는 곳에 자유가 있다. 건강은 모든 자유 중에서 으뜸가는 것
  이다. — H. F. 아미엘

| 병든 제왕보다는 건강한 구두 수선공이 더 훌륭한 사람이다. - 비거스탑

| 오래 살기 위해서는 느긋하게 사는 것이 필요하다. — 키케로

| 운동은 하루를 짧게 하지만 인생을 길게 해 준다. — 조스린

| 이 세상에서 가장 좋은 의사는 식이요법, 안정, 명랑이라는 의사다.
  — 조나단 스위프트

| 자연과 멀어지면, 질병에 가까워진다. — 히포크라테스

| 질병은 천 개나 있지만 건강은 하나밖에 없다. — L. 뵈르네

| 칼에 의해서 죽은 사람들보다 과식과 과음에 의해서 죽은 사람들이
  더 많다. — 윌리암 오슬러

| 미래의 의사는 환자에게 약을 주기보다 환자가 자신의 체질과 음식, 질병의 원인과 예방에 관심을 갖도록 할 것이다.　　　　- 토마스 A. 에디슨

| 건강을 당연하게 받아들이지 말라. 대체로 건강을 잃기 전에는 건강에 대해 감사할 줄 모르는 법이다. 물론 평생 건강하다면 바랄 나위가 없을 것이다. 하지만 건강할 때 그 건강을 유지할 수 있는 일들을 적어도 세 가지 정도는 매일 의식적으로 행하라.　　　　- 어니 J. 젤린스키

| 어떤 사람이 자기 그림자가 두렵고 자기 발자국이 싫어 이것들을 떠나 달아나려 했다. 발을 더 자주 움직일수록 발자국은 더 많아졌고, 빨리 뛰면 뛸수록 그림자는 더 몸에서 벗어나지 않았다. 그래도 그는 그것이 자신이 더디게 뛰는 까닭이라 여기고 쉬지 않고 뛰었고 결국 힘이 빠져 죽고 말았다. 그는 그늘 속에서 쉬면 그림자가 사라지고, 고요하게 있으면 발자국이 생기지 않는다는 사실을 알지 못했다.
　　　　- 장자, 《장자》, '어부' 중에서

| 나의 직무는 건강이라는 것이다. 자기의 몸을 위하는 일이면 무엇이든지 좋다고 해야 하며 선善이라 불러야 한다.　　　　- 앙드레 지드

| 늘그막의 질병은 모두가 젊었을 때 불러들인 것이요. 쇠퇴한 후의 재앙은 모두가 번성했을 때에 지은 것이다. 그러므로 성하고 가득 찬 것

을 지니고 누릴 때 더욱 조심해야 한다.   - 노자,《도덕경》

| 인간은 타인의 사소한 피부병은 걱정해도, 자기의 중병重病은 눈에 들
  어오지 않는다.   -《탈무드》

| 건강을 위한 음식의 분량은 그대가 식탁에서 일어섰을 때 좀 더 먹고
  싶다 하는 정도로 하라.   - 레프 톨스토이

| 건강할 때 건강을 지키는 것은 실로 대단한 결단이 필요하다.
                                                 - 제러미 벤덤

| 건강과 명랑은 서로가 서로를 낳는다.   - 조지프 애디슨

| 웃으면 사람의 몸과 마음을 이롭게 하는 온갖 경이로운 일들이 일어
  난다.   - 앤드류 매튜스

| 세상에서 가장 어리석은 일은 이익을 얻으려고 건강을 희생하는 짓이다.
                                                 - 쇼펜하우어

| 최상의 건강에도 한계가 있다. 질병은 늘 우리 가까이에 있다.
                                                 - 아이스킬로스

| 치유에의 소망은 곧 치유의 일부다.   - 세네카

| 우리 몸이 정원이라면 정원사는 자신의 의지라네.

                                        - 윌리엄 셰익스피어, <오셀로>

참고 문헌

Linda Brannon, Jess Feist, 《건강심리학》, 센게이지러닝, 2019

그렉 제이콥스, 《하버드 불면증 수업》, 예문, 2019

나쓰이 마코토, 《탄수화물이 인류를 멸망시킨다》, 청림Life, 2014

노먼 도이지, 《스스로 치유하는 뇌》, 동아시아, 2018

니시노 세이지, 《숙면의 모든 것》, 브론스테인, 2020

대한비만미용체형학회 저, 《비만체형학》, 엠디월드, 2020

딘 세르자이, 아예샤 세르자이, 《죽을 때까지 치매 없이 사는 법》, 부키, 2020

로버트 새폴스키, 《스트레스》, 사이언스북스, 2018

리처드 탈러, 캐스 선스타인, 《넛지》, 리더스북, 2018

릭 핸슨, 《행복 뇌 접속》, 담앤북스, 2015

마셜 골드스미스, 마크 라이터 저, 《트리거》, 다산북스, 2016

마크 윌리엄스 외, 《8주 나를 비우는 시간》, 불광출판사, 2013

미하이 칙센트미하이, 《몰입》, 한울림, 2004

바스 카스트, 《내 몸에 이로운 식사를 하고 있습니까?》, 갈매나무, 2019

박민수, 《31일 락樂 다이어트 습관》, 전나무숲, 2009

박민수, 《거꾸로 나이법》, 퍼플카우, 2014

박민수, 《거꾸로 식사법》, 퍼플카우, 2014

박민수, 《골든사인 30》, 보랏빛소, 2016

박민수, 《내 몸 경영》, 전나무숲, 2008

박민수, 《마흔 건강》, 문학수첩, 2014

박민수, 《미각 교정 다이어트》, 매일경제신문사, 2014

박민수, 《새싹 다이어트》, 퍼플카우, 2015

박민수, 《잘못된 입맛이 내몸을 망친다》, 전나무숲, 2010

박민수, 《지금 10분의 힘》, 코리아닷컴, 2011

박민수, 박민근, 《공부호르몬》, 21세기북스, 2018

벤 존슨, 알렉산더 로이드, 《힐링 코드》, 시공사, 2013

성백효, 《대학 중용집주》, 전통문화연구회, 2010

스티븐 S. 일라디, 《나는 원래 행복하다》, 말글빛냄, 2012

싯다르타 무케르지, 《암》, 까치글방, 2011

아리스토텔레스, 《니코마코스 윤리학》, 숲, 2013

안드레아스 미할젠, 페트라 토어브리츠, 《의학 박사 미할젠의 자연으로 치료하기》, 열린책들, 2020

에베 코지, 《내 몸에 독이 되는 탄수화물》, 이너북, 2019

에베 코지, 《밥 빵 면》, 위즈덤하우스, 2013

엘리자베스 블랙번, 엘리사 에펠, 《늙지 않는 비밀》, 알에이치코리아, 2018

이황, 《활인심방(퇴계선생의 마음으로 하는 몸공부)》, 예문서원, 2006

제임스 D. 왓슨, 앤드루 베리, 《DNA》, 까치, 2017

제임스 클리어, 《아주 작은 습관의 힘》, 비즈니스북스, 2019

제임스 휘트니 힉스, 《멘탈싸인》, 밈, 2011

존 레이티, 에릭 헤이거먼, 《운동화 신은 뇌》, 녹색지팡이, 2009

찰스 그레이버, 《암 치료의 혁신, 면역항암제가 온다》, 김영사, 2019

칩 히스, 댄 히스, 《스위치》, 웅진지식인하우스, 2010

칼 야스퍼스, 《정신병리학 총론 1-4》, 아카넷, 2014

켈리 맥고니걸, 《움직임의 힘》, 안드로메디안, 2020

콜린 캠벨, 토마스 캠벨, 《무엇을 먹을 것인가》, 열린과학, 2012

탈 벤 샤하르, 《하버드대 52주 행복연습》, 위즈덤하우스, 2010

토마스 호엔제, 《평정심, 나를 지켜내는 힘》, 갈매나무, 2015

하비 다이아몬드, 《다이어트 불변의 법칙》, 사이몬북스, 2016

한국의료윤리학회, 《의료윤리학》, 학지사메디컬, 2015

한스 게오르그 가다머, 《가다머 고통에 대해 말하다》, 현문사, 2019

한스 게오르그 가다머, 《철학자 가다머 현대의학을 말하다》, 몸과마음, 2002

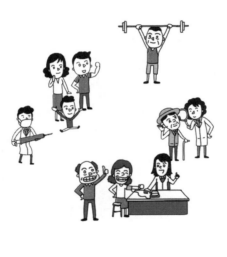